Ullstein

ÜBER DAS BUCH:

Dr. Spocks Standardwerk, millionenfach verbreitet und seit Generationen bewährt, gibt in Band 1 Ratschläge und nützliche Tips zur Pflege und Behandlung des Säuglings, zu Kinderkrankheiten, Erziehungsproblemen und vieles mehr. Das Buch will allen Eltern helfen, ihr Kind in jeder Entwicklungsphase richtig zu verstehen und zu behandeln, wobei neueste medizinische und psychologische Erkenntnisse und die veränderte Rolle von Mann und Frau in der Gesellschaft berücksichtigt werden. Ein nützlicher und zuverlässiger Ratgeber für eine neue Generation von Eltern.

DIE AUTOREN:

Dr. med. Benjamin Spock, Chirurg, promovierte an der Columbia Universität. In der eigenen Arztpraxis tätig von 1933 bis 1947, danach Hochschullehrer und Forscher an der Mayoklinik, an der Universität von Pittsburgh und an der Western Reserve University. Durch sein Buch *Säuglings- und Kinderpflege,* das in 39 Sprachen übersetzt wurde und seit seinem ersten Erscheinen 1945 eine Gesamtauflage von 30 Millionen Exemplaren erreichte, wurde er weltberühmt. Er verfaßte zehn Bücher. Seit 1976 lebt er mit seiner Frau Mary Morgan in Rogers, Arkansas.

Dr. med. Michael B. Rothenberg, Kinderarzt und Kinderpsychologe, faßt diese beiden Gebiete seit mehr als 30 Jahren als Einheit in seiner praktischen Tätigkeit auf. Im Umgang mit Behörden, Eltern, Schülern, Krankenhäusern und Fürsorgeanstalten ist er als Anwalt der Kinder bekannt geworden. Mit Dr. Spock arbeitet er seit 1955 zusammen.

Dr. med. Benjamin Spock
Dr. med. Michael B. Rothenberg

Säuglings- und Kinderpflege

Band 1

Berater:
Dr. med. Lawrence R. Berger
Dr. med. Kathryn A. Mikesell

Mit Illustrationen von
Dorothea Fox

Ullstein

Ullstein Buchverlage GmbH, Berlin
Taschenbuchnummer 35475

Titel der amerikanischen Originalausgabe:
Dr. Spock's Baby and Child Care
Übersetzt von Cordula Bölling-Moritz
und Dr. med. Helga Haage (1970)
Revision und Erweiterung der Auflage von 1986:
Dr. med. Michael Herschel
Übersetzung der aktualisierten Beiträge
der vorliegenden Ausgabe: Helmut Böhme

2. Auflage Juni 1997

Die ungekürzte Taschenbuchausgabe erfolgt in zwei Bänden:
Säuglings- und Kinderpflege 1 (35475)
Säuglings- und Kinderpflege 2 (35476)

Umschlagentwurf: Christof Berndt & Simone Fischer
Unter Verwendung einer Abbildung von Tony Stone Images

Die amerikanische Originalausgabe erschien im Verlag
Simon & Schuster, Inc., New York

Printed in Germany 1997
Druck und Verarbeitung: Clausen & Bosse, Leck
ISBN 3 548 35475 0

Gedruckt auf alterungsbeständigem Papier
mit chlorfrei gebleichtem Zellstoff

Die Deutsche Bibliothek – CIP-Einheitsaufnahme

Spock, Benjamin:
Säuglings- und Kinderpflege / Benjamin Spock; Michael B. Rothenberg.
Berater: Lawrence R. Berger; Kathryn A. Mikesell.
Mit Ill. von Dorothea Fox. [Übers. von Cordula Bölling-Moritz
und Helga Haage. Übers. der aktualisierten Beitr. der
vorliegenden Ausg.: Helmut Böhme]. –
Ungekürzte Taschenbuchausg., 2. Aufl. – Berlin: Ullstein
Einheitssacht.: Baby and child care <dt.>
NE: Rothenberg, Michael B.:
Ungekürzte Taschenbuchausg. Bd. 1 (1995)
(Ullstein-Buch; Nr. 35475)
ISBN 3-548-35475-0
NE: GT

LIEBE LESERIN, LIEBER LESER

Wahrscheinlich haben Sie einen guten Hausarzt; er kennt Sie und Ihr Kind und kann Ihnen viele gute Ratschläge geben. Wenn er einen Ausschlag sieht oder am Telefon ein paar Fragen gestellt hat, ist für ihn schon ein Problem gelöst, das für Sie auch mit noch so vielen Büchern unlösbar ist. Dieses Buch ist keine Anleitung zur Diagnose und Behandlung von Krankheiten; es soll Ihnen helfen, Ihr Kind zu verstehen, seine Sorgen und Nöte kennenzulernen.

In einigen Abschnitten finden Sie Hinweise zur Notfallbehandlung, falls Sie Ihren Arzt einmal nicht erreichen können. In jedem Fall sind diese Hinweise besser, als ratlos vor dem kranken Kind zu stehen.

Nehmen Sie bitte nicht alles wörtlich, was Sie in diesem Buch lesen; jedes Kind und jede Mutter, jeder Vater, jede Krankheit und jedes Verhaltensproblem ist etwas anders. Ich kann nur ganz allgemein etwas sagen - ich kenne das Temperament und die Gewohnheiten Ihres Kindes nicht, aber Sie kennen es sehr gut.

Und mit diesem Wissen und Ihrer Offenheit, Ihrer Herzlichkeit und Ihrer Freude an Ihrem Kind sind Sie auf Ihr Kind gut vorbereitet.

WIE ES ZUR NEUEN AUFLAGE KAM

Eine gute Zusammenarbeit

Dr. Spock und Dr. Rothenberg arbeiten seit der 5. Auflage der »Säuglings- und Kinderpflege«, die 1985 erschienen ist, zusammen. Sie vertreten in praktisch allen Bereichen die gleichen Ansichten: wie bestimmte Krankheiten zu behandeln sind, wie die emotionale Entwicklung des Kindes abläuft, daß Eltern und Kinder mit Respekt behandelt sein wollen und daß heutzutage nicht nur die Eltern, sondern auch die Schule und das Fernsehen zu den Erziehern gehören. Wir glauben auch, daß Eltern heute politisch aktiv sein müssen, um ihren Kindern eine bessere und friedlichere Welt zu hinterlassen.

»Ich« oder »Wir«? Wir haben uns entschlossen, häufiger die Ich-Form zu verwenden, zum einen, weil wir eben die gleichen Ansichten teilen und zum anderen, weil ein »Wir« unserer Meinung nach oft zu unpersönlich ist und anmaßend klingt.

Wir haben mit drei Beratern zusammengearbeitet, die uns mit detaillierten Kommentaren und Vorschlägen zur Seite standen. Dr. Kathryn A. Mikesell und Dr. Howard M. Uman sind Kinderärzte, Jacqueline S. Delecki ist staatlich geprüfte und zugelassene Kinder-Krankenschwester und leitet Elterngruppen. Alle drei Berater haben selbst Kinder.

Neue Abschnitte und neue Schwerpunkte

Wir haben den ständig wachsenden Problemfeldern Scheidung, alleinerziehende Mütter und Väter, Stiefeltern und Adoption ein ganzes Kapitel gewidmet. Die Abschnitte zum Stillen, über berufstätige Mütter, der Vorbeugung von Verletzungen, zu Alkohol, Drogen und Sexualität wurden erweitert und überarbeitet. Vollkommen neu sind u. a. die Abschnitte zu AIDS und zur »offenen« Adoption. Auf einige Krankheiten wird nicht mehr detailliert eingegangen, da sie kaum noch auftreten, während andere neu aufgenommen wurden. (Wir haben immer nur die häufigsten Erkrankungen berücksichtigen können.) Das gesamte Faktenmaterial in diesem Buch ist überarbeitet und dem neuesten Kenntnisstand angepaßt worden.

Kindererziehung heute

Die Familienbeziehungen insgesamt und damit auch die Erziehung der Kinder ist in der Gesellschaft von heute starken Belastungen ausgesetzt: Wir überbetonen das Konkurrenzdenken und den Materialismus. Viele berufstätige Eltern finden in ihrer Arbeit immer weniger Befriedigung und Freude. Es gibt zu wenig Kindertagesstätten. Moralische Werte schwinden. Die traditionellen Beziehungen in der Großfamilie und in der Gemeinschaft brechen auf. Immer mehr Menschen sind besorgt über die Verschmutzung der Umwelt und die Verschlechterung der internationalen Beziehungen. Diese und andere Probleme werden im Nachwort »Eine bessere Welt für unsere Kinder« angesprochen.

Die Frage der Nachgiebigkeit

Ab und zu wird mir vorgeworfen, ich sei zu nachgiebig mit Kindern. Dieser Meinung bin ich ganz und gar nicht und alle Leser dieses Buches, mit denen ich bisher gesprochen habe, haben mir Recht gegeben. Diejenigen, die mir zu große Nachgiebigkeit vorwerfen, haben selbst zugegeben, daß sie mein Buch gar nicht erst gelesen haben und es auch nicht lesen werden.

Das erste Mal wurde ich mit diesem Vorwurf 1968 konfrontiert – 22 Jahre nach dem Erscheinen der ersten Auflage in den USA. Ein bekannter Vertreter der Kirche wandte sich energisch gegen meine Ablehnung des Vietnam-Krieges. Er meinte, mein Rat an die Eltern, den »Kindern immer Freude« zu bereiten, führte nur dazu, daß die Kinder später zu verantwortungslosen, undisziplinierten und unpatriotischen jungen Erwachsenen würden, die den Krieg ihres Vaterlandes in Vietnam nicht befürworteten.

Einen solchen Ratschlag gibt es in diesem Buch nicht. Ich rate den Eltern stets, ihren Kindern mit Achtung gegenüberzutreten und auf der anderen Seite von den Kindern ebenfalls Achtung, Disziplin, Entgegenkommen und Höflichkeit zu verlangen.

INHALTSVERZEICHNIS

BAND II

DAS KIND VON EINEM JAHR

DER UMGANG MIT DEM KLEINKIND

ERZIEHUNG ZUR SAUBERKEIT

DAS KIND VON ZWEI JAHREN

KINDER VON DREI BIS SECHS JAHREN

DIE ROLLE DER ELTERN

Haben Sie Vertrauen zu sich selbst

1. Sie wissen nämlich mehr, als Sie sich selbst zutrauen. Sie erwarten ein Baby, vielleicht ist es auch schon da. Sie sind glücklich und aufgeregt, aber viel Erfahrung auf diesem Gebiet haben Sie noch nicht. Und nun sind Sie im Zweifel, ob Sie der neuen Aufgabe gewachsen sein werden. Wenn Freunde und Verwandte über andere Babys sprachen, haben Sie in der letzten Zeit besonders aufmerksam zugehört. Sie haben Zeitungsartikel und Aufsätze in Zeitschriften gelesen, die sich mit Babys befaßten. Nach der Geburt des Kindes werden Arzt und Pflegerin Ihnen Anweisungen und Ratschläge erteilen. All das scheint zunächst ziemlich schwierig und verwirrend. Sie werden zwar wissen, wieviel Vitamine ein Baby braucht und wann es geimpft werden muß, doch sagt Ihnen die eine Freundin, man solle Wegwerfwindeln nehmen, weil dann kein Exzem entstünde, die andere sagt, sie nehme nur Textilwindeln.

Man erzählt Ihnen, daß Babys frühzeitig verwöhnt werden, wenn man sie zu oft aus dem Körbchen nimmt, andere Versionen lauten, daß das Baby von Anfang an die Liebe der Eltern spüren müsse; man sagt, daß Märchen die Kinder nervös machen oder daß Märchen die Welt der Kinder verschönern.

Man sollte das, was die Nachbarn sagen, nicht zu ernst nehmen. Und man sollte sich auch von den Experten oder den sogenannten Experten nicht verwirren lassen. Vertrauen Sie Ihrem eigenen gesunden Menschenverstand. Ein Kind großzuziehen sollte keine so komplizierte Aufgabe sein, wenn man ruhig und vernünftig bleibt, seinem mütterlichen Instinkt und im übrigen den Anordnungen eines Kinderarztes folgt. Man weiß aus Erfahrung, daß die natürliche Liebe der Eltern zu ihrem Kinde viel mehr wert ist als theoretische Kenntnisse. Jedesmal, wenn Sie Ihr Baby aufnehmen, und sollten Sie es zuerst auch ein wenig ungeschickt tun, jedesmal, wenn Sie es trockenlegen, baden, füttern, ihm zulächeln, wird sein Gefühl dafür wachsen, daß es zu Ihnen gehört. Niemand sonst in der Welt, wie geschickt und voller Wissen er auch sein mag, wird dieses Gefühl ersetzen können.

Je mehr Bücher geschrieben, Theorien ausgearbeitet, Methoden vorgeschlagen werden, wie man die Kinder behandeln soll, desto mehr setzt sich die Ansicht durch, daß die natürliche, instinktive Liebe der Eltern zu ihrem Kinde immer noch das beste ist. Deshalb sollten Eltern Vertrauen in sich selber haben, es ist besser, sie machen zuerst ein paar Fehler, weil sie selbst ausprobieren müssen, was das Richtige ist, als daß sie sich genau nach dem Buchstaben richten und sich dann im Notfall doch nicht zu helfen wissen. Der Arzt oder die Hebamme, die Ihnen später bei der Entbindung zur Seite steht, wird Ihnen von Kursen für werdende Mütter und Väter erzählen. Dort können Sie die Fragen und Probleme zur Schwangerschaft, Entbindung und Säuglingspflege ansprechen, die alle werdenden Eltern bewegen.

In Abschnitt 111 werden alternative Geburtsmethoden im Detail besprochen.

2. Wie man lernt, Eltern zu sein. Väter und Mütter lernen Kinderpflege und -erziehung nicht aus Büchern und Vorträgen, wenn auch einzelne Fragen dort beantwortet werden können. Die Grundlagen der Kindererziehung haben sie vielmehr gelernt, als sie selbst Kinder waren. Das war damals, als sie mit Kuscheltieren, Häusern und Puppen spielten.

Den Rest lernen Eltern, während sie ihre Kinder erziehen. Familiensinn, Vertrauen und Liebe wachsen, wenn Eltern sehen, daß sie ihr Kind füttern, seine Windeln wechseln, es baden und sein Bäuerchen machen lassen. Eine enge Beziehung und gegenseitiges Zutrauen werden früh aufgebaut. Wenn ein Kind dann im Alter von etwa einem Jahr übermäßig neugierig oder trotzig ist, lassen sich diese Probleme auf dieser Basis leichter angehen.

Alle Eltern versuchen, ihre Kinder zu beeinflussen; sie sind überrascht, wenn sie herausfinden, daß auch ihre Kinder einen positiven Einfluß auf sie haben. Elternschaft hat auf die Entwicklung des Erwachsenen einen großen Einfluß.

3. Gemischte Gefühle bei der Schwangerschaft. Nach den Idealvorstellungen müßte eine zukünftige junge Mutter über ihren Zustand überglücklich sein, während der ganzen Schwangerschaft von ihrem Kind träumen und, wenn es dann soweit ist, mühelos und voller Begeisterung in ihre Mutterrolle hineingleiten. Bis zu einem gewissen Grade stimmt das auch, in einem Falle mehr, im anderen weniger. Aber es gibt auch eine Kehrseite. Die medizinischen Erfahrungen haben gezeigt (was kluge Frauen übrigens schon lange wußten!), daß auch negative Gefühle während der Schwangerschaft – ganz besonders bei der ersten – etwas durchaus Normales sind.

In gewisser Hinsicht bedeutet die erste Schwangerschaft das Ende der sorglosen Jugend. Die Jungmädchenfigur rundet sich, und ein wenig von der früheren Grazie verschwindet. Die Rundung geht wieder vorüber, aber sie ist eine Realität. Die Frau weiß, daß nach der Geburt des Kindes ihr soziales Leben und Kontakte außer Haus etwas begrenzt sein werden. Sie kann sich nicht mehr spontan ins Auto setzen und irgendwohin fahren, um spät abends wieder nach Hause zu kommen. Das Haushaltsgeld muß für mehr Menschen reichen, und die Zuneigung des Ehemannes, die bisher nur ihr gegolten hat, verteilt sich nun auf zwei Menschen.

4. Bei jeder Schwangerschaft empfindet eine Frau anders. Sind bereits Kinder da, wird sich die Mutter bei einer neuen Schwangerschaft nicht mehr so viel Gedanken über alle diese Veränderungen machen, und doch kann es auch jetzt wieder zu gefühlsmäßigen Krisen kommen. Es mag äußere Gründe geben, weshalb eine Schwangerschaft als größere Belastung empfunden wird – vielleicht folgt ein Baby dem anderen zu schnell, oder der Vater ist überreizt und ist Spannungen im Beruf ausgesetzt, auch Krankheit innerhalb der Familie oder Mißstimmungen zwischen den Eltern können Gründe dafür sein. Es können indessen auch Ursachen sein, die nach außen hin gar nicht in Erscheinung treten. Ein Geburtshelfer meinte einmal, er stelle oft gerade in jenen Fällen, da Eltern viele Kinder haben wollen, bei der zweiten oder dritten Schwangerschaft eine innere Krise bei den Eltern fest. Eine Mutter, die wirklich gern viele Kinder haben möchte, wird auf einmal von Zweifeln befallen, ob sie auch die Kraft und die Ausdauer und die seelischen Reserven hat, diese Aufgabe auf sich zu nehmen. Oder der Vater fürchtet, daß seine Frau von den Kindern so völlig absorbiert wird, daß für ihn nicht mehr genügend Zeit und Liebe übrigbleibt. Solche Gedanken und Regungen können ansteckend wirken, und beide Eltern müssen sehen, daß sie damit in Liebe und Güte fertig werden. Kein Teil darf nehmen, ohne etwas dafür zu geben.

Diese Reaktionen sind durchaus nicht unvermeidlich, es soll nur festgestellt werden, daß sie auch bei den besten Eltern vorkommen können und daß sie in den meisten Fällen vorübergehender Natur sind. Wenn das Baby da ist, erweist sich die Situation als viel weniger bedrohlich, als es in manchen Stunden des Grübelns erschienen ist, die Eltern haben das Kind im Laufe der Monate schon völlig in ihren Lebenskreis miteinbezogen.

5. Die Liebe zu einem Baby stellt sich erst nach und nach ein. Viele Eltern werden über die Schwangerschaft stolz und glücklich sein und trotzdem wird es ihnen zunächst schwer fallen, Liebe für ein Baby zu empfinden, das sie noch nie gesehen oder gefühlt haben. Aber wenn sie die ersten Bewegungen spüren, beginnen sie schon, das werdende Kind als Menschen aufzufassen. Je weiter die Schwangerschaft voranschreitet, desto mehr wird das Kind zur Wirklichkeit werden, werden sich die Gedanken auf seine Sorge und Betreuung einstellen.

Die meisten derjenigen, die offen zugeben, daß sie zuerst erschrocken auf die Schwangerschaft reagierten (und es gibt viele redliche Menschen, denen es so geht), haben versichert, daß sich dieses Gefühl wandelt und sie mit liebevoller Freude und froher Erwartung der Entbindung entgegensehen.

Doch selbst wenn die Vorfreude so groß war, wie man sie sich nur wünschen kann, sind die unerfahrenen Eltern oft enttäuscht, nachdem das Baby geboren ist. Sie glaubten, daß sie ihr Baby sofort als ihr eigen Fleisch und Blut erkennen müßten, daß sie sofort mit einem überwältigenden Gefühl mütterlicher oder väterlicher Liebe reagieren würden. Aber in vielen Fällen geschieht das nicht am ersten Tag und auch nicht in der ersten Woche. Diese emotionale Bindung entwickelt sich erst langsam, nachdem sie bereits für eine Weile zu Hause zusammen gewesen sind.

Die meisten von uns sind der Überzeugung, daß es nicht fair gegen das zu erwartende Baby ist, wenn man sich unbedingt einen Jungen oder ein Mädchen wünscht – im Falle, daß es nachher gerade das andere wird. Nun, man sollte sich darüber nicht den Kopf zerbrechen. Man kann sich in seiner Vorstellung doch kein rechtes Bild von dem kommenden Baby machen und es liebhaben, wenn man es nicht schon die Gestalt eines Jungen oder Mädchens annehmen läßt. Fast alle Eltern haben nämlich eine bestimmte Vorstellung von ihrem kommenden Kind, entweder sehen sie es als Mädchen oder als Buben, aber sie sind, wenn es dann da ist, bereit, das Baby zu lieben, was immer es ist. Man sollte also seine Vorfreude genießen und sich nicht beschämt fühlen, wenn nicht das gewünschte Mädchen erscheint, sondern ein Junge, oder umgekehrt.

6. Das Gefühl der Entmutigung und der Depression. Es ist möglich, daß Sie sich entmutigt fühlen, wenn Sie sich das erste Mal selbst um das Baby kümmern müssen. Das ist eine ganz gewöhnliche Reaktion, besonders beim ersten Kind. Nicht daß die Mutter irgend etwas absolut falsch machte. Es ist nur so, daß ihr schnell die Tränen kommen, daß sie ein unbestimmtes Gefühl von irgendwelchen Schatten hat. Wenn das Baby schreit, glaubt sie, daß ihm etwas wirklich Schlimmes fehlte. Sie bildet sich ein, daß ihr Mann ihr gegenüber fremd zu werden beginne, oder sie glaubt, daß sie nun gar nicht mehr hübsch sei.

Diese Depressionen können sich einige Tage nach der Entbindung einstellen oder auch erst einige Wochen hinterher. Im allgemeinen haben junge Mütter damit zu kämpfen, wenn sie aus der Klinik nach Hause kommen und nun nicht mehr gepflegt und betreut werden, sondern die volle Verantwortung für das Baby und auch wieder für den Haushalt übernehmen müssen. Dabei ist es nicht einmal die Arbeit, die der jungen Mutter zuviel wird. Sie hat vielleicht sogar jemand zur Hand, der ihr dabei hilft. Es ist einfach das Gefühl der Verantwortung für den Haushalt, vermehrt um die absolut neue Verantwortung für die Pflege und das Gedeihen des Babys. Außerdem muß man natürlich auch die körperlichen und hormonellen Veränderungen infolge der Geburt mit in Betracht ziehen, die einen Zustand seelischer Erregung hervorrufen können.

Die meisten Mütter indessen lassen sich nicht so weit entmutigen, daß man es jemals eine »Depression« nennen könnte. Der Grund, warum dieser Punkt hier dennoch erwähnt wird, ist der, daß junge Mütter immer wieder sagen: »Ich wäre sicherlich nicht so niedergeschlagen und zeitweilig so entmutigt gewesen, wenn ich gewußt hätte, daß das eine ganz natürliche Reaktion ist. So aber dachte ich, daß meine ganze Einstellung zum Leben sich geändert habe.« Man kann mit allen Schwierigkeiten viel besser fertig werden, wenn man weiß, daß sie vorübergehen.

Eine junge Mutter, die eine solche Depression nahen fühlt, sollte versuchen, sich in den ersten ein oder zwei Monaten einige Erleichterungen in der ständigen Pflege des Babys zu verschaffen, besonders wenn es viel schreit. Sie sollte ruhig mal ins Kino gehen. Ein Besuch bei Freunden hilft gelegentlich auch. Man kann das Baby ruhig mitnehmen, wenn man niemanden findet, der bei ihm bleibt. Oder man bittet alte Freunde um einen Besuch. All das kann eine gute Medizin sein. Wenn man sehr niedergeschlagen ist, wird einem nach einer solchen Abwechslung vielleicht gar nicht zumute sein. Rafft man sich aber dennoch auf, wird man sich hinterher viel besser fühlen. Und das ist wichtig, für das Baby ebenso wie für den Ehemann und wie für einen selbst. Wenn die Depression sich nach Tagen nicht löst oder vielleicht sogar schlimmer wird, sollte man seinen Arzt aufsuchen.

Junge Mütter, die sich noch schwach und niedergeschlagen fühlen, bilden sich manchmal ein, daß ihr Mann kein Interesse mehr an ihnen habe. Zwei Dinge sollten sie sich in diesem Falle klarmachen: erstens wird jeder, der unter einer Depression leidet, geneigt sein zu glauben, daß die anderen weniger freundlich und liebevoll seien. Zweitens aber ist es nur natürlich, daß ein junger Vater sich ausgeschlossen fühlt, wenn seine Frau und der Rest des ganzen Haushaltes vom Baby in Anspruch genommen werden. Hier hat sich eine Art von Circulus vitiosus gebildet, die Mutter (die fürchtet, ihr Mann habe nicht mehr genügend Interesse an ihr) muß nämlich daran denken, daß sie ja auch ihrem Manne noch einige Aufmerksamkeiten widmen muß. Und sie sollte jede Gelegenheit nutzen, ihn an der Pflege des Babys teilhaben zu lassen.

7. In den ersten Wochen zu Hause mit dem Baby reagieren die meisten Eltern überängstlich. Sie sorgen sich, wenn das Baby schreit oder spuckt, und haben Angst, daß irgend etwas nicht stimmt. Sie sorgen sich wegen jedes Niesens und jedes Pickels. Sie schleichen sich in das Kinderzimmer, um nachzusehen, ob das Baby auch noch atmet. Es ist wahrscheinlich eine ganz instinktive Reaktion, daß die Mütter während dieser ersten Zeit in ihres Babys Leben so überaus ängstlich sind. Man darf annehmen, daß sich die Natur auf diese Weise des Verantwortungsbewußtseins all der vielen Millionen neuer Mütter auf der ganzen Welt versichert. Eine gewisse Besorgtheit tut manchen allzu leichtsinnigen Typen ganz gut. Aber natürlich trifft es meist die Verantwortungsbewußten, die es am wenigsten brauchen, besonders. Glücklicherweise aber gibt sich das wieder!

Es kommt noch zu einer weiteren Gemütsänderung. Im Krankenhaus hat die Frau zunächst das Gefühl, daß sie von den Schwestern abhängig ist und für die dem Kind gegebene Pflege dankbar sein muß. Das ändert sich schnell: sie bekommt das Gefühl, daß sie sich um das Kind eigentlich selbst kümmern kann und lehnt die Krankenschwestern ab, die sie davon abhalten. Hat sie einen Helfer zu Hause, so durchläuft sie diese Stadien noch einmal. Für eine junge Mutter ist es ganz natürlich, daß sie sich um ihr eigenes Kind am liebsten selbst kümmert. Nur am Anfang hat sie das Gefühl, sie sei dazu nicht in der Lage. Je stärker dieses Minderwertigkeitsgefühl am Anfang war, desto stärker wird später der Wille sein, ihr Kind selbst zu versorgen.

Die Rolle des Vaters

8. Männer reagieren auf die Schwangerschaft ihrer Frau in sehr verschiedener Weise. Da ist das Bedürfnis, ihre Frau zu beschützen; der Stolz darauf, eine Familie gegründet zu haben; Stolz auch auf ihre Männlichkeit (in diesem Punkt haben Männer manchmal ihre Besorgnisse); Vorfreude auf das Kind. Andererseits aber kann auch, im Unterbewußtsein, ein Gefühl des Ausgeschlossenseins entstehen (so, wie ein kleiner Junge sich zurückgestoßen fühlt, wenn es ihm bewußt wird, daß seine Mutter ein zweites Kind erwartet). Dieses Gefühl sucht der Mann bisweilen in einer gewissen Unfreundlichkeit gegen seine Frau abzureagieren oder etwa mit dem Bedürfnis, seine Abende öfter mit Freunden zu verbringen oder gar Flirts mit anderen Frauen zu suchen. Solche Reaktionen sind keine Hilfe für seine Frau, die jetzt seiner besonderen Unterstützung bedarf, da sie selbst mit einer ganz neuen Situation in ihrem Leben fertig werden muß.

Wenn es dem Vater nicht gestattet ist, seiner Frau bei den Wehen im Krankenzimmer oder im Kreißsaal bei der Entbindung beizustehen, dann wird er sich wahrscheinlich während dieser Zeit besonders verlassen vorkommen. Er bringt »sie« ins Krankenhaus, wo Dutzende anderer Leute sich ihrer annehmen. Dann aber ist er ganz allein, und außerhalb seiner Berufstätigkeit weiß er nichts mit sich anzufangen. Er kann sich in den Warteraum setzen, in alten Magazinen blättern und sich Sorgen machen, wie alles ausgehen wird. Er kann aber auch in seine so einsame Wohnung gehen. Es ist wirklich nicht verwunderlich, daß ein Mann in dieser Situation in die nächste Wirtschaft geht und sich in Gesellschaft betrinkt. An seinem Arbeitsplatz wird man ihm zwar besondere Aufmerksamkeit widmen, aber ein großer Teil davon ist Neckerei. Wenn er nach der ausgestandenen Pein des Wartens in die Klinik stürzt, um Frau und Kind zu sehen, hat er nicht das Gefühl, der Kopf der Familie zu sein, nein, er ist nur einer der vielen Besucher, der für kurze Zeit geduldet ist. Ist es aber soweit, daß seine kleine Familie nach Hause kommt, dann ist jedermanns Aufmerksamkeit ganz und gar auf das Baby gerichtet. Papa scheint lediglich die Funktion eines Laufburschen zu haben. Damit soll nicht gesagt sein, daß ein Vater nun erwartet, als Hauptperson betrachtet zu werden; aber man kann es verstehen, daß er sich ziemlich unwichtig und deplaziert vorkommt und deshalb mißgestimmt ist.

Ein Mann wird dieses Gefühl weniger haben, wenn er an den Wehen und an der Geburt aktiv teilnehmen konnte. (Siehe auch Abschnitt 111 über alternative Geburtsmethoden.)

9. Ein Vater kann heute ein integrierter und wichtiger Teilnehmer an Schwangerschaft und Wehen sein. Er kann z. B. bei den Vorsorgeuntersuchungen mitgehen und mit seiner Frau zusammen Schwangerschaftskurse besuchen. Er kann bei den Wehen aktiver Teilnehmer sein und in einigen Krankenhäusern das Kind bei der Geburt aufnehmen, die Nabelschnur durchschneiden oder das Kind auf die Säuglingsstation bringen; er kann beim Kind bleiben, während die Mutter im Kreißsaal versorgt wird. Während des Krankenhausauf-

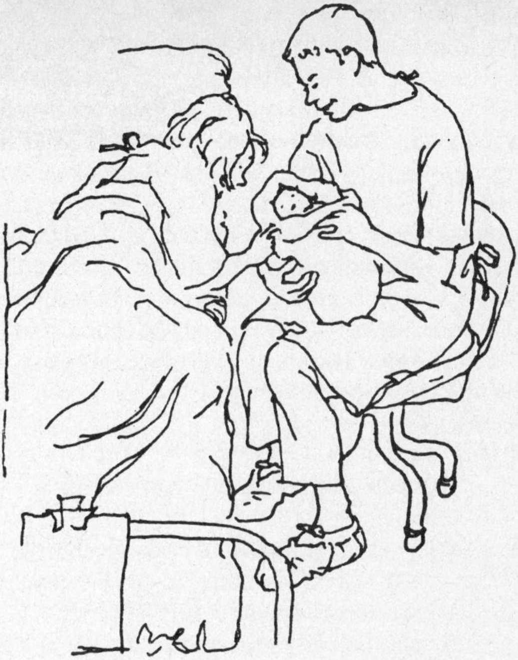

Ein Vater kann heute ein integrierter und wesentlicher Teilnehmer an Schwangerschaft und Wehen sein.

enthaltes kann der Vater ständig Zugang zu Mutter und Kind haben. Wenn es der Mutter nicht gut geht oder das Kind Probleme hat, dann kann gerade er sich in den ersten Stunden nach der Geburt besonders intensiv darum kümmern. Er braucht nicht mehr der distanzierte und einsame Zuschauer zu bleiben.

10. In den ersten Wochen zu Hause kann sich der Vater sehr nützlich machen. Er sollte nicht überrascht sein, wenn er bemerkt, daß seine Gefühle gegenüber Frau und Kind während der Schwangerschaft, der Wehen und der Geburt und in der Zeit nach dem Krankenhausaufenthalt manchmal gemischt sind. Er sollte aber daran denken, daß seine Gefühle viel weniger durcheinander sind als die seiner Frau, insbesondere was die Zeit nach der Rückkehr aus dem Krankenhaus betrifft. Bei der Frau sind große hormonelle Veränderungen vor sich gegangen. Beim ersten Kind ist sie natürlicherweise ängstlich, da jedes Kind ihre Stärke und ihr Durchhaltevermögen zunächst sehr beansprucht. Daher braucht sie viel Unterstützung und Trost von ihrem Mann. Da sie dem Kind viel geben muß, muß ihr viel gegeben werden. Daher soll der Vater voll an der Kinderpflege und der Hausarbeit teilnehmen. Noch wichtiger ist die emotionale Unterstützung: Geduld, Verständnis, Wertschätzung und Zuneigung. Die Aufgaben des Vaters werden erschwert, wenn die Frau, müde und erregt, seine Bemühungen nicht recht wertschätzt. Manchmal beklagt sie sich gar. Wenn er sich aber dann daran erinnert, wie sehr sie seine Hilfe und Liebe braucht, dann wird er in seinen Bemühungen nicht aufgeben.

Freuen Sie sich an Ihrem Kind

11. Haben Sie keine Angst vor ihm. Kinder verlangen volle Aufmerksamkeit, wenn sie einmal da sind, und manche Leute behaupten nun, daß die Kleinen ihre Eltern auf alle Fälle beherrschen wollen. Hören Sie nicht darauf, denn es stimmt nicht. Glauben Sie daran, daß Ihr Kind auf die Welt kam, um ein vernünftiges und freundliches menschliches Wesen zu werden.

Haben Sie keine Angst, Ihr Kind zu füttern, wenn Sie meinen, daß es wirklich Hunger hat. Wenn Sie sich auch geirrt haben: das Kleine nimmt sicher nicht mehr zu sich, als es braucht.

Haben Sie auch keine Angst, sich an Ihrem Kind zu freuen und es liebzuhaben. Jedes Baby will angelächelt und angesprochen werden, es möchte, daß man mit ihm spielt und zärtlich zu ihm ist – all das ist genauso wichtig wie Vitamine und Kalorien! Ein Kind, das ohne Liebe aufwächst, wird kalt und scheu. Sie brauchen auch keine Angst zu haben, auf andere Wünsche einzugehen, wenn sie Ihnen verständlich und nicht übertrieben erscheinen. Wenn das Kleine in den ersten Wochen schreit, fühlt es sich wahrscheinlich aus irgendeinem Grunde nicht wohl, vielleicht hat es Hunger oder Verdauungsbeschwerden, vielleicht ist es auch müde oder sonst überfordert. Es ist ganz natürlich, daß Sie unglücklich sind, wenn Sie Ihr Kind schreien hören, und genauso natürlich, daß Sie es trösten möchten. Vielleicht will es nur, daß man es aufnimmt, wiegt oder umherträgt.

Durch liebevolles Verständnis und Güte werden Sie Ihr Kind ganz bestimmt nicht verwöhnen, so etwas vollzieht sich auch nicht plötzlich. Verwöhnt wird ein Kind nach und nach und vor allem dann, wenn die Mutter nicht den Mut hat, auf ihr gesundes Empfinden zu vertrauen, wenn sie sich selbst zum Sklaven ihres Kindes macht und dies förmlich zum Tyrannen erzieht.

Alle Eltern möchten, daß ihre Kinder gesunde Lebensgewohnheiten annehmen und daß man leicht mit ihnen zusammenleben kann. Aber jedes Kind möchte auch von sich aus, daß es seine Mahlzeiten zu vernünftigen Zeiten bekommt, und später, daß es gute Tischmanieren erlernt. Sein Stuhlgang vollzieht sich nach eigenem, gesundem Rhythmus (d. h. natürlich, solange die Entleerungen nicht zu oft erfolgen); später, wenn das Kleine etwas älter und vernünftiger geworden ist, können Sie ihm beibringen, wo es sein Geschäftchen zu verrichten hat. Ihr Kind wird auch seine eigenen Schlafgewohnheiten annehmen, wie sie seinen Bedürfnissen entsprechen. Früher oder später wird jedes Kind alle diese Dinge den familiären Gegebenheiten anpassen, und dazu ist nur geringe Anleitung und Führung erforderlich.

12. Wie Ihr Kind auch sein mag, freuen Sie sich darüber, denn so wird es am besten gedeihen. Jedes Kind sieht anders aus, und jedes Kind entwickelt sich auch anders. Das eine ist körperlich vielleicht weit voraus, es kann früh sitzen, stehen und laufen, doch dauert es vielleicht lange, bis es sein Händchen gezielt und geschickt gebraucht oder bis es spricht. Ein Kind, das in allen seinen Bewegungen sehr kräftig ist, das auch steht und krabbelt, lernt andererseits vielleicht doch erst spät laufen. Ein körperlich weit entwickeltes Baby kann spät zahnen - oder auch umgekehrt. Es gibt Kinder, die so spät sprechen lernen, daß die Eltern schon befürchten, sie seien geistig nicht ganz normal, die gleichen Kinder bewältigen aber später ihre Schulaufgaben mühelos. Andere mit gerade eben normalem Intelligenzgrad sprechen dagegen manchmal schon sehr frühzeitig.

Ich greife absichtlich Langsam- und Schnellentwickler heraus, um die unterschiedlichen Fähigkeiten und Entwicklungsmuster zeigen zu können.

Das eine Kind kommt bereits mit kräftigem Knochenbau und recht stämmig auf die Welt, das andere bleibt zeit seines Lebens feingliedrig und zart. Manche Menschen scheinen bereits mit der Anlage zum Dickwerden geboren zu werden; nehmen sie durch eine Krankheit vielleicht wirklich einmal ab, dann holen sie es wenig später wieder auf. Kein noch so großer Ärger kann je ihren Appetit beeinflussen. Der entgegengesetzte Typ bleibt immer dünn, auch wenn er überreichlich zu essen hat und ein völlig sorgenfreies Leben führt.

Wie Ihr Kind auch aussieht und wie es sich verhalten mag: Haben Sie es lieb und grübeln Sie nicht über Eigenschaften nach, die es nun einmal nicht hat. Diesem Rat liegt ein sehr wichtiger Gesichtspunkt zugrunde. Ein Kind, das man so nimmt, wie es ist, auch wenn es vielleicht nicht hübsch ist oder schwerfällig erscheint, wird Vertrauen zu sich selbst bekommen und ein ausgeglichener, froher Mensch werden. Es wird lernen, seine Anlagen und die ihm gebotenen Möglichkeiten so gut wie möglich auszunutzen, und nicht unter irgendwelchen Behinderungen leiden. Wird ein Kind jedoch von seinen Eltern niemals richtig anerkannt, oder läßt man es spüren, daß mit ihm nicht alles richtig in Ordnung ist, wird es niemals in der Lage sein, seine vorhandenen geistigen, handwerklichen oder körperlichen Gaben voll einzusetzen und zu verwerten. Kam ein Kind also vielleicht schon in irgendeiner Weise beeinträchtigt auf die Welt, sei es durch einen geistigen oder durch einen körperlichen Mangel, so kann sich ein solches Handikap durch Erziehungsfehler um ein Vielfaches verstärken.

13. Ihr Kind ist nicht zerbrechlich. »Ich habe solche Angst, daß ich mein Kind falsch anfasse und ihm weh tue«, so etwas hört man oft, wenn junge Mütter über ihr erstes Kind sprechen. Haben Sie keine Sorge, Ihr Kind ist recht zäh! Auch wenn der Kopf versehentlich wirklich einmal nach hinten fallen sollte, passiert nicht gleich etwas. Die offene Stelle in seinem Schädel, die Fontanelle, ist mit einer derben, straffen Membran bedeckt, die nicht so leicht zu verletzen ist. Die Wärmeregulation des Neugeborenen, die nun von allein arbeiten muß, paßt sich bei einem gesunden und normalgewichtigen Kind in kurzer Zeit an die veränderten Umstände an, vorausgesetzt natürlich, daß es in vernünftiger Weise bekleidet und bedeckt wird. Hat es einmal seinen Kopf etwas verwickelt, kämpft es instinktiv dagegen an und schreit. Bekommt es nicht genug zu essen, wird es sicherlich lautstark nach mehr verlangen. Wenn das Licht zu hell ist und das Kleine sich geblendet fühlt, wird es blinzeln und dagegen protestieren. (Sie können aber getrost eine Blitzlichtaufnahme von ihm machen, auch wenn es zusammenzuckt). Ihr Kind weiß auch, wieviel Schlaf es braucht, und nimmt ihn sich. Man kann sagen, daß es eigentlich recht gut zurechtkommt für jemand, der sich nicht mit Worten verständlich machen kann und noch keine Ahnung von der Welt hat.

14. Das Neugeborene ist für die meisten jungen Eltern ein recht enttäuschender Anblick. Seine dünne und manchmal krebsrote Haut ist bei der Geburt mit einem grauweißen, schmierigen Film bedeckt (er wird entsprechend als Käseschmiere bezeichnet). Manche Kinderärzte raten dazu, diesen Belag, der nach einiger Zeit von der Haut aufgesogen wird, zu belassen, da er einen Schutz gegen Infektionen bedeutet. Das Gesicht wirkt geschwollen und zerdrückt, nach einer Zangengeburt können auch schwärzlichblau verfärbte Druckmale vorhanden sein. Das Köpfchen ist durch die Geburt verformt, nach hinten ausgezogen und schief. Gelegentlich kann auch ein Hämatom, d. h. also ein Bluterguß unter der Kopfhaut an umschriebener Stelle, bestehen, es sieht wie eine Beule aus und bildet sich erst nach einigen Wochen ganz zurück. Einige Tage nach der Geburt kann sich eine leichte Gelbsucht einstellen, die etwa eine Woche bestehen bleibt. Ist es jedoch bereits am ersten Tag zu dieser Gelbsucht gekommen, ist sie besonders stark ausgeprägt oder hält sie länger als eine Woche an, muß auf alle Fälle der Arzt benachrichtigt werden!

Im unteren Bereich der Wirbelsäule findet sich oft der Mongolenfleck, ein blau-graues Hautareal; mit der Zeit verschwindet er.

Das Neugeborene kann noch am ganzen Körper mit einem Haarflaum, der Lanugo genannt wird, bedeckt sein. Dieser verschwindet aber im allgemeinen nach einer Woche. Gelegentlich kann sich für einige Zeit eine trockene Schuppung der Haut einstellen, die sich jedoch wieder verliert. Manche Neugeborene haben anfangs dichte schwarze Haare, die bis weit in die Stirn reichen können; dieser erste Haarschopf, ganz gleich wie seine Farbe oder Beschaffenheit ist, geht verloren, und die späteren Haare können in jeder Hinsicht völlig anders sein.

Körperliche Nähe und andere Formen menschlicher Bindung

15. In unserer Gesellschaft besteht zwischen Mutter und Kind eine große Distanz. Vor der Geburt wird ein Kind von der Mutter nicht nur gewärmt, ernährt und geschützt, sondern es nimmt auch an jeder Bewegung der Mutter teil.

In den Entwicklungsländern halten Mütter ihre Kinder auch heute noch den ganzen Tag in einem Tragetuch nahe an ihrem Körper. So begleitet das Kind alle Bewegungen der Mutter tagsüber: wenn sie Lebensmittel sammelt und zubereitet, wenn sie Getreide mahlt, webt oder Arbeiten im Haus verrichtet. Das Kind wird gestillt, sobald es ein leises Wimmern hören läßt. Es hört nicht nur die Mutter, sondern erlebt hautnah die Schwingungen, die Worte und Lieder hervorrufen.

In vielen Staaten werden ältere Kinder von ihren größeren Schwestern beaufsichtigt und auf dem Schoß getragen.

Nur bei uns wird die Trennung von Mutter und Kind gefördert. Durch die Vollnarkose bei der Geburt geht der Mutter das Erlebnis der bewußten Geburt verloren. Kleine Kinder werden in eine Kinderkrippe gebracht, wo andere Menschen sich ihrer annehmen, während die Eltern den Eindruck erhalten, die Pflege des Kindes sei ihnen noch nicht zuzutrauen. Säuglinge erhalten Kuhmilch aus Flaschen, wodurch eine Chance für die engste Beziehung in der Erziehung des Kindes vergeben wird.

Bei uns erhält das Kind eine Flasche (die manchmal an ihm festgemacht wird), so daß die Eltern anderen Aufgaben nachgehen können, wenn das Kind wach ist und gefüttert werden muß.

Auf unseren Kindersitzen können kleine Kinder angebunden werden, damit man sie nicht halten muß, wenn sie wach, unruhig oder quengelig sind.

Unsere Kinder kommen in Laufställchen, damit wir sie nicht hochheben oder umhertragen müssen, um sie vor Gefahren zu schützen.

Zwei Freunde von mir, Dr. John Kennell und Dr. Marshall Klaus, verbrachten einige Monate bei Indianern in Guatemala. Die Kinder dort spucken nicht, schreien nicht, erschrecken nicht leicht, haben keine Koliken – und brauchen nie ein Bäuerchen zu machen.

Beide haben auch beobachtet, wie sich Mütter in Industrienationen zu ihren Kindern kurz nach der Geburt oft verhalten: sie schauen sie nicht nur an, sondern berühren ihre Arme, Beine, Körper und Gesicht mit den Fingern und streicheln sie. Mütter, die einen solchen Kontakt mit ihren Kindern schon bald nach der Geburt aufnehmen konnten, tun sich auch später mit ihren Kindern leichter.

Sollte es Ihnen aus irgendeinem Grund nicht möglich gewesen sein, diesen frühen Kontakt zu Ihrem Baby aufzunehmen, so ist das auch kein Anlaß zur Besorgnis. Dieser Prozeß der Bindung, wie er genannt wird, beginnt sich zur Mutter, zum Vater und zu den Geschwistern herauszubilden, sobald der körperliche Kontakt mit dem Baby hergestellt wird. Das kann bei einem Baby im Inkubator zum Beispiel einfach dadurch geschehen, daß Sie durch die Öffnungen greifen und es streicheln.

Ich denke, daß die Eltern heutzutage unsere Methoden besser verstehen können, wenn sie diese mit dem vergleichen, was in weniger entwickelten Gesellschaften noch ganz natürlich praktiziert wird.

16. Wie verhält man sich natürlich zu seinem Kind? Die natürliche Geburt und ein gemeinsamer Raum für Mutter und Kind sollten allgemein möglich sein. (Sie als künftige Eltern sollten darauf bestehen, damit sich diese Möglichkeiten immer weiter verbreiten.)

Die Eltern sollten nach der Geburt ihr Kind mindestens eine Stunde bei sich haben dürfen, vor allem, wenn kein Rooming-in möglich ist. Stillen sollte gefördert werden. Eine Flasche sollte dem Kind nur umgeschnallt werden, wenn dies nicht zu umgehen ist, z. B. bei Zwillingen.

Mütter und Väter sollten das Tragetuch bevorzugen, wenn sie mit dem Kind unterwegs sind, und es Trost braucht. Das Tragetuch sollte möglichst nicht auf dem Rücken, sondern vorne getragen werden.

Eltern sind auch Menschen

17. Sie dürfen Ansprüche stellen. Bücher über Kinderpflege wie dieses hier behandeln mit so viel Enthusiasmus die Ansprüche, die die Kinder an ihre Eltern stellen dürfen, und zwar: an ihre Liebe, ihr Verständnis, ihre Geduld, ihren Schutz, ihre Festigkeit, ihre Kameradschaft, Ansprüche auch an Vitaminen und Kalorien und warmen Jäckchen und gefütterten Schuhen – daß die Eltern sich manchmal körperlich und seelisch völlig erschöpft und ausgepumpt vorkommen müssen, schon allein wenn sie lesen, was alles von ihnen erwartet wird. Sie müssen den Eindruck gewinnen, daß sie selbst nun gar keine Bedürfnisse im Leben mehr haben dürfen. Und sie könnten meinen, daß jemand, der so warm für die Kinder eintritt, ein gestrenger Kritiker der Eltern sein muß, wenn immer sie irgend etwas falsch machen.

Es wäre indessen nur gerecht, wenn dieses Buch einen ebenso großen Teil über die Ansprüche enthielte, die von den Eltern gestellt werden dürfen; über die Opfer, die von ihnen gebracht werden, die Plage, die es manchmal bedeutet, immer und zu jeder Zeit für die Kinder dazusein, über alles das, was Eltern aufgeben müssen, wenn sie ihre Kinder liebhaben. Kinder aufzuziehen ist eine schwere, langwierige Aufgabe, und die Eltern sind ebenso menschliche Wesen wie die Kinder.

18. Im besten Fall gibt es viel harte Arbeit und Entbehrung. Kinderpflege ist eine schwierige Sache; da muß ein richtiges Essen zubereitet werden, Kleider sind zu waschen und Windeln zu wechseln, die von einem kleinen Kind zerstreuten Nahrungsreste müssen aufgelesen und Spielzeuge eines älteren Kindes aufgeräumt werden, Streit muß unterbrochen und Tränen müssen getrocknet werden, da sind Geschichten anzuhören, die man kaum versteht, Spiele und Bücher vorlesen nehmen Zeit, obwohl sie den Erwachsenen nicht interessieren, Zoos, Museen und Karnevalsveranstaltungen müssen besucht werden, angebotene Hilfe bei den Hausarbeiten muß freundlich abgelehnt werden, die Hausarbeit selbst braucht mehr Zeit und auch die Arbeit im Garten geht mit freundlichen Helfern oft viel langsamer; sind die Kinder älter, so müssen müde Eltern abends zu einem Schulelternabend aufbrechen.

Die Ansprüche der Kinder verschlingen einen großen Teil des Familienbudgets, von der Miete für die größere Wohnung an bis zu den Schuhen, die so unbegreiflich schnell wieder zu klein geworden sind und durch größere ersetzt werden müssen.

Kinder zwingen die Eltern, auf Gesellschaften, Ausflüge, Reisen, Sportveranstaltungen, Einladungen bei Freunden zu verzichten. Die

Tatsache, daß sie sich für Kinder entschieden haben und um keinen Preis mit einem kinderlosen Ehepaar tauschen möchten, ändert nichts daran, daß sie ihre Freiheit manchmal bitter vermissen.

Natürlich haben Eltern nicht Kinder, weil sie sich als Märtyrer vorkommen wollen, so jedenfalls sollte es nicht sein. Sie haben Kinder, weil sie sie lieben und ihre eigene Familie haben wollen. Sie lieben Kinder, weil sie sich der Liebe entsinnen, die sie von ihren eigenen Eltern erfahren haben; ihre Kinder heranwachsen zu sehen, ihnen Beistand und Hilfe zu sein, das bedeutet - trotz aller Mühen, Sorgen und Kosten - immer noch den größten Stolz im Leben der Eltern. Die Kinder sind ihr Werk, ihre sichtbare Unsterblichkeit. Der Stolz auf materielle Leistungen ist im Vergleich dazu nur schwach.

19. Nutzlose Selbstaufopferung und übermäßige ständige Beschäftigung. Viele gewissenhafte junge Menschen, auf die die Elternschaft als Aufgabe zukommt, haben das Gefühl, nun müßten sie alle Freiheiten und Vergnügungen aufgeben; hier gehe es nicht um praktische Erwägungen, sondern um ein Prinzip. Andere Eltern werden fast besessen von ihrer Aufgabe, vergessen Hobbys und Interessen. Selbst wenn sie einmal die Gelegenheit haben, einen Abend ohne ihr Kind zu verbringen, so fühlen sie sich schuldig und können sich nicht recht freuen. Sie selber und ihre Freunde langweilen sie. Langfristig wird ihnen das Kind zum Gefängnis und damit zu einem Gegenstand der Ablehnung.

Ich finde, daß der Versuchung, sich von dem Kind völlig in Beschlag nehmen zu lassen, von Anfang an Widerstand geleistet werden muß. Wenn Sie Zeit und Mühe geopfert haben, dann sollten Sie auch einmal gemeinsam ausgehen. Hobbys, Lektüre und der Besuch von Freunden (bitte versuchen Sie nicht, mit diesen über das Kind zu reden) lassen sich in den Tagesablauf einpassen. Denken Sie auch daran, daß sich der Partner über einen Blick, ein Lächeln und ein liebevolles Wort von Ihnen freut. Versuchen Sie, sich Ihre Intimsphäre zu erhalten und weiterhin sexuelle Erfüllung zu finden.

Das nutzt nicht nur Ihnen, sondern auch dem Kind.

20. Natürlich sollen Eltern von ihren Kindern auch etwas erwarten. Da Kinder Verzicht auf so vieles andere bedeuten, ist es das gute Recht der Eltern, von ihren Kindern auch etwas zu erwarten: nicht Dankesworte dafür, daß sie geboren und gut versorgt worden sind – das wäre zuviel und nicht angemessen –, aber Achtung, Liebe und Bereitwilligkeit, die Auffassung vom Leben und die Ideale der Eltern anzuerkennen. Gerade das erwarten die Eltern von ihren Kindern gemeinhin nicht aus selbstsüchtigen Gründen, sondern weil sie wollen, daß ihre Kinder sich im täglichen Leben und in der Gemeinschaft mit ihren Mitmenschen zurechtfinden.

21. Die Gefühle den verschiedenen Kindern gegenüber sind nun einmal verschiedener Art. Man braucht keine psychologischen Studien zu betreiben, um zu wissen, daß die Kinder mit sehr verschiedenem Temperament und unterschiedlichen Charakteranlagen auf die Welt kommen. Eltern können sich nun einmal nicht den Typ bestellen, den sie haben wollen. Sie müssen nehmen, was sie bekommen. Doch auch Eltern haben eine – und zwar bereits fertig geformte – individuelle Persönlichkeit, die sie nicht über Nacht ändern können. Ein freundliches Ehepaar wird vielleicht mit einem sanften kleinen Mädchen, dem man viel Freiheit lassen muß, damit es sich zu einem unabhängigen, tatkräftigen Menschen entwickeln kann, gut zurechtkommen. Dasselbe Ehepaar müßte an der Erziehung eines wilden, unter Umständen aufsässigen Jungen scheitern. Sie würden ihn als eine Plage, als unausstehlich und als eine Herausforderung ansehen, selbst wenn sie ihn noch so sehr liebten. Andere Eltern würden einen solchen Jungen vielleicht gerade richtig behandeln und mit ihm fertig werden, während ein ruhiger, in sich gekehrter Bub sie enttäuschte. Eltern müssen selbst herausfinden, wie das Kind, das sie bekommen haben, behandelt und erzogen sein will.

Sollten Eltern allen ihren Kindern mit den gleichen Gefühlen gegenüberstehen? Diese Frage bedrückt und beschäftigt viele gewissenhafte Eltern, weil sie glauben, daß sie es auf irgendeine Weise nicht tun. Doch wenn sie sich deswegen zur Rechenschaft ziehen, verlangen sie wahrscheinlich Unmögliches von sich selbst. Gute Eltern bringen allen ihren Kindern das gleiche Maß an Liebe entgegen, und zwar in dem Sinne, daß sie allen Kindern gleich fürsorglich, liebevoll und beratend zur Seite stehen; sie wollen ja für jedes Kind das Beste im Leben erreichen, und sie werden für alle die Opfer bringen, die im einzelnen Fall notwendig sind. Da aber alle Kinder verschieden geartet sind, können Eltern unmöglich allen Kindern gegenüber das gleiche fühlen, sei es, daß sie dem besonderen Charme des einen erliegen, sei es daß sie über charakterliche Fehler des anderen enttäuscht und betrübt sind.

So ist es auch nur menschlich, normal und unvermeidlich, daß wir jedem einzelnen unserer Kinder gegenüber verschieden fühlen, daß wir einige ihrer Züge mißbilligen, während wir auf andere stolz sind. Alle diese unterschiedlichen Reaktionen sind im Grunde nur verschiedene Aspekte unserer tiefen Verantwortung gegenüber der Aufgabe, unsere Kinder so gut wie möglich zu erziehen.

22. Gründe zur Unzufriedenheit: Die Gründe, warum Eltern zu einem Kind einfach nicht das rechte Verhältnis finden können, sind sehr unterschiedlich. Zwei mögliche Faktoren sind bereits erwähnt: die Eltern waren vielleicht auf dieses Kind noch nicht eingestellt, es mag noch nicht recht erwünscht gewesen sein, oder es hat in der Familie schwierige und nicht bewältigte Konflikte gegeben. Vielleicht war auch das Baby so völlig anders geartet, als die Eltern es sich erhofft hatten: ein Junge, da es ein Mädchen werden sollte; ein robustes, nicht sehr hübsches Kind vielleicht, da sie eine kleine Schönheit erträumt hatten, oder ein schwächliches Kind, verglichen mit ihren anderen kräftigen und hübschen Kindern. Das Kind schreit vielleicht wochenlang hindurch wegen irgendwelcher Koliken, und alle Versuche der Eltern, es zu beruhigen, sind umsonst. Der Vater mag enttäuscht sein, wenn sein Sohn nicht ein Draufgänger ist, wie er selbst es war, dic Mutter ist es vielleicht, weil er kein überdurchschnittlich begabtes Kind ist. Und es ist dabei unerheblich, daß die Eltern intelligent genug sind, sich zu sagen, daß man sein Kind nicht auf Bestellung hin bekommt, mit all den Vorzügen, die man gerne hätte. Da wir alle Menschen sind, haben wir unsere Träume und irrationalen Erwartungen, und manchmal kann man sich nicht im Zaum halten.

Es kann auch geschehen, daß ein Kind, wenn es älter wird, uns an einen Bruder, eine Schwester, an den Vater oder die Mutter erinnert, die einem das Leben schwergemacht haben, und unbewußt oder bewußt kann von solchen Reminiszenzen eine gewisse Gereiztheit dem Kind gegenüber herrühren. Oder: ein Vater kann die Überängstlichkeit seines Sohnes nicht begreifen. Er hat längst vergessen, wie sehr er selbst als kleiner Junge unter Furcht im Dunkeln oder vor

Strafe gelitten hat. Man sollte meinen, daß jemand, der in dem Bemühen, eigene Fehler zu überwinden, viel gelitten hat, sein Kind besonders gut verstehen kann. Leider aber ist das im allgemeinen nicht so.

23. Mißbilligung und Anerkennung sind gleichermaßen Teile der Kindererziehung. Die Tatsache, daß wir auf das Benehmen und die Haltung unserer Kinder sehr intensiv reagieren, wirkt sich im übrigen aber für uns auch positiv aus: wir versuchen, die guten Züge unserer Kinder zu unterstützen und herauszubilden, ebenso wie unsere Eltern unsere guten Charakterzüge zu stärken suchten. Wir tun das ganz automatisch, ohne daß wir darüber nachzudenken brauchten, weil wir in unserer eigenen Kindheit nach den gleichen Maximen erzogen worden sind. Ohne diese Erfahrung wäre es zehnmal so schwer, unsere Kinder großzuziehen.

Wenn Wesen und Charakter eines Kindes die Eltern irritieren und an ihrer Geduld zerren, dann werden die Eltern ein Gefühl der Schuld nicht loswerden können. Besonders dann, wenn es keine rechte Erklärung für diese Haltung dem Kind gegenüber gibt. Da sagt eine Mutter z. B.: »Dieses Kind treibt mich doch immer wieder dazu, von meinen Prinzipien abzuweichen, obwohl ich mich wirklich bemühe, besonders zärtlich zu ihm zu sein und seine Unarten zu übersehen.«

Wenn aber die dauernde Ungeduld der Eltern gegenüber einem ihrer Kinder in ihnen ein zu starkes Schuldgefühl auslöst, dann wird sich ihr Verhältnis zu diesem Kind zunehmend schwieriger gestalten. Das Schuldgefühl der Eltern ist für ein Kind schwerer zu ertragen als Gereiztheit. Wir werden im Kapitel 536 noch darauf eingehen.

24. Eltern werden zwangsläufig auch einmal ungeduldig. Wahrscheinlich stellen sich junge Ehepaare, die über einen großen Schatz an Idealen verfügen, vor, daß ihr Maß an Geduld und Liebe für das zu erwartende Baby unbegrenzt sein wird. Das aber ist bei menschlichen Wesen schlechthin unmöglich. Wenn ihr Baby stundenlang gebrüllt hat und alle geduldigen Beruhigungsversuche erfolglos sind, kann man für ein solches schreiendes Bündel keine Sympathie mehr aufbringen; jedenfalls nicht im Augenblick. Das Baby erscheint einem als ein unausstehliches, nervenaufreibendes, eigensinniges Wesen, und man kann gar nicht anders als wütend, richtig wütend zu werden. Oder eines der älteren Kinder hat irgend etwas getan, wovon es ganz genau weiß, daß es verboten ist: vielleicht war es so fasziniert von einem sehr kostbaren, zerbrechlichen Gegenstand, oder es wollte so unbedingt zu den Kindern auf der anderen Straßenseite, daß es der Versuchung einfach nicht widerstehen konnte. Oder aber es war böse und bockig, weil man ihm seinen Willen nicht gelassen hatte, oder es war eifersüchtig auf das Baby, dem Sie zuviel Aufmerksamkeit gewidmet haben ...

Und so benimmt sich das Kind aus purem Trotz einfach schlecht. Wenn aber ein Kind einem Gebot, das es wohl verstanden und bisher auch anerkannt hat, zuwiderhandelt, ist es für die Mutter (oder den Vater) schwer, ein kühles Standbild der Gerechtigkeit zu bleiben. Alle guten Eltern haben ein ausgeprägtes Gefühl für Gut und Böse. So wurden Sie als Kinder erzogen. Ihre Regel ist durchbrochen, und Ihr Eigentum ist wahrscheinlich beschädigt worden. Ihr Kind, dessen Charakter für Sie eine ständige Aufgabe ist, hat etwas Schlechtes getan. Da ist es unvermeidlich, daß Sie darüber ungehalten sind. Ihr Kind rechnet damit und fühlt sich nicht verletzt, wenn Ihre Reaktion angemessen ist.

Manchmal kann es lange dauern, ehe man selbst merkt, daß man die Geduld verliert. Das Kind mag von dem Augenblick an, da es beim Frühstück erschien, mit einer ganzen Serie von Unausstehlichkeiten begonnen haben; es hat am Frühstück herumgemäkelt, halb mit Absicht ein Glas Milch umgestoßen, mit etwas Verbotenem gespielt und es dann zerbrochen, die kleinen Geschwister geärgert – alles das hat man vielleicht mit äußerster Geduld hingenommen und zu übersehen versucht. Dann, beim nächsten Delikt, das unter Umständen gar nicht so schlimm ist, kocht man sozusagen über, reißt der Geduldsfaden mit vernehmlichem Ruck. Oft, wenn man dann hinterher darüber nachdenkt, kann man erkennen, daß das Kind förmlich nach einer strengen Hand »geschrien« hat, es war, als wollte es die langmütige Geduld der Mutter mit seinen Unarten herausfordern und unbewußt auf die Probe stellen.

Es läßt sich nicht vermeiden, daß wir unseren Kindern gegenüber alle einmal ungeduldig werden, schon allein deshalb, weil wir von anderen Seiten, von der Umwelt her, ja auch allerlei seelischem Druck ausgeliefert sind. Man könnte sich das auf einer Karikatur etwa folgendermaßen vorstellen: Der Vater kommt ermüdet und gereizt nach Hause, lädt seinen Ärger auf seine Frau ab, die Arme weiß nicht, wohin damit, und läßt es das älteste Kind spüren, das gibt es weiter an die jüngeren Geschwister - so ist der Alltag oft, und wir können nichts dagegen tun.

25. Es ist besser, man gibt seinen Ärger zu. Wir sind uns also darüber einig, daß es unvermeidlich ist, wenn Eltern hin und wieder ungeduldig und verärgert sind; im Zusammenhang damit aber ist eine andere Frage wichtig: Sollten die Eltern ihre Reaktion in solchen Fällen als natürlich ansehen? Eltern, die nicht gerade einen unnatürlichen strengen Maßstab an sich selbst legen, werden für gewöhnlich ihre eigene Verärgerung zugeben. Eine natürlich reagierende, ausgesprochen gute Mutter wird, wenn ihr Kind sie um ihre Geduld gebracht hat, zu einer Freundin sagen können: »Also heute langt es mir, ich kann das Gebrüll nicht eine Sekunde länger ertragen« oder etwas Ähnliches. Sie meint es gar nicht so ernst, aber sie scheut sich auch nicht, sich einer befreundeten, mitfühlenden Seele gegenüber zu offenbaren. Es wird ihr *guttun*, und wenn sie sich ausspricht, ist der Ärger überwunden. Es wird ihr auch helfen, die Dinge klarer zu sehen und beim nächsten Mal ihren Sprößling fester anzufassen.

Die Eltern selbst legen unter Umständen einen zu hohen Maßstab an sich, und sie sind unglücklich, wenn ihre Geduld nicht ausgereicht hat, und leiden darunter. Wenn sie ein solches »Versagen« an sich entdecken, fühlen sie sich entweder unerträglich schuldig, oder sie versuchen, es einfach nicht zur Kenntnis zu nehmen. Wenn man jedoch versucht, solche Gefühle zu unterdrücken, kommen sie mit besonderer Heftigkeit an anderer Stelle zum Ausdruck, als Gereiztheit etwa, als übergroße Müdigkeit oder als Kopfschmerzen.

Ein anderer indirekter Ausbruch ist übertriebene Ängstlichkeit. Eine Mutter, die nicht zugeben will, daß sie auch einmal einen gelinden Zorn auf ihren Sprößling hat, wird dazu neigen, sich alle Gefahren vorzustellen, die ihr Kind von anderer Seite bedrohen. Sie hat immer Angst vor Ansteckung, vor dem Straßenverkehr; sie versucht ihr Kind mit allen Mitteln davor zu schützen und züchtet deshalb in dem kleinen Wesen ein Gefühl der Unsicherheit und Unselbständigkeit.

Ich habe die Probleme, die aus solchem nichteingestandenen Ärger entstehen können, nicht dargestellt, um damit nur die unbehaglichen Gefühle der Eltern hervorzuheben. Im allgemeinen macht das, was die Eltern unglücklich macht, auch die Kinder unglücklich. Wenn eine Mutter glaubt, daß eine Meinungsverschiedenheit mit dem Kind etwas so Schreckliches sei, daß sie es nicht zugeben könne, wird das Kind das fühlen und vor jedem noch so kleinen Konflikt eine viel größere Angst haben. Man kann es in psychiatrischen Kinderkliniken beobachten, daß Kinder sich vor eingebildeten Gefahren fürchten. Sie steigern sich in eine Angst etwa vor Insekten oder vor der Schule oder vor der Trennung von den Eltern hinein. Bei der Untersuchung stellt sich dann heraus, daß es sich um ein ganz gewöhnliches verstecktes Angstgefühl gegenüber den Eltern handelt, die Kinder wagen jedoch nicht, es zuzugeben.

Um es noch einmal anders zu sagen: ein Kind wird glücklicher sein, wenn die Eltern auch einmal ihre normale Verärgerung, ihren Zorn auf den kleinen Missetäter eingestehen, denn dann fühlt sich das Kind freier, wenn es selbst einmal mit einem Ärger seines kleinen Daseins nicht weiß wohin. Und gerechter Zorn, der sich Luft macht, klärt die Verhältnisse und reinigt die Atmosphäre wie ein Sommergewitter. Wir spechen nicht davon, daß man grob zu den Kindern sein soll, nur davon, daß man seine Gefühle nicht unterdrücken soll. Und es ist auch beileibe nicht jeder Zorn auf Kinder gerechtfertigt. Hier und dort sieht man Eltern, die ihre Kinder lieblos und streng behandeln, sie körperlich und seelisch unter ihren pädagogischen Druck setzen, ohne Entschuldigung oder ohne sich dessen zu schämen. Wovon hier die Rede ist, das sind diejenigen Eltern, die sich der Verantwortung bewußt sind und ihre Kinder mit Liebe großziehen.

Wenn sich aber eine Mutter oder ein Vater, die ihr Kind aufrichtig liebhaben, dennoch meist gereizt oder verärgert fühlen, ob sie es nun zugeben oder nicht, kann man annehmen, daß ein gefühlsmäßiger Spannungszustand vorhanden ist, und man sollte sich dann doch besser einem Arzt, vielleicht auch einem Psychiater, anvertrauen. Es ist durchaus möglich, daß diesem gefühlsmäßigen Spannungszustand eine völlig andere Ursache zugrunde liegt. (Siehe Abschnitt 861.)

26. Streitigkeiten der Eltern. Man braucht sich eines Streits nicht zu schämen. Eltern versuchen oft, vor den Kindern Uneinigkeit und

Streit geheim zu halten und glauben dabei noch, Kinder bemerkten dies nicht. Sicher soll man erhitzte Wortgefechte in Abwesenheit der Kinder führen, aber der irrt sich, der annimmt, Kinder spürten Spannungen in der Familie nicht. Wenn ein Kind mitten in einen solchen Streit hineinkommt, dann sollten die Eltern zugeben, daß sie gerade streiten; das ist besser, als wenn sie plötzlich schwiegen, ein ernstes Gesicht machten und das Kind aus dem Raume bäten. Es reinigt die Luft, wenn man zugibt, daß Streit zum Leben auch der Erwachsenen gehört; das Kind darf wissen, daß man gelegentlich Streit haben und sich dennoch respektieren und lieben kann, und daß ein Streit nicht das Ende der Welt bedeutet.

27. **Kinder wollen, daß man sie richtig behandelt.** Es mag Sie verwundern, daß wir so ausführlich über die Verärgerung von Eltern gesprochen haben. Die meisten von uns werden, wenn das Familienleben in normalen, glatten Bahnen läuft, nur in besonderen Fällen oder hin und wieder in kritischen Augenblicken zornig werden, abgesehen davon, daß manche Tage mehr, manche Tage weniger für »dicke Luft« prädestiniert zu sein scheinen. Um darüber hinaus unnötige Veränderungen zu vermeiden, muß man die Kinder unter einer gleichmäßigen, nicht zu lockeren Kontrolle halten und ein bißchen fester anfassen, wenn eine solche Krise sich anbahnt. Diese Festigkeit ist ein Teil der elterlichen Liebe. Wenn man seine Kinder auf dem richtigen Weg führt, trägt diese Festigkeit dazu bei, aus ihnen liebenswerte Menschen zu machen. Und die Kinder lieben uns dafür, daß wir sie aus Schwierigkeiten und Mißstimmungen heraushalten.

Strenge oder Nachgiebigkeit

28. **Die Frage, ob man Kindern gegenüber eine feste oder eine nachgiebige Haltung einnehmen soll,** bewegt viele Eltern sehr. Die richtige Antwort darauf wird die große Mehrheit der Eltern im Laufe der Zeit selbst finden. Für einige Eltern bleibt es jedoch ein Punkt der Besorgnis, ungeachtet der Erfahrungen, die sie bereits gemacht haben.

Ein anderes Wort für Nachgiebigkeit ist Toleranz. Ich verwende es allerdings nicht gern, da jeder etwas anderes darunter versteht. Einige denken sofort an eine zwanglose, nachgiebige Erziehung. Für andere wiederum bedeutet es unsinnige, übertriebene Nachsicht, bei der das Kind alles sagen, alles tun und alles haben kann, was es nur möchte. So kann man sich ein ungezogenes, verwöhntes und grobes Kind heranziehen.

Ich will die Katze sofort aus dem Sack lassen; das eigentliche Problem heißt nicht Strenge oder Nachgiebigkeit. Wer keine Angst hat, hart zu sein und gleichzeitig ein Herz für Kinder hat, wird mit einem mittleren Kurs das Beste erreichen. Wenn Strenge sich aber aus einer kindesfeindlichen Haltung speist oder übertriebene Nachgiebigkeit die Folge von ängstlichem Schwanken ist, so bleibt der Erfolg aus. Die geistige Haltung der Eltern bei der Erziehung des Kindes wird die Einstellung des Kindes nachhaltig beeinflussen. Nur darauf kommt es an.

29. Stehen Sie zu Ihren Überzeugungen! Wenn Eltern eher eine strenge Erziehung bevorzugen, dann sollten sie sich bei ihren Kindern auch so verhalten. Ein gewisses Maß an Strenge, guten Manieren, promptem Gehorsam und Ordnungsliebe schaden Kindern nicht, solange die Eltern im Grunde freundlich sind und die Kinder glücklich und zufrieden aufwachsen können. Strenge aber schadet dem Kind, wenn die Eltern sie übertreiben, grob sind, ständig nörgeln oder das Alter und die Persönlichkeit des Kindes nicht berücksichtigen. So erzogene Kinder sind entweder duckmäuserisch und farblos oder verhalten sich anderen gegenüber gemein.

Es gibt Eltern, die locker führen und Manieren in Zusammenhang mit dem Verhalten des Kindes allgemein sehen; auch wenn sie, was Schnelligkeit oder Ordnungsliebe angeht, nicht besonders streng sind, können ihre Kinder dennoch zu rücksichtsvollen und zur Zusammenarbeit fähigen Menschen heranwachsen. Allerdings dürfen die Eltern sich nicht scheuen, in wichtigen Fragen standfest zu sein.

Wenn diese Nachgiebigkeit zu weniger glücklichen Ergebnissen führt, ist das nur zum Teil auf zu geringe Anforderungen zurückzuführen. Vielmehr sind die Eltern ängstlich und voller Schuldgefühle und ermuntern unbewußt das Kind, Herrscher der Familie zu sein.

Wenn Eltern allzu zögernd darangehen, von ihren Kindern vernünftiges und vom menschlichen Anstand diktiertes Benehmen zu verlangen - sei es, weil sie falsch verstandene Theorien über die Respektierung der Persönlichkeit beim Kind anwenden, sei es, daß sie von Natur aus dazu neigen, sich selbst zu opfern, oder sei es, daß sie Angst haben, ihre Kinder könnten sie deshalb weniger lieben -, eines Tages werden sie den Kindern das schlechte oder undankbare Benehmen, das daraus resultiert, verübeln. Sie werden reizbar, vielleicht sogar nur im Unterbewußtsein, doch sie wissen nicht, wie damit fertig werden. Darunter leidet dann auch das Kind. Es plagt sich mit Schuldgefühlen und wird ängstlich, aber gleichzeitig auch anspruchsvoller.

30. Eltern, die Angst vor Disziplin haben. Es gibt viele Eltern, die Führung und Kontrolle der Kinder ablehnen und dies ihrem Partner überlassen, auch wenn sie mit den Kindern gerne spielen. Ich denke dabei an Väter, die sich hinter der Zeitung verschanzen oder am Fernsehgerät kleben, wenn es zu Krisen kommt. Mütter wiederum, denen es an Selbsicherheit mangelt, können sich leicht angewöhnen zu drohen: »Wart nur bis Vater nach Hause kommt.«

Einige dieser Eltern erklären auf die Vorhaltungen ihrer Partner (meistens der Mütter), daß sie vermeiden möchten, daß ihre Kinder sie aus feindlichen Augen betrachten. Lieber möchten sie zu ihnen ein Kumpelverhältnis aufbauen. Nun sind nette Eltern zwar gut, aber Kinder haben schon Freunde, jedoch nur einen Vater und nur eine Mutter. Eltern sollten Eltern sein.

Ängstliche Eltern, die Führung verabscheuen, lassen ihre Kinder, insbesondere das Kind des gleichen Geschlechts, allein. Solche Kinder sind wie Reben ohne Stützgitter.

Wenn Eltern Angst haben, eine feste Meinung zu vertreten, versuchen die Kinder, wie weit sie gehen können; sie machen so sich und den Eltern das Leben schwer, bis jenen einmal der Geduldsfaden reißt. Die Eltern haben dann leider oft ein schlechtes Gefühl und sehen von scharfem Tadel ab.

Ein Vater, der seiner disziplinarischen Verantwortung ausweicht, zwingt seine Frau, die Aufgabe der Disziplin allein zu übernehmen. Kinder wissen, daß schlechtes Benehmen die Erwachsenen reizt. Wenn der Vater dies nicht zu bemerken scheint, fühlt sich das Kind unsicher. Die Erfahrung zeigt, daß ein solcher Vater mehr gefürchtet wird als einer, der bei der Kindererziehung mitarbeitet und gelegentlich auch seinen Unmut mitteilt. Nur so lernen Kinder, was Mißfallen ist und daß man es überleben kann. Ihre Selbstsicherheit wächst und ihre Furcht läßt nach; es ist eine Situation ähnlich der, als sie schwimmen lernten oder das erste Mal im Dunkeln spazieren gingen. Wenn der Vater die Kinder aber nicht erzieht und seinen Unmut verbirgt, so erscheint der Ärger des Vaters in der Vorstellung der Kinder viel größer als er in Wirklichkeit ist.

Der Vater in seiner Elternrolle

31. Fähigkeiten und Verantwortung des Vaters. Männer nehmen immer mehr an den Aufgaben in Heim und Familie teil, vor allem wenn ihre Frau berufstätig ist. Es gibt keinen Grund, warum Väter diese Aufgaben nicht wahrnehmen könnten, die der Sicherheit und Entwicklung des Kindes dienen. Väter sollten diese Tätigkeit nicht als einen Gnadenerweis gegenüber ihren Frauen darstellen, und andeuten, sie seien damit außerordentlich großzügig. Die Arbeit sollte im Geiste gleichberechtigter Partnerschaft getan werden. Es gibt immer mehr Väter, deren Frauen ganztägig außer Haus arbeiten und die sich in erster Linie um Kinder und Haushalt kümmern.

Einige Väter, die an der Kinderpflege nicht sehr interessiert sind, sagen: »Ich will warten, bis das Kind einem menschlichen Wesen ähnlicher ist.« So geht wertvolle Zeit verloren. Der Vater wartet ab, die Mutter wird zur Expertin; später hat es der Vater schwerer, als gleichberechtigter Elternteil anerkannt zu werden.

Die meisten Mütter haben Angst, am Anfang die Pflege des Säuglings zu übernehmen. Aber sie können das nicht aufschieben, sondern müssen die Aufgabe übernehmen und lernen schnell dazu.

Ein berufstätiger Vater wird seinen Kindern das Beste tun, wenn er die Erziehung der Kinder etwa zur Hälfte übernimmt und sich auch an der Hausarbeit beteiligt, nachdem er nach Hause zurückgekommen ist. Das gleiche gilt für die Wochenenden. Die Führung und Geduld der Mutter lassen am Ende des Tages deutlich nach (dem Vater würde es ebenso ergehen, wenn er den ganzen Tag die Kinder um sich hätte). Die Kinder gewinnen, wenn sie die unterschiedliche Führung und Kontrolle durch Vater und Mutter kennenlernen.

Wenn ein Vater seinen Teil an der Kindererziehung trägt, erleichtert er nicht nur die Arbeit der Mutter oder leistet ihr Gesellschaft. Er zeigt auch, daß die Arbeit der Mutter für die ganze Familie wertvoll ist, daß sie Fähigkeiten und ein sicheres Urteil verlangt und daß sie beide gemeinsam diese Verantwortung tragen. Söhne und Töchter müssen dieses Beispiel kennenlernen, weil sie sonst leicht in sexistische Haltungen verfallen.

Ein Vater kann die Flasche geben und das Kind füttern, Windeln und Kleidung wechseln, Tränen trocknen und Nasen putzen, das Kind baden und zu Bett bringen, Geschichten erzählen, Spielzeug reparieren, Streit schlichten, bei den Hausaufgaben helfen und den Kindern Regeln erklären und Aufgaben zuweisen, deren Durchführung er begleitet und wo nötig lobt oder tadelt.

An der Hausarbeit kann der Vater in reichem Maße teilnehmen: einkaufen, kochen, servieren, Geschirr spülen, Betten machen, das Haus putzen und die Wäsche waschen. (Meine Mutter lehrte mich diese Tätigkeiten, als ich 7 Jahre alt war.)

Es wird ein Freudentag sein, wenn Väter
- die Erziehung der Kinder für so wichtig halten wie ihren Beruf
- Beruf und Arbeitszeit so wählen, daß sie viel Zeit mit Frau und Kindern verbringen können
- bei der Wahl des Wohnorts dem Familienleben eine hohe Priorität geben
- Versetzungen innerhalb ihrer Firma Widerstand leisten
- am Arbeitsplatz dafür bekannt sind, daß sie ihre Verpflichtungen als Eltern sehr ernst nehmen und für die Kinder auch einmal einen freien Tag nehmen
- andere Väter von dieser Meinung zu überzeugen versuchen.

Die Familie ändert sich

In diesem Unterkapitel möchte ich wegen der großen Bedeutung dieser Tatsachen für das Kind die starken Veränderungen besprechen, die sich in den vergangenen Jahren und Jahrzehnten abspielten; sie sind zum einen Folge der zunehmenden Industrialisierung unserer Gesellschaft, in der Männer und Frauen weit weg von zu Hause arbeiten, zum anderen Folge der Frauenbefreiungsbewegung, die gleiches Recht für beide Geschlechter erstreiten will.

32. Diskriminierung gibt es auch heute noch. Frauen in unserer Gesellschaft mußten ein halbes Jahrhundert darum kämpfen, daß sie gleiche Ausbildungschancen, das Wahlrecht und den Zugang zumindest zu einigen Berufen bekamen. Doch auch heute, in den neunziger Jahren, werden Frauen immer noch diskriminiert - wenige Frauen gehen zur Universität, sie haben größere Schwierigkeiten als die Männer, in gut bezahlte Berufe zu kommen, sie erhalten für die gleiche Arbeit weniger Lohn, und sie müssen sich gegen ungerechte Gesetze und voreingenommene soziale Bräuche wehren. Die Frauenbewegung hat Terrain gewonnen, aber es gibt noch viel zu tun.

Viele der Frauen, die wegen der Kinder zu Hause bleiben, sind stolz auf ihre Aufgabe und fühlen sich glücklich. Andere aber bemerken sehr deutlich, wie wenig eine materialistisch ausgerichtete Gesellschaft ihnen Respekt zollt; denn sie erhalten nun keinen Lohn mehr und können sich nicht für höhere Positionen bewerben. Tagsüber fühlen sich viele Frauen von der Welt abgeschnitten, da unsere Häuser und Wohnungen voneinander isoliert sind; ihnen fehlt die Anregung und die Freude, die nur die Gesellschaft von Erwachsenen spenden kann.

Dies unterscheidet unsere Gesellschaft von den viel engeren Gemeinschaften unterentwickelter Länder.

Am schlimmsten für Frauen ist das Gefühl, daß sie von vielen Männern und Frauen als ein zweitrangiges Geschlecht angesehen werden, dessen Fähigkeit und Einfluß weniger Gewicht haben.

33. Die Unterordnung der Frauen beginnt bereits in früher Kindheit. Einige dieser Handlungen setzen eine Frau absichtlich herab, die meisten sind gedankenloser Ausdruck von Vorurteilen oder alter Tradition.

Für die Fertigkeiten kleiner Jungen und die Niedlichkeiten kleiner Mädchen bezeugen viele Menschen Bewunderung. Mädchenkleider veranlassen den Erwachsenen zu sagen: »Wie schön du aussiehst!« Das ist einerseits ein Kompliment, es gibt aber dem

Mädchen andererseits das Gefühl, daß es eher für sein Aussehen als für seine Leistungen geschätzt wird. In Kinderbüchern bauen Jungen Dinge auf oder begeben sich auf Abenteuerreisen; Mädchen sehen den Jungen zu und spielen mit Puppen. Im allgemeinen warnt man Mädchen davor, auf Bäume oder Garagendächer zu steigen, da sie nicht stark genug dazu seien oder sich leichter verletzten. Jungen erhalten Spielzeugautos, Baukästen, Sportgerät und Arztkoffer. Mädchen bekommen Puppen, Nähsets, Schwesternkittel oder Sticksachen. Alle diese Geschenke sind für sich gesehen in Ordnung, insbesondere, wenn das Kind nach ihnen verlangt. Gefährlich ist es, wenn die Erwachsenen diese Unterschiede zwischen Jungen und Mädchen ständig machen und damit zum Ausdruck bringen, daß Frauen und Männer nur für bestimmte Berufe geeignet seien.

Jungen übernehmen Arbeiten in der Garage, im Keller und auf dem Rasen, während Mädchen die Aufgaben im Hause ausführen. Natürlich hängt die gesamte Familie von der Hausarbeit ab, und sie sollte entsprechend gewürdigt werden; wenn sie aber in einer Gesellschaft, die dem Mann so viel Prestige zuspricht, nur von Frauen durchgeführt wird, so sieht man sie bald als eine untergeordnete Tätigkeit an.

Viele Jungen hänseln aus ihrem Minderwertigkeitsgefühl heraus Mädchen, daß sie nicht schnell rennen oder einen Ball weit werfen könnten und daher nicht mitspielen dürften.

Einige Eltern und Lehrer erzählen Mädchen, daß sie aufgrund ihrer Natur keine höhere Mathematik oder Physik studieren oder Ingenieur werden könnten. Als Jugendliche sind diese Mädchen dann überzeugt, daß sie den Männern im abstrakten Denken, Führungsfunktion und der Kontrolle ihrer Gefühle unterlegen seien. Werden diese Vorurteile angenommen, so zerstören sie das Selbstvertrauen und verursachen geradezu die geringere Kompetenz bei bestimmten Aufgaben, die nach Ansicht vieler Männer und einiger Frauen bei der Frau angeboren sein soll.

34. Auch Männer brauchen eine »Emanzipation.« Nachdenkliche Frauen, die sich emanzipieren wollen, stellten dabei fest, daß auch Männer Opfer von Geschlechtsstereotypien sind. Jungen werden dazu erzogen, daß sie ihre Gefühle nicht zeigen sollen, wenn sie verletzt, erschreckt oder unglücklich sind. Wenn sie diesen Glauben annehmen, dann verlieren sie insgesamt an Empfindungsfähigkeit gegenüber sich selbst und anderen.

Selbst positive Gefühle wie Zärtlichkeit und Freude werden weniger intensiv erlebt. (Ich habe das festgestellt, als ich Medizinstudenten die Gefühle ihrer Patienten nahebringen wollte.) Ihr Gefühlsleben wird begrenzt. Ihr Verständnis als Ehemänner, Väter, Freunde und berufstätige Menschen in der Öffentlichkeit nimmt ab; es ist schwieriger, mit ihnen zu leben und auszukommen.

Jungen lernen früh, was man von Männern in unserer Gesellschaft erwartet. Sie sollen rücksichtslos aggressiv, wettbewerbsfreudig und erfolgreich sein. Sie sollen Berufe ergreifen, die traditionelle Männerberufe sind. Die meisten Männer, die in dieses Verhaltensmuster hineinfallen, werden in der Folge zumindest eine etwas erstarrte Persönlichkeit davontragen. Sie werden zögern, aus der Konvention auszubrechen, handele es sich um ihre Interessen, Freundschaften oder ihren Beruf.

Jungen und Männer, die Härte und Wettbewerb weniger mögen, werden dazu gebracht, sich unterlegen oder als Außenseiter zu fühlen. Ihre Leistungsfähigkeit sowohl in traditionellen als auch nicht traditionellen Berufen wird dadurch beeinträchtigt; auch ihre Erfüllung bei der Arbeit und in der Freizeit leidet darunter.

Wenn Menschen glauben, sie müßten einem konventionellen männlichen oder weiblichen Stereotyp folgen, so verkrampfen sie sich unwillkürlich; je mehr sie ihre natürlichen Wünsche unterdrükken und verleugnen müssen, desto stärker werden sie sich verkrampfen. Der Gesellschaft gehen so wertvolle Talente verloren. Außerdem ist jeder Mensch, der dem angenommenen Ideal nicht entspricht, von vornherein als ungeeignet abgestempelt.

35. Was heißt eigentlich Arbeit? In der einfachen, nicht-industriellen Gesellschaft (für die die Entwicklungsgeschichte den Menschen eigentlich geschaffen hat) arbeiten alle Erwachsenen und älteren Kinder in ihrer Gemeinde: Sie bebauen Land, fischen, weben, kochen, töpfern und so weiter.

Die Arbeit wird gemeinsam durch Großfamilien oder in der Gemeinde durchgeführt. Der Zweck der Arbeit ist das Wohlergehen der Gruppe, nicht das Geldverdienen oder der Wettbewerb.

Kinder befinden sich immer nahe bei ihren Eltern. Jedoch steht ihre Pflege nicht im Vordergrund. So kann eine Mutter das Kleinkind in einem Hängetuch bei der Arbeit tragen; später kann sie das Kind einer vier Jahre älteren Schwester übergeben. Schon früh beginnen die Kinder den Erwachsenen bei ernsthafter Arbeit zu helfen.

In der vor-industriellen Zeit schöpften die Handwerker - Frauen und Männer - Befriedigung aus den Dingen, die sie selbst für sich und auch für andere herstellten - Gerätschaften für den Haushalt, Schmuck, Webstoffe, Teppiche, Verzierungen, Spielzeug und Möbel.

36. In unserer Industriegesellschaft hat die Arbeitswelt unser Leben zu Hause wie auch das Leben am Arbeitsplatz künstlich eingeteilt. Viele Väter und Mütter arbeiten viele Kilometer von ihrem Heim; die Arbeit ist gelegentlich langweilig, wiederholt sich und bringt keinen persönlichen Gewinn. Die Befriedigung ergibt sich einzig aus dem Gehalt und der erreichten Position. Diese Ordnung besteht bei uns so lange, daß wir glauben, es handele sich um eine völlig normale Befriedigung unserer Bedürfnisse. Aber im Grunde handelt es sich um schwachen Ersatz für die Freude, die man als Handwerker erlebt, wenn man etwas Nützliches und Schönes erschafft. Die Konzentration auf Geld und Rang fördert die Rivalität zwischen Arbeitern, Nachbarn und gelegentlich zwischen Mann und Frau in der Familie; die innere Freude, die aus der gemeinsamen Arbeit für das Wohl von Familie oder Gemeinschaft wächst, gibt es kaum mehr.

Paare, die wegen der berufliche Entwicklung oder, weil regelmäßige Versetzungen für jüngere Mitarbeiter ein Prinzip einer bestimmten Firma sind, umziehen, müssen die Liebe und Sicherheit der Großfamilie hinter sich lassen. Meist leben sie in voneinander mehr oder weniger isolierten Häusern und haben zu ihren Nachbarn keine engen Beziehungen. Oft müssen sie wegen der organisatorischen Veränderungen so oft umziehen, daß sie in der Gemeinde keine Wurzeln schlagen oder von ihr Hilfe erwarten können. Diese Isolation und »Beweglichkeit« setzen den zu Hause bleibenden Elternteil sowie die Kinder einer besonderen Belastung aus.

37. Berufstätigkeit für Männer und Frauen. Für die Männer gehören Gehalt und Prestige traditionell zu den wichtigsten Werten im Amerika des 20. Jahrhunderts. Meiner Meinung nach ist dies eine wesentliche Ursache dafür, daß viele Männer den Konkurrenzkampf, den Materialismus überbetonen und häufig ihre Frau und die Kinder vernachlässigen (Väter haben mir das gestanden, als ihre jugendlichen Töchter und Söhne in Schwierigkeiten geraten waren), Freundschaften sowie soziale Beziehungen und kulturelle Interessen geringschätzen. Letztlich führt das zu Magengeschwüren, Herzanfällen und anderen streßbedingten gesundheitlichen Problemen.

Als sich in den frühen 70er Jahren die Frauenbewegung etablierte, konzentrierten sich die berufstätigen Frauen natürlich auf die Gleichberechtigung am Arbeitsplatz: gleicher Lohn für gleiche Arbeit, gleiche Chancen für die berufliche Karriere. Diese Rechte sollten sie sicherlich auch haben - obwohl sie für viele noch unerreichbar sind.

Aber mit der Forderung nach Gleichberechtigung haben viele Frauen ohne sich dessen bewußt zu sein, auch die in meinen Augen beschränkten und falschen Wertvorstellungen der Männer übernommen. In gewissem Sinne haben sich jetzt auch die Frauen an dieser Jagd nach Geld und Prestige beteiligt. Einige haben streßbedingte Erkrankungen, wie Geschwüre und Herzanfälle. Andere, die auf der Karriereleiter weit nach oben gestiegen sind, vermissen die kindliche Zuneigung und fühlen sich schuldig, da sie den ganzen Tag von ihren Babys oder kleinen Kindern getrennt sind. (Die Männer würden diese Schuld auch fühlen, wenn sie in einer Gesellschaft aufgewachsen wären, die ihnen die gleiche Verantwortung für die Erziehung der Kinder aufgetragen hätte.) Damit ist der Preis für eine sich an Gehalt und Prestige orientierende und auch nur teilweise Gleichberechtigung doch noch hoch.

Wieviel besser wäre es gewesen (obwohl das nie hätte passieren können), wenn die *Männer* 1970 Vernunft angenommen hätten und sich bewußt geworden wären, daß die Frauen recht hatten. Sie fühlen nämlich schon seit Jahrhunderten, daß die Familie und das Mitgefühl, das aktive Leben in der Gemeinschaft, das Interesse an der Kunst zu den Werten gehören, die den meisten Menschen die größte und tiefste Befriedigung zuteil werden lassen. Damit verglichen ist die Genugtuung aus den *meisten* Berufen (mit Ausnahme vielleicht der sehr kreativen Arbeit der Schriftsteller, Komponisten, Künstler, Erfinder) doch nur sehr oberflächlich.

Ich bin überzeugt, daß es den Männern, unseren Familien und unserer Gesellschaft außerordentlich nutzen würde, wenn die Männer der Familie und dem Mitgefühl höchste Priorität einräumten. Männer und Frauen könnten das gleiche Ziel teilen, die gleiche Vision über ihr Leben. (Genau diesem Ziel haben wir unsere Karriere gewidmet und unsere Medizinstudenten so gelehrt, gefühlvollere, erfolgreichere Ärzte zu werden).

Aber warum geben wir uns soviel Mühe, die Bedeutung des Berufes herunterzuspielen? (Ich leugne gar nicht, daß ein ausreichendes Einkommen für die Familie absolut notwendig ist - und zwar erst recht für den Alleinerziehenden.) Mir bereitet Sorge, daß durch unsere Besessenheit, Karriere zu machen, die Familie unerträglichen Belastungen ausgesetzt wird, daß die Frauen genauso wie die Männer ihren Beruf als Lebenszweck betrachten, so zum Scheitern der Ehe beitragen und Tausenden von Kindern die häusliche Geborgenheit nehmen, wo zumindest ein Elternteil wenigstens einen Teil des Tages für sie da ist.

Ich glaube, daß sowohl Jungen als auch Mädchen in der tiefen Überzeugung erzogen werden sollten, daß für die meisten Menschen die Familie die größte und tiefste Befriedigung darstellt. Dann würde die Frau sich nicht mehr so gezwungen fühlen, die traditionellen Wertvorstellungen der Männer zu übernehmen, und die Männer könnten - befreit von den früheren engen Zwängen ihres Geschlechts - sich die vielen Fertigkeiten der Frauen und ihre Werte aneignen.

Familie und Beruf

38. Eltern, die eine berufliche Karriere oder eine bestimmte Arbeit für ihre Lebenserfüllung brauchen, sollten diese der Kinder wegen nicht einfach aufgeben. Ihre Kinder würden durch ein derartiges Opfer nichts gewinnen. Meiner Meinung nach sollten solche Eltern einen Kompromiß zwischen Berufstätigkeit und Kindererziehung suchen: besonders in den ersten 3 Entwicklungsjahren können Kinderpfleger eine Hilfe sein.

Manchmal kann man auf ein anderes Familienmitglied - zum Beispiel die Großmutter oder eine Tante - zurückgreifen, das bereit ist, sich um das Kind zu kümmern. Ein anderes Mal muß man sich an professionelle Kinderpfleger wenden.

In den Abschnitten 62 und 640 wird auf die Betreuung in fremden Familien (Pflegemütter) und auf Kindertagesstätten eingegangen.

Einige wenige Unternehmen beginnen mit der Einrichtung von Kindertagesstätten im Betrieb oder unterstützen ihre Angestellten finanziell bei der Suche nach einer guten Betreuung für ihre Kinder.

Die meisten Menschen in den mittleren Einkommensklassen können sich eine qualitativ gute Tagesbetreuung nicht leisten. Deshalb sollten Eltern nur solche Bewerber für die Behörden wählen, die sich für eine staatliche Unterstützung der Kindertagesstätten einsetzen.

39. Wie ist das mit der »Qualitätszeit«? Sind beide Elternteile bzw. die alleinerziehende Mutter/Vater berufstätig, werden sie versuchen, ihre Arbeitszeit so einzurichten, daß sie soviel Zeit wie möglich mit ihren kleinen Kindern verbringen können. Ein Elternteil kann für sich genommen den Kindern schon viel helfen. Nichtschulpflichtige Kinder können abends lange aufbleiben, wenn sie dafür morgens regelmäßig länger schlafen oder in der Kindertagesstätte noch eine Mütze voll Schlaf nehmen können. Die reine Anzahl der mit dem Kind verbrachten Stunden ist im allgemeinen zweitrangig. Viel wichtiger ist die Qualität bzw. das Klima der gemeinsam verbrachten Zeit. Das verstehen wir unter »Qualitätszeit«.

In der Praxis ist das nichts anderes als die Zeit, in der die Eltern und die Kinder ganz spontan enger zusammenrücken, sich freundlich begegnen und Verständnis füreinander aufbringen. So läßt sich z. B. die Zeit beim Autofahren, beim gemeinsamen Essen und bei anderen Routinetätigkeiten dafür nutzen. Fahrten zum Arzt, zum Supermarkt oder Kaufhaus lassen sich mit einem Essen im Restaurant und einem Gespräch bei dem man auch das Zuhören nicht vergessen sollte, verbinden. Kleine Ausflüge in Parks, zu Sportveranstaltungen oder Sehenswürdigkeiten können eingeplant werden.

An dem Konzept der »Qualitätszeit« ist an sich nichts auszusetzen. Ich befürchte nur, daß einige wenige gewissenhafte, hart arbeitende Eltern das als Pflichtübung verstehen. Sie werden jedesmal, wenn sie zu Hause sind oder täglich, ein paar Stunden mit den Kindern sprechen, spielen, ihnen Bücher vorlesen – auch wenn sie schon gar keine Geduld mehr haben und Freude daran mehr empfinden. Eltern, die ihre eigenen Bedürfnisse und Wünsche vernachlässigen, nur um den Kindern »Qualitätszeit« zu bieten, werden dieses Opfer unter Umständen bereuen. Dann wird sich auch das Klima der Freundlichkeit und des Verständnisses verflüchtigen. Ein Kind, das spürt, daß es seine Eltern zwingen kann, ihm mehr Zeit zu widmen, als diese eigentlich möchten, wird leicht problematisch und fordernd. Auf der anderen Seite werden aber Eltern, die ihrem Kind nie die entsprechende Aufmerksamkeit widmen, ihrer Verantwortung dem Kind gegenüber nicht gerecht.

40. Leicht werden Kinder berufstätiger Eltern verwöhnt. Denn jene haben das Gefühl, die wenigen Stunden mit ihrem Kind durch Geschenke zu verschönen, dem Kind alle Wünsche von den Augen abzulesen und alles durchgehen zu lassen. Wenn ein Kind merkt, daß die Eltern immer nachgeben, wird es nur um so begehrlicher. Natürliche Zuneigung ist wichtig, aber die Eltern sollten auf ihre Müdigkeit und ihre eigenen Wünsche auch etwas Rücksicht nehmen; sie *dürfen* Höflichkeit und Rücksicht erwarten, sollten es mit den täglichen kleinen Geschenken und mit dem Geldausgeben für das Kind nicht übertreiben, in einem Satz: sie sollten ganz normale Eltern sein. Das Kind verhält sich dann nicht nur besser, sondern hat auch mehr Freude am Umgang mit seinen Eltern.

41. Ab wann wieder arbeiten? Obwohl die Eltern ihre Berufstätigkeit jederzeit nach der Geburt des Kindes wieder aufnehmen können, gilt doch: Je später, desto besser. Drei bis sechs Monate sind schon ein angemessener Zeitraum für Eltern, die den Arbeitsbeginn nicht weiter hinauszögern können. Dadurch erhält das Kind die Möglichkeit, sich an relativ regelmäßige Fütter- und Schlafzeiten sowie an den Rhythmus in der Familie zu gewöhnen. Das gibt auch der Mutter die Zeit, sich auf ihre eigenen physischen und psychischen Veränderungen sowie das Stillen einzustellen (oder auch vom Stillen auf die Flasche umzustellen, falls sie das vor der Wiederaufnahme der Arbeit tun möchte.)

Was haben Sie für ein Ziel bei der Erziehung Ihres Kindes?

Kindererziehung ist für viele Eltern im 20. Jahrhundert verwirrender als je zuvor, da viele traditionelle Überzeugungen zur Moral, zu Interessen und zur Charakterbildung verlorengegangen sind. Auch unsere Überzeugungen zum Sinn der menschlichen Existenz sind weitgehend abhanden gekommen. Wir behelfen uns stattdessen mit psychologischen Konzepten, die kleine Probleme lösen können, aber keine Antworten auf die großen Fragen geben.

42. Andere Zeiten, andere Sitten. In früheren Zeiten nahm man an, daß neben dem Broterwerb der Dienst an Gott und die Beachtung religiöser Gebote und Vorschriften die Hauptaufgabe des Menschen in der Welt sei. So kam es, daß die bedeutendsten Bauwerke des Mittelalters Kirchen waren. Die Idee der Selbstverwirklichung war Kindern fremd. Stattdessen wurden sie ermahnt, die schlechte Natur zu überwinden, um als Erwachsene in Gottes Augen wohlgefällig zu sein.

Anderenorts brachte man die Menschheit dazu, den Dienst am Vaterland als die höchste Aufgabe anzusehen. Dies traf teilweise auf Napoleons Frankreich, das britische Empire und trifft heute auf einen demokratischen Staat wie Israel zu.

In diesen Ländern stimmen Eltern, Lehrer und Staatsführung bezüglich der Erziehungsziele überein: Fähigkeit zu Zusammenarbeit, Fleiß und Dienst am Staat. Eltern brauchen sich nicht zu fragen, ob sie nach den richtigen Grundsätzen erziehen.

In wieder anderen Ländern nimmt man an, daß Kinder den Zielen der Großfamilie oder des Clans zu dienen hätten. In Kindheit und Jugend bereiten sie sich vor, die für die Familie wertvollen Aufgaben zu übernehmen. Als Kinder wie als Erwachsene müssen sie die älteren Familienmitglieder ehren und auf ihren Rat hören. In vielen Ländern mußten sie Ehepartner akzeptieren, die von den Eltern unter dem Gesichtspunkt der Familieninteressen ausgesucht worden waren.

43. Das Kind im Mittelpunkt. Wenige Kinder werden bei uns dazu erzogen, daß ihr Lebenszweck im Dienst an der Familie, am Vaterland oder an Gott bestehe. Vielmehr wird ihnen beigebracht, daß sie Ziele und Beschäftigung im Leben nach ihren Wünschen gestalten können. Oft werden diese Ziele auf das Materielle beschränkt.

Das Kind wird mindestens so wichtig, gelegentlich für wichtiger als die Eltern angesehen. Während in vielen Ländern Kinder ihre Eltern als überlegene und hervorragende Menschen anzusehen haben, sagen die Eltern bei uns viel eher zu ihrem Kind: »Wenn du nicht mehr wirst als ich bin, hast du nicht viel erreicht.« Der Respekt ist damit umgekehrt. Daher spricht man auch davon, daß das Kind im Mittelpunkt stehe.

In anderen Ländern gewinnen junge Eltern ihre Information über Ziele und Wege der Erziehung aus überlieferten Werten und oft von den Großltern, die in der Nähe sind und Rat und Hilfe geben. Diese Möglichkeit fehlt heute häufig. Unsere Vorfahren wechselten ihren Wohnsitz, weil sie aus äußeren Ursachen dazu gezwungen wurden oder mutig neue Gebiete erschlossen. Ihre Nachkommen ziehen ruhelos von Ort zu Ort auf der Suche nach neuen Möglichkeiten, und ihre Kinder wachsen Hunderte von Kilometern von den nächsten Verwandten auf. Rat und Hilfe kommen von gelernten Pädagogen, Büchern und psychologischen Theorien. Aber psychologische Konzepte helfen nur, wenn sie sich auf ein Gefühl für Gut und Böse stützen können.

Ich glaube nicht, daß unsere Eltern wollen, daß die Ziele ihres Kindes den Wünschen der Familie oder den Absichten des Landes untergeordnet werden. Dennoch glaube ich, daß unsere Kinder glücklicher und emotional stabiler aufwüchsen, wenn sie *eine* Überzeugung während ihrer Kindheit vermittelt bekämen: daß es am wichtigsten und erfüllendsten für einen Menschen ist, der Menschheit in irgendeiner Weise zu dienen und gleichzeitig nach seinen Idealen zu leben. (Das schließt Broterwerb und Karriere nicht aus.) Daher kommt es auch, daß es Menschen im Krieg, wo ein gemeinsames Ziel vor Augen stand, in gewisser Hinsicht besser ging: sie benahmen sich besser, spürten einen Sinn im Leben, und Neurosen und Geisteskrankheiten gingen zurück. Die Statistik zeigt auch, daß in Zeiten finanzieller Probleme, wenn Menschen größere Aufgaben zuwachsen, Kriminalität und Selbstmord zurückgehen. Eltern haben es leichter, die täglichen Aufgaben und Fragen über Höflichkeit, Hausarbeiten, Streiten, Verabredungen und Hausaufgaben zu beantworten, wenn sie nach eigenen Prinzipien leben. Dann können sie die Antworten zu den einzelnen Fragen aus den Lebensgrundsätzen ableiten.

44. Unsere »Desillusionierung«. Eltern mit einer starken religiösen Bindung sind natürlich in einer glücklichen Lage: Ihr Glaube stützt sie bei ihrem ganzen Tun und in ihren Entscheidungen, und meist wird es ihnen auch gelingen, wenigstens einem Teil ihrer Kinder ihre Überzeugung weiterzugeben. (Ich möchte hier keine Reklame für die Religion machen. Ich selber gehöre keiner Kirche an, lasse mich aber von meinem starken Glauben leiten.) Die anderen, die diesen religiösen Rückhalt nicht haben, sind in unserer Zeit doppelt schwer dran, ihr Vertrauen zu den Menschen ist in gleicher Weise erschüttert, da wir nun einmal in einem Zeitalter ohne Illusionen leben. Sehen wir uns die Tendenzen in der Literatur, in Theaterstücken oder Filmen an: Im Vordergrund stehen grausame, »animalische« Züge. Das gesellschaftliche Leben hat sich gewandelt, es ist gröber geworden, und auch die Frauen sind davon betroffen. Die »schönen« Künste zeigen uns nur selten noch entsprechende Darstellungen. Viele Jugendliche laufen abstoßend und unordentlich herum, man könnte manchmal annehmen, daß sie sich schämten, zur menschlichen Gesellschaft zu gehören.

Diese allgemeine Ernüchterung in unserem Zeitalter beruht sicherlich zu einem Teil auf den schnellen Fortschritten, welche die Wissenschaft auf den Gebieten der Biologie, der Psychologie und der Soziologie gemacht hat und welche die nahe Verwandtschaft des Menschen mit anderen Tieren, die Grausamkeit seiner Grundinstinkte, das Mechanische seiner Verhaltensweisen zu unterstreichen schienen. Noch stärker ist vielleicht das Schwinden der kirchlichen Autorität daran schuld, die mit der zunehmenden Vorherrschaft der Wissenschaft zusammenhängt. Hierdurch wurde die früher vorherrschende Überzeugung, der Mensch sei ein ganz besonderes und edles Wesen, sozusagen das Ebenbild Gottes, in starkem Maße abgeschwächt. Die Erkenntnis, daß die biblische Darstellung der Schöpfung nicht wörtlich zu nehmen ist, hat sehr viele Menschen zu der Frage veranlaßt, ob wohl Religionslehrer überhaupt eine solide Grundlage besitzen, um die Lebensweise und die Ziele der Menschen bestimmen zu können.

Ich möchte annehmen, daß die Desillusionierung durch mangelndes Verständnis des Menschen für seine eigene Natur entstanden ist. Zwar ist er anderen Lebewesen entwicklungsmäßig verwandt, gleichzeitig besteht aber auch ein riesiger Unterschied. Das Trachten des Menschen ist idealistisch, seine Beziehungen sind in erster Linie geistiger Natur. Seine Fähigkeit, in abstrakten Begriffen zu denken, ließ ihn vieles über den Sinn des Universums erkennen. Er leistete Phantastisches auf technischem Gebiet, er schuf Schönes in allen Kunstarten. All das wurde möglich durch ein Streben, das in ihm in frühester Kindheit durch die Bewunderung für seine Eltern begonnen hat. Ob ein Mensch nun religiös ist oder nicht, wenn er in der Lage ist, die geistige Entwicklung eines Kindes zu begreifen, kann er doch immer auf das Gute im Menschen und auf die Macht der Liebe vertrauen.

45. Über die Entwicklung des menschlichen Strebens. Ein 3- bis 6jähriges Kind vergöttert seine Eltern, und es überschätzt dabei immer deren tatsächliche Klugheit, Macht und Anziehungskraft. Der Junge möchte wie sein Vater sein und versucht, ihn nachzuahmen. Gleichzeitig entwickelt er aber eine starke, romantisch gefärbte Zuneigung zu seiner Mutter und sieht in ihr sein weibliches Ideal, das ihn noch später, wenn er selbst heiraten will, bei der Wahl seiner Frau beeinflussen wird. Beim Mädchen ist es genau entgegengesetzt: es will die Mutter sein, die gleichen Arbeiten tun und eigene Kinder haben, und andererseits entwickelt es eine romantische Bindung an den Vater.

In diesem Alter sind Kinder sehr abhängig von der Liebe ihrer Eltern, und diese Liebe inspiriert sie dazu, ihrerseits den Eltern und anderen Menschen in ihrer Umgebung eine überschwengliche Zuneigung entgegenzubringen. Und daraus erwächst dann später die Hingabe an ihre Kinder und ihre gesamte Nächstenliebe. In diesem Alter von drei bis sechs Jahren spielen sich noch weitere, sehr wesentliche emotionale Entwicklungen ab. Mädchen und Jungen brennen förmlich darauf, selbst verheiratet zu sein und Kinder zu haben. Und manchmal kann man kleinen Jungen nur schwer verständlich machen, daß in ihnen nun einmal keine Babys entstehen werden. Es gibt Theorien, nach denen diese vergebliche Rivalität eine wesentliche Quelle für die sozusagen »kompensatorische« schöpferische

Kraft des Mannes in anderer Hinsicht ist, sei es nun auf künstlerischem oder auf technischem Gebiet.

Im Ablauf der Natur müssen die engen Bindungen zwischen Eltern und Kind langsam abgebaut werden, wenn sie ihren Hauptzweck erfüllt haben: das Heranführen der Kinder an Ideale und das Fördern ihrer Reifung zum Erwachsenen. Erst dann, im Alter zwischen 6 und 12 Jahren, können sich Kinder aus der Abhängigkeit von den Eltern etwas lösen und an den Lebensgrundlagen der Außenwelt orientieren. Diese Ablösung wird durch eine Veränderung der gefühlsmäßigen Einstellung gegenüber den Eltern erreicht.

Die romantische Fixierung an den gegengeschlechtlichen Elternteil läßt in ihm zunehmend ein unbehagliches Rivalitätsgefühl gegenüber dem Elternteil seines eigenen Geschlechts entstehen, und gelegentlich wird es - etwa mit 6 bis 7 Jahren - seine besitzergreifende Haltung gegenüber dem ersteren schuldbewußt zu unterdrücken versuchen und damit gleichzeitig die Verzauberung durch Heirat, Babys und geschlechtliche Unterschiede. Das Kind ist jedoch fähig, seine Gefühle umzuwandeln und sich mit abstrakteren, unpersönlicheren Dingen zu befassen, wie z. B. Lesen oder Naurbeobachtungen. Vielleicht lehnt es sich nun auch unbewußt gegen das Vorbild der Eltern auf. Es kann sein, daß es nun Gott, staatliche oder geschichtliche Vorbilder, Gestalten aus der Dichtung oder Helden aus Comics zu seinen Leitbildern erwählt. Es ist sehr reizvoll, aus diesem Verhalten, das bald nach dem 5. Lebensjahr beginnt, den Unterschied zwischen dem Menschen und anderen Lebewesen zu erkennen: Hemmung und Verfeinerung des Sexuellen, Interesse am Symbolischen, an Begriffen, Ordnungen und Regeln, die Fähigkeit, sich durch Heldengestalten, Gott oder geistige Ideen beeinflussen zu lassen. Die Erweckung dieser ganz ausgesprochen menschlichen Eigenschaften erfolgt durch die sehr spezifische Liebe zu jedem Elternteil und durch die Notwendigkeit, die romantische Bindung an den einen Teil aufzugeben, um nicht zum Rivalen des anderen zu werden.

Die Pubertät beendet diese unpersönliche Einstellung. Das sexuelle und romantische Verlangen des Kindes verlangt jetzt nach einer Ausdrucksmöglichkeit und durchbricht die alten Hemmungen. Ein Teil von ihnen bleibt jedoch bestehen und wird in idealistische Bestrebungen umgeformt, bis zu dem Grad, wie sie auch bei den Eltern vorhanden sind. Die romantische Verehrung des Jungen für seine Mutter, die er jahrelang unterdrückt und verborgen hat, wendet er nun einem Mädchen zu, in dem er sein Ideal sieht, das er beschützen möchte und dem er gefallen will.

Die Idealisierung der Frau durch den Mann hängt auch eng mit seinem schöpferischen Willen zusammen und ist Hauptantrieb für viele seiner Leistungen. Ein klassisches Beispiel ist Dantes »Göttliche Komödie«; er wurde dazu durch Beatrice inspiriert, der er sein Werk auch widmete, obwohl der Dichter sie weder kannte noch je gesehen hatte.

Alle diese Ausführungen können wir folgendermaßen zusammenfassen: Aus den Illusionen seiner frühen Kindheit - der liebenden, vertrauensvollen, aufrichtigen und unrealistischen Überidealisierung seiner beiden Eltern - kann sich der Mensch eine beglückende Wirklichkeit schaffen. Es gibt Menschen, welche diese Fähigkeiten in hohem Maße besitzen, bei anderen ist sie mäßig vorhanden und bei wieder anderen kaum. Jedes Kind hat idealistische, schöpferische oder geistige Anlagen, doch hängt es teilweise von den Eltern ab, ob es diese Gaben verwerten wird. Mit 3 oder 4 Jahren wird es seine Eltern immer überidealisieren. Haben diese nun selbst ein Ziel, achten sie sich gegenseitig und auch ihr Kind, wird es sie weiterhin als Vorbild ansehen, selbst dann, wenn es sich in einer späteren Phase der Kindheit von ihnen abzuwenden scheint.

Mir gefällt, wie Fred Rogers (von »Mr. Rogers' Neighborhood«) Kreativität beschreibt. Er meint, es gäbe in jedem Leben eine Kluft zwischen der Welt, wie sie wirklich ist, und der Welt, wie wir sie uns wünschen. Kreativität äußert sich in dem, was jeder von uns dafür tut, diese Kluft zu überbrücken.

46. Wir brauchen Kinder mit Idealen. Einem Kind mit idealistischer Veranlagung wird es niemals an Gelegenheit mangeln, diese auch anzuwenden. Überall gibt es große, schreckliche Probleme. Mit Initiative und materiellem Aufwand werden zwar wahre Wunderleistungen der Technik vollbracht, doch um die menschlichen Beziehungen und um die Sicherheit der Welt ist es noch immer traurig bestellt. Die Zahl der Ehescheidungen, der Selbstmorde und Verbrechen ist so hoch wie nie zuvor.

Es gibt bei uns Armut und Verkommenheit, die beseitigt werden könnten, wenn wir unserer Verantwortung gerecht würden. Millionen werden ausgegeben, um uns den Kauf von überschnellen Autos und lebensverkürzenden Zigaretten nahezulegen.

Wir können heute pro Hektar mehr Lebensmittel produzieren als jemals zuvor, aber wir vernichten Lebensmittel, während andere hungern.

Wir verfügen über die gefährlichsten Waffen, die der Mensch je besessen hat. Trotzdem besteht immer noch die Gefahr, daß wir uns eines Tages selbst vernichten, besonders durch einen irrtümlichen Raketenabschuß. Unsere Macht gestattet es, daß wir uns arrogant in die Angelegenheiten anderer Länder einmischen und wir uns den Unmut der Welt zuziehen.

Unsere Hoffnung ist heute, unsere Kinder erst einmal in dem Glauben aufzuziehen, daß sie auf der Welt nicht zu ihrer Selbstverwirklichung, sondern in erster Linie zum Dienst am anderen sind. Kinder sind stolz, wenn sie sich nützlich machen können und werden über sich hinauswachsen. Das kann im frühen Alter beginnen. Ein 9 Monate altes Kind sollte wissen, daß es die Mutter nicht an den Haaren ziehen oder in die Wange beißen soll, sondern daß die Mutter auch Respekt verlangt. Im Alter zwischen 1 und 2 Jahren sollten Kinder lernen, ihr Eigentum nicht mutwillig zu zerstören oder damit ein Chaos anzurichten. Im Alter von zwei Jahren können sie lernen, ihre Spielsachen selbst aufzuräumen. Mit drei Jahren darf man ihnen kleine Aufgaben übertragen, etwa das Tischdecken oder das Leeren des Papierkorbs - auch wenn das den Eltern nicht sehr viel Arbeit abnimmt. Im Alter von 7 oder 8 Jahren sollte ein Kind jeden Tag mindestens eine nützliche Arbeit verrichten. Als Jugendliche können sie dann freiwillig in Krankenhäusern oder anderen Einrichtungen helfen oder auch jüngere Kinder unterstützen.

Unterhaltungen in der Familie sollten den Kindern vermitteln, daß sich ihre Eltern mit Problemen in der Gemeinde, dem Land und der Welt beschäftigen. Sie sollten sehen können, daß ihre Eltern an der Lösung der Probleme durch Teilnahme an der Arbeit lokaler Gruppen und Vereine mitwirken.

In der Schule sollten Kinder sowohl Errungenschaften als auch die Mängel und Fehlentwicklungen ihres Landes kennenlernen. Eine Schule sollte Schüler aus allen sozialen Schichten unterrichten; nur so können Kinder lernen, mit allen Menschen auszukommen. An der Universität sollten Studenten lernen, welche ungelösten Probleme in menschlicher wie in technischer Hinsicht es auf ihrem Gebiet gibt. Jugendliche sollten auch schon in der Schule freiwillig oder als Teilzeitarbeit in den Ferien mit Menschen und Situationen in Kontakt kommen, wo sie helfen können, ohne auf die herabzuschauen, die anders als sie selbst sind.

47. Kann man Superkinder züchten? Wenn Kinder vernachlässigt oder unbeachtet bleiben (»Wie oft habe ich dir schon gesagt, daß du mich mit deinen Fragen in Ruhe lassen sollst.«), dann können sich Geist und Seele nicht voll entwickeln.

Am anderen Ende des Spektrums fand man, daß bei entsprechenden Anstrengungen ein zwei Jahre altes Kind lesen lernen kann und daß schon ein Jahr alte Kinder Memory spielen können. Einige Eltern hoffen nun, daß mit dem richtigen Spielzeug von Anfang an, mit der richtigen geistigen Anregung zu Hause und in der Schule, ein Kind sich zu einer hervorragenden Persönlichkeit entwickeln kann, die beruflich Spitzenpositionen einnehmen könnte.

Ich finde, daß diese besondere Form elterlichen Ehrgeizes nach hinten losgeht, auch wenn er in einem Land, in dem Intelligenz so hoch geschätzt wird und Computerfachleute den Schlüssel zur Zukunft in Händen zu halten scheinen, verständlich wird.

Geistige Fähigkeiten sind nur ein Teil der Persönlichkeit und reichen wahrscheinlich nicht aus, um den Lebenserfolg zu sichern, wenn nicht menschliche Wärme und gesunder Menschenverstand dazukommen. Wenn sich Eltern auf den Intellekt allein konzentrieren, dann wird das Kind einseitig für keinen Beruf geeignet, und unfähig, Freude zu empfinden.

Wodurch wird eine normale, gut abgerundete emotionale, soziale und intellektuelle Entwicklung angeregt? Säuglinge und Kinder streben von Natur aus schon zu Menschen und Dingen hin. Die begeisterten Eltern schauen zu und freuen sich über das Kind. Auf das erste Lächeln des Kindes lächeln sie zurück, nicken mit dem Kopf und sagen ihm, wie sehr sie es lieben. Durch ständige Wiederholung dieser Szene, zu jeder wachen Stunde eines Kinderlebens, verbunden mit dicken Küssen, Trost im Leid und Fütterung bei Hunger werden die Gefühle von Liebe und Zutrauen weiter verstärkt. Sie sind das Fundament, auf dem das Kind seine künftigen Beziehungen mit allen anderen Menschen in seinem Leben aufbaut. Selbst sein Interesse an Gegenständen und seine spätere Fähigkeit, mit Ideen und Konzepten in Schule und Beruf umzugehen, brauchen dieses Fundament von Liebe und Vertrauen.

Im Alter von ein und zwei Jahren reifen Kinder, indem sie die Tätigkeiten der Eltern nachmachen, und die Eltern unterstützen dies, indem sie ihre Freude an jeder kleinen Verrichtung zum Ausdruck bringen. So dehnt sich der Wortschatz im Alter von zwei Jahren aus. Im Alter von drei Jahren werden Kinder immer neugieriger, möchten alles sehen oder hören und fragen ihre Eltern, damit sie ihnen alles erklären. Im Alter zwischen drei und sechs Jahren reifen Kinder emotional und intelligenzmäßig, wenn sie sich nach ihren geliebten Eltern ausrichten.

Diese ganz natürliche Beziehung zwischen den Kindern, die die Welt erkunden, und den Eltern, die darauf reagieren, hat im Laufe von Jahrtausenden ausgereicht, intelligente, fähige, kontaktfreudige und liebevolle junge Menschen heranzuziehen. Man braucht kein besonderes Training oder besondere Ausrüstung, zumindest nicht solange, bis das Kind in die Schule kommt.

Wenn Sie versuchen, aus Ihrem Sohn oder Ihrer Tochter ein Superkind zu machen, dann kann dies nach hinten losgehen; das Kind wehrt sich gegen diese Initiativen. Andererseits können Sie Erfolg haben und das Kind zum einseitigen Roboter erziehen.

Die gleichen Risiken treten meiner Meinung nach auf, wenn man bei einem kleinen Mädchen die Schönheit überbetont, bzw. wenn man aus einem Jungen einen sportlichen Wettkämpfer machen will. Kinder sollten aufwachsen und spüren, daß sie wegen ihrer ganzen Person und Persönlichkeit geschätzt und geliebt werden; sie sollen wissen, daß diese Liebe nicht von ihrem Gehirn, ihrem Aussehen, ihrer Muskulatur oder ihren musischen Fähigkeiten abhängt. Jedes Talent in einem Kind soll geschätzt werden, aber es darf nie in den Vordergrund treten.

Die emotionalen Bedürfnisse von Kindern

48. In den ersten zwei bis drei Lebensjahren wird die Persönlichkeit des Kindes durch die Haltung der Eltern und anderer »Miterzieher« am stärksten geprägt.

Kleinkinder in früherer Zeit, die in schlecht geführten Waisenhäusern aufwuchsen oder in Kinderkrippen vernachlässigt wurden, bauten körperlich, geistig und gefühlsmäßig ab.

Kinder, die von liebenden, enthusiastischen Eltern erzogen werden, entwickeln sich am besten. Die liebevolle Zuneigung, Stolz und Freude der Eltern an den kleinen Entwicklungsfortschritten, sinnvolle Spielzeuge, Antworten auf Fragen und viel Gelegenheit zum Spielen, sind die beste Voraussetzung. Solche Eltern lesen den Kindern vor und zeigen ihnen Bilder. Diese Haltungen und Tätigkeiten fördern Gefühlsentwicklung und Intelligenz.

Von den Erziehern in den ersten beiden Lebensjahren hängt es ab, ob das Kind zum Optimisten oder Pessimisten wird, ob es lieben kann oder ein kalter Mensch ist, ob es Vertrauen hat oder anderen Mißtrauen entgegenbringt. Es kommt also auf die Persönlichkeit der Erzieher an.

Wenn ein Erzieher den Kindern gegenübertritt, als wären sie von Grund auf schlecht und man könne ihnen nicht trauen, dann werden diese Kinder voller Selbstzweifel und Schuldgefühle sein. Ein lebensfeindlicher Mensch wird seine Einstellung auf das Kind übertragen, das ebenso negative Auffassungen vertritt. Andere Menschen dominieren mit Erfolg ihre Kinder.

Im ersten Lebensjahr ist das Kind auf die Aufmerksamkeit, Einsicht und Hilfsbereitschaft der Erwachsenen angewiesen, um seine Bedürfnisse zu stillen. Sind die Erwachsenen abweisend oder reagieren sie nicht auf die Wünsche des Kindes (umgekehrt sollten sie aber auch keine Sklaven werden), so kann das Kind Apathie oder Depressionen entwickeln.

49. Für kleine Kinder ist es wichtig, daß die Erzieher nicht ständig wechseln. Ab dem Alter von wenigen Monaten empfangen die Kinder Liebe und Sicherheit von den ein oder zwei Menschen, die sie pflegen und erziehen. Wenn der Elternteil nicht mehr da ist, der den Hauptteil der Pflege übernommen hat, verfallen selbst 6 Monate alte Kinder in Depressionen, lächeln nicht mehr, haben keinen Appetit, und ihr Interesse für die Umwelt geht zurück. Eine weniger ausgeprägte Depression stellt sich ein, wenn ein den Eltern helfender Pfleger oder Babysitter nicht mehr da ist. Kleine Kinder, die von Waisenhaus zu Waisenhaus verschoben wurden, verlieren ihre Fähigkeit für

Liebe und Vertrauen weitgehend, als sei es zu schmerzhaft, immer wieder enttäuscht zu werden.

Daher sollte der Elternteil (oder Pfleger), der sich zunächst in erster Linie um das Kind gekümmert hat, dies auch in den ersten 2 bis 3 Lebensjahren fortsetzen, oder zumindest solange, bis eine Ersatzperson schon langsam in die Aufgabe hineingewachsen ist und sie dann übernehmen kann. Von der Ersatzperson muß gewährleistet sein, daß sie diese Aufgabe nicht bald wieder abgibt. In der Gruppenpflege kleiner Kinder sollte jedes Kind einer bestimmten Pflegerin bzw. einem bestimmten Pfleger ähnlich wie einem Elternteil zugeordnet sein.

50. Was ein Kind im Alter von drei Jahren an Gefühlen braucht. Kinder wissen, daß ihnen Erfahrung fehlt und sie von ihren Eltern abhängig sind; sie erwarten Führung, Liebe und Geborgenheit.

Unbewußt beobachten sie ständig ihre Eltern und orientieren sich an ihnen. So entwickelt sich ihre eigene Persönlichkeit, Charakterstärke, Selbstsicherheit sowie die Fähigkeit mit Schwierigkeiten fertig zu werden. Durch die Identifikation mit ihren Eltern lernen Kinder, wie man sich als Erwachsener, im Arbeitsleben, als Ehepartner und als Eltern verhält (siehe Abschnitt 602).

Die Liebe der Eltern ist das kostbarste Geschenk. Ein liebevoller Gesichtsausdruck, spontane körperliche Zuneigung, Trost bei Schmerzen oder Schrecknissen, Sicherheit, die Erziehung zum verantwortungsbewußten Menschen und das Setzen hoher Ideale gehören dazu.

Auf die Liebe der Eltern antwortet das Kind mit seiner Liebe zu ihnen. Aus ihr entstehen positive Beziehungen im Leben - mit Freunden, Lehrern, Ehepartnern, Kindern und Enkeln, Nachbarn und Kollegen.

Kinder gewinnen ihre Selbstsicherheit, indem sie von ihren Eltern als menschliche Wesen respektiert werden. Nur so können sie lernen, im Leben mit sich und anderen Menschen auszukommen.

Werden Kinder von den Eltern respektiert, können sie auch die Eltern respektieren.

51. Im Alter von drei Jahren beobachten Jungs und Mädchen das Rollenverhalten der Eltern. Ein Junge im Alter von 3 Jahren fühlt, daß er einmal ein Mann sein wird, er beobachtet seinen Vater, dessen Gewohnheiten, Sprache, Vergnügungen, Einstellung zur Arbeit, Beziehung zu Frau und Kindern und sein Auskommen mit anderen Männern.

Ein Mädchen scheint, oberflächlich gesehen, den Vater weniger zu brauchen. Aber die Hälfte seiner Beziehungen im Leben werden Männer sein, und die ersten Eindrücke von einem Mann vermittelt der Vater. Der Mann, in den sich ein Mädchen einmal verliebt und den sie heiratet, kann in bestimmter Weise der Persönlichkeit und den Einstellungen ihres Vaters ähnlich sein; er kann dominierend oder zartfühlend sein, treu oder untreu, tierisch ernst oder humorvoll.

Eine Tochter, die ihre Mutter bewundert, versucht deren Persönlichkeit nachzumachen. Das Verhalten der Mutter als Frau, Ehefrau, Mutter und am Arbeitsplatz werden starke Eindrücke hinterlassen. Die Beziehung zum Ehemann wird auch die Beziehung der Tochter zu ihrem zukünftigen Ehemann beeinflussen.

Eine Mutter ist die erste große Liebe ihres Sohnes. Sein romantisches Ideal wird von ihr mehr oder weniger geprägt. Die Wahl der Ehefrau und seine Beziehung zu ihr werden durch dieses Ideal beeinflußt.

52. Zwei Eltern sind besser als ein Elternteil. Als Kinderarzt und Psychiater finde ich, daß Kinder am besten mit zwei Eltern aufwachsen, wenn diese sich lieben und respektieren. So lernen Kinder beide Geschlechter als Ideal und als Wirklichkeit kennen und haben ein Modell der stabilen Ehe vor sich. Auch können sich die Eltern emotional gegenseitig stützen. Sorgen und fixe Ideen über die Kindererziehung lassen sich im Dialog der Eltern ausgleichen.

Das heißt nicht, daß ein Kind mit nur einem Elternteil nicht normal aufwachsen könnte. Wenn z. B. der Vater fehlt, so baut sich das Kind in seiner Vorstellung aus den Erzählungen der Mutter und den netten Männern, die es kennt, ein Vaterbild auf. An diesem Bild kann das Kind seine Entwicklung ausrichten. Ähnlich baut sich ein mutterloses Kind in der Phantasie eine Mutter auf und verwendet dabei Erinnerungen, Familienerzählungen, und Beziehungen mit anderen Frauen. Es wäre ein großer Fehler, wenn ein Elternteil sich in eine Ehe stürzen würde, nur um dem Kind eine »vollständige« Familie bieten zu können.

53. Sollen Geschlechterrollen betont werden?

Nicht Spielzeugautos oder eine Cowboy-Ausrüstung verhelfen einem Jungen zu einer starken Geschlechtsidentität, sondern es sind die positiven Beziehungen zum Vater, die in erster Linie in dem Jungen den Wunsch wecken, einmal so zu werden wie dieser.

Wenn der Vater den Wunsch des Jungen nach einer Puppe abschlägt oder ihm seine Sorge über dessen »mädchenhaften« Geschmack fühlen läßt, wird die Männlichkeit eines Jungen nicht gefördert. Eher spürt er, daß es mit seiner und seines Vaters Männlichkeit nicht zum besten steht.

Ich finde, daß es ganz normal ist, wenn kleine Jungen mit Puppen und kleine Mädchen mit Spielzeugautos spielen möchten. Sollen sie doch! Das Spiel mit der Puppe hat eher etwas mit der zukünftigen Elternrolle als mit einem verweichlichten Gemüt zu tun. Jungen und Mädchen dürfen auch gerne gleichartige Kleidung tragen; und wenn Mädchen lieber Röcke anziehen, dann sollen sie das auch dürfen.

Die Arbeiten im Haus sollten aber von Jungen und Mädchen ohne Unterschied verrichtet werden; Jungen können genausogut Betten machen, Zimmer aufräumen und Geschirr spülen wie Mädchen. Umgekehrt können sich Mädchen auch im Hof und beim Autowaschen nützlich machen. Deswegen braucht die Arbeit nicht minutiös verteilt zu sein, aber eine offensichtliche Diskriminierung oder einseitige Zuteilung darf es nicht geben. Auch hier prägt das Beispiel der Eltern.

Wir sollten uns daran erinnern, daß Jungen sich nicht nur mit dem Vater, sondern zu einem geringeren Teil auch mit der Mutter identifizieren. So lernen Heranwachsende das andere Geschlecht kennen und erwerben eine reichere und beweglichere Persönlichkeit. Nur wenige Männer identifizieren sich in erster Linie mit dem anderen Geschlecht. Das gleiche gilt für Mädchen. Es geht hier also nicht um absolute Maßstäbe.

Eine hundertprozentige Identifizierung mit dem eigenen Geschlecht gibt es nicht. Kinder sollen mit der Mischung aus Gefühlen, Haltungen und Interessen aufwachsen, solange sie ihre Geschlechterrolle als solche akzeptieren; das ist besser, als wenn die Kritik der Eltern in ihnen Schuld- und Angstgefühle erzeugt.

54. Sorgen um Homosexualität. Wenn Eltern glauben, daß ihr kleiner Sohn zu mädchenhaft ist oder ihre kleine Tochter zu männlich, dann kann es sein, daß sie besorgt fragen, ob ihr Kind etwa homosexuell bzw. lesbisch ist. In der Tat ist es aber so, daß die meisten dieser Kinder heterosexuell aufwachsen werden.

Wenn ein Junge nur Kleidchen anziehen will, nur mit Puppen spielen möchte und nur Mädchen als Spielkameraden hat, dann würde ich eine Fehlhaltung bei der Geschlechtsidentität als Folge von Mißverständnissen und Ängsten vermuten. Die Beratung eines Kinderpsychologen oder -psychiaters wäre angebracht. Wenn ein Mädchen viel mit Jungen spielt und gelegentlich wünscht, es wäre ein Junge, aber auch Mädchen als Spielkameraden hat, würde ich mir keine Sorgen machen. Spielt es aber nur mit Jungen und ist es über seine Rolle als Mädchen *immer* unglücklich, dann würde ich eine Beratung für angebracht halten.

55. Was ist Homosexualität? In unserer Gesellschaft sind etwa 10 Prozent aller männlichen Erwachsenen homosexuell und 5 Prozent aller erwachsenen Frauen lesbisch.

Die Psychiater und die Psychologen streiten sich darüber, ob man mit einer homosexuellen bzw. lesbischen Veranlagung geboren wird oder ob bestimmte Ängste, Mißverständnisse und fehlerhafte Identifikationen in der frühen Kindheit zu diesen Tendenzen führen. In einigen Fällen kann die Psychotherapie helfen, solche frühzeitigen Ängste und Fehlidentifikationen zu überwinden und sich wieder heterosexuell zu orientieren.

Wissenschaftliche Studien haben gezeigt, daß homosexuelle und lesbische Paare durchaus Kinder beiderlei Geschlechts aufziehen können, die sich auch zu ausgewogenen heterosexuellen Erwachsenen entwickeln. Diese Studien wiesen auch nach, daß unter Homosexuellen bzw. Lesben die Häufigkeit von Kindesmißbrauch nicht größer ist als unter Heterosexuellen. Es gibt also keinen Grund, die Beziehung des Kindes zu jemandem mit homosexueller bzw. lesbischer Orientierung mit Argwohn zu beobachten.

Aufgrund der Aufmerksamkeit, die das Thema AIDS seit den 80er Jahren in den Medien genießt, hören die Kinder von Homosexualität sobald sie anfangen fernzusehen. Die meisten Menschen in unserer Gesellschaft haben aber eine unbegründete Angst vor Homosexuellen, und so fällt es auch den meisten Eltern schwer, sich mit ihren Kindern über Homosexualität zu unterhalten. Wenn Ihr Kind Sie fragt oder wenn Sie sich mit Ihrem 6 Jahre alten oder auch älteren Kind allgemein über Sexualität unterhalten, dann finde ich, können Sie immer ganz nebenbei erwähnen, daß es auch Männer und Frauen gibt, die mit Menschen des gleichen Geschlechts zusammenleben und sich lieben.

Eltern als Kameraden

56. Kinder brauchen freundliche und anerkennende Eltern. Jungen und Mädchen möchten um ihre Eltern herumsein, sie möchten sich zusammen mit ihnen freuen und gemeinsam mit ihnen etwas erleben. Leider möchten Eltern, die abends nach der Arbeit nach Hause kommen, sich vor allem nur noch von dem langen Tag erholen. Wenn die Eltern aber verstehen, wie wertvoll ihre Freundlichkeit für die Kinder ist, dann werden sie sich angemessen bemühen, wenigstens die Kinder zu begrüßen, auf ihre Fragen zu antworten oder sich an dem, was die Kinder ihnen mitteilen wollen, interessiert zeigen. Ich sagte *angemessen*, denn ich glaube nicht, daß der gewissenhafte Vater (oder die Mutter) sich dabei überfordern muß. Es ist besser mit dem Kind eine Viertelstunde fröhlich zu spielen und dann zu sagen: »So, jetzt lese ich meine Zeitung.«, als widerwillig stundenlang zu spielen.

Über alleinerziehende Eltern wird in den Abschnitten 924–928 berichtet.

Die Rolle der Eltern bei der Disziplin wird in den Abschnitten 28–30 diskutiert.

Die Beziehungen der Eltern zu Sohn oder Tochter werden in den Abschnitten 604–606 ausführlich beschrieben.

57. Ein Junge braucht einen freundlichen Vater. Manchmal möchte ein Vater seinen Sohn zu einem so perfekten Menschen erziehen, daß die Zeit, die Vater und Sohn miteinander verbringen, alles andere als angenehm ist. Will der Vater aus seinem Sohn einen großen Sportsmann machen, nimmt er ihn vielleicht zu früh mit hinaus zum Fußballspielen. Und wer zum ersten Mal Fußball spielt, der macht auch eine Menge Fehler. Wird er nun vom Vater zusätzlich noch ständig kritisiert, dann entwickelt der Sohn einen Widerwillen, auch wenn die Kritik im freundlichen Ton geäußert wird. Sport macht dann keinen Spaß mehr. Der Sohn bekommt außerdem das Gefühl, daß er in den Augen seines Vaters und später auch in seinen eigenen Augen zu Nichts nütze ist. Ein Junge entwickelt im allgemeinen Interesse am Sport, wenn er Selbstvertrauen zu sich entwickelt und kontaktfreudig ist. Für ihn ist es wichtiger, von seinem Vater Anerkennung zu erhalten als von ihm trainiert zu werden. Fußballspielen ist in Ordnung, wenn die Initiative vom Sohn ausgeht und das Spiel aus Spaß an der Freude gemacht wird.

Ein Junge wird nicht deswegen ein Mann, weil er einen männlichen Körper besitzt. Er fühlt sich und handelt wie ein Mann, wenn er Männer und ältere Jungen, die er mag, nachahmen und sich an ihnen orientieren kann. Er kann sich aber an keinem Menschen orientieren, von dem er nicht geliebt und anerkannt wird. Ist sein Vater immer ungeduldig und gereizt, dann wird sich der Sohn nicht nur in Gegenwart seines Vaters, sondern auch in Gegenwart anderer Männer unbehaglich fühlen.

Ein Vater, der seinen Sohn zum Mann heranwachsen lassen will, sollte nicht auf ihn zustürzen, wenn er weint; er sollte sich nicht über ihn lustig machen, wenn er mit Mädchen spielt, und er sollte ihn nicht zum Sport zwingen. Vielmehr sollte er sich mit ihm zusammen freuen, ihm das Gefühl geben, daß er zu ihm gehört, ein Geheimnis mit ihm teilen und ihn manchmal auf einen Ausflug mitnehmen.

58. Ein Mädchen braucht auch einen freundlichen Vater. Bei der Entwicklung des Mädchens spielt der Vater zwar eine andere aber doch genau so wichtige Rolle. Er ist nicht ihr direktes Vorbild, aber seine männliche Anerkennung läßt sie Vertrauen in sich selbst als Mädchen und als Frau gewinnen. Damit sie sich den Jungen nicht unterlegen fühlt, sollte der Vater sie glauben lassen, daß er sich freuen würde, wenn sie mit Angeln oder Campen ginge, bei Ballspielen mitmachte. Dabei ist es ganz egal, ob sie das möchte oder nicht. Durch sein Interesse an ihren Aktivitäten, Leistungen, Meinungen und Wünschen gewinnt sie Selbstvertrauen. Später, wenn seine Tochter die ersten Freundschaften mit Jungen schließt, ist es wichtig, daß ihr

Vater die Freunde freundlich willkommen heißt, auch wenn er der Meinung ist, daß sie ihm eigentlich nicht recht gefallen.

Indem ein Mädchen die männlichen Eigenschaften am Beispiel ihres Vaters kennenlernt und sie bewundern kann, lernt es für ihr Leben als Erwachsene in einer Welt, die ja zur Hälfte aus Männern besteht. Die Art, in der sie Freundschaften mit Jungen und später mit Männern schließt, in welchen Mann sie sich schließlich verlieben und was für eine Ehe sie führen wird - all das wird seine tiefen Wurzeln im Verhältnis der Tochter zu ihrem Vater während der Kindheit haben.

59. Mütter als Kameraden. Jungen und auch Mädchen brauchen die Kameradschaft ihrer Mütter in vielfältigerer Weise als nur in der Zeit, die sie bei den täglichen Routinearbeiten miteinander verbringen. Ihnen müssen Gelegenheiten für besondere Aktivitäten mit ihrer Mutter gegeben werden - genau so wie es auch auf den Vater zutrifft. Die Mutter könnte mit ihnen ins Museum, ins Kino oder zu Sportveranstaltungen gehen, wandern oder auch eine Fahrradtour machen. Wichtig ist nur, daß die Mutter es nicht als Pflicht auffaßt, sondern daß sie und die Kinder es wirklich genießen.

Wer wird sich der Kinder annehmen?

60. Verschiedene Alternativen. Wer wird den Kindern die Zuneigung, feste Führung und Antworten auf ihre Fragen geben, was zu den wichtigsten Aufgaben der Eltern gehört?

Am besten ist es, wenn die Arbeitszeit von Vater und Mutter so abgestimmt werden kann, daß beide einem Vollzeitberuf nachgehen können, aber trotzdem ständig einer von ihnen zu Hause ist. Bei Schichtarbeitern oder bei Berufen wie Lehrern, Versicherungsagenten, Studenten, Künstlern oder Schriftstellern ist das ziemlich leicht. Eine individuelle Arbeitszeit läßt sich auch bei Krankenschwestern, Ärzten, Sozialarbeitern und anderen qualifizierten Berufen oft einrichten. Ein Kinderpfleger könnte die Stunden dazwischen überbrücken. Selbstverständlich sollten die Eltern zur Schlafenszeit und wenn das Kind wach ist einige Stunden gemeinsam verbringen.

Eine andere Lösung besteht darin, daß einer oder beide Elternteile 2 bis 3 Jahre lang ihre tägliche Arbeitszeit reduzieren, bis das Kind einen Kindergarten oder eine Vorschule besuchen kann.

Ein naher Verwandter kann ein hervorragender Kinderpfleger sein; die Bereitschaft, eine solche Verantwortung auf sich zu nehmen, geht heute leider zurück.

Einige berufstätige Eltern beschäftigen eine Haushälterin, eine Zugehfrau oder einen Kinderpfleger, die den Säugling oder das Kleinkind für einen Teil des Tages versorgen. So kann diese Person die Persönlichkeit des Kindes am meisten prägen. Weil das so ist, sollte ein Kinderpfleger so viel Liebe, Interesse, Freude am Umgang mit Kindern und Disziplin mitbringen wie die Eltern selbst.

61. Versorgung des Kindes in einer anderen Familie (Pflegemütter). Billiger als ein Kinderpfleger ist eine andere Lösung, bei der ein Kind tagsüber in eine Pflegefamilie gegeben wird, in der aber nicht mehr als 4 Kinder jünger als 5 bzw. nicht mehr als 3 Kinder jünger als 3 Jahre sein dürfen. Manche Gemeinden haben ein Verzeichnis solcher Pflegefamilien. Dadurch wird gewährleistet, daß diese Eltern für die Aufgabe geeignet sind. In anderen Städten haben sich berufstätige Eltern zusammengeschlossen, und jeweils 2 Menschen kümmern sich um bis zu 8 Kinder bzw. um nicht mehr als 6 Kinder unter 3 Jahren in einer Art »Mini-Kindergarten« zu Hause. Der »Kinderpfleger« braucht nicht die Doppelbelastung von Beruf einerseits und Isoliertheit vom sozialen Leben der Erwachsenen andererseits zu tragen.

Diese Form familiärer Selbsthilfe unterscheidet sich von den sogenannten Pflegemüttern, bei denen manchmal das Geld eine größere Rolle spielt als die Sorge um das Kind.

Eltern sollten, bevor sie eine solche Alternative ergreifen, den oder die Menschen, die sich um ihr Kind langfristig kümmern sollen, genau im Umgang mit ihrem Kind beobachten.

62. Pflegefamilien für Kinder unter 2 bis 3 Jahren. Ich glaube, Kinder unter 2 oder 3 Jahren sollten in einer Familienatmosphäre betreut werden, in der auf jeden Erwachsenen nicht mehr als 4 Kinder unter 5 Jahren bzw. 3 Kinder unter 3 Jahren kommen – einschließlich des eigenen Kindes der Pflegemutter. Solch eine Regelung ist den recht großen Gruppen in den Kinderhorten oder Kindergärten vorzuziehen, wo die Kinder sich vielleicht verwirrt und verloren vorkommen. Kommen 6 bis 8 Kinder auf zwei Betreuer, dann haben auch die Erwachsenen Gesellschaft und können auch einmal auf die Toilette gehen.

Sehr kleine Kinder brauchen viel spontane Zuneigung; man muß mit ihnen spielen und sprechen, Gefahren von ihnen fernhalten und sie trösten; sie wollen wegen ihrer Leistungen gelobt werden und erwarten eine Reaktion auf ihr freundliches Verhalten; sie mögen es, wenn man sie hält und knubbelt. Auch sinnvolles Spielzeug sollte vorhanden sein.

Kinder, die noch nicht laufen können, brauchen um so mehr Zuneigung, da sie sich den Eltern oder Betreuern selbst nicht nähern können. (Allzu leicht werden sie vernachlässigt und in ihrer Wiege allein gelassen.) Kinder im Krabbelalter sollten möglichst wenig Zeit in ihrer Wiege oder dem Laufställchen zubringen. Kleinkinder in der Wiege müssen Kindern und Erwachsenen nahe sein, sie wünschen Besuch und freuen sich, wenn man mit ihnen spricht. Alle kleinen Kinder möchten auf dem Schoß gehalten, geknubbelt und angelächelt werden.

Manchmal kann das Gesundheits- oder Fürsorgeamt Pflegefamilien empfehlen; gesundheitliche und Sicherheitsstandards müssen denen von Kindergärten und Kinderhorten entsprechen.

63. Wie muß ein »Elternersatz« beschaffen sein? Der wichtigste Gesichtspunkt ist die Einstellung dieses Menschen zu Kindern. Oft handelt es sich um eine Frau; sie sollte Kinder mögen, sie verstehen, angenehm, empfindsam und mit einer guten Portion Selbstvertrauen ausgestattet sein. Sie sollte Kinder lieben und an ihnen Freude haben, ohne es mit der Aufmerksamkeit zu übertreiben. Sie sollte Disziplin halten, ohne zu nörgeln oder die Dinge tiefernst zu sehen. Kurz gesagt: sie sollte mit Kindern auskommen. Beim ersten Gespräch mit einem möglichen Kinderpfleger sollte das Kind dabei sein; so kann man die Kandidaten an ihren Taten und Reaktionen auf das Kind besser als nach ihren Worten einschätzen. Wer bösartig, umständlich, von Theorien beladen, kleinlich oder humorlos ist, kommt nicht in Frage.

Eltern machen oft den Fehler, zunächst großen Wert auf die Erfahrung zu legen. Sicher ist es angenehm, wenn ein Kinderpfleger bei Koliken oder Krupp richtig reagieren kann. Krankheiten oder Unfälle machen aber nur einen sehr kleinen Teil des Kinderlebens aus. Erfahrung plus Persönlichkeit sind sicher ideal; fehlt aber die Persönlichkeit, nutzt alle Erfahrung nichts.

Sauberkeit und Sorgfalt sind wichtiger als Erfahrung. Wer bei der Zubereitung der Flaschennahrung schlampig ist, sollte nicht in Erwägung gezogen werden. Allerdings gibt es unordentliche Leute, die sehr sorgfältig sind, wo es darauf ankommt; Lässigkeit ist manchmal besser als Kleinlichkeit.

Manche Eltern legen auf die formale Ausbildung großen Wert, was meines Erachtens nicht angebracht ist. Wenn das Kind das eine oder andere Dialektwort lernt, wird es das schnell wieder vergessen, wenn Eltern oder Freunde es nicht benutzen. Häufig begünstigt eine Großmutter oder ein anderer Kinderpfleger das jüngste Kind, insbesondere wenn dies nach ihrem Eintritt in den Haushalt geboren wurde. Sie betrachtet es als »Omis Bestes«. Wenn sie die Gefahr aus diesem Verhalten nicht einsehen wollen, sollten sie den Haushalt verlassen. Kinder brauchen auf jeden Fall Sicherheit; Fehlen von Sicherheit richtet nicht wiedergutzumachenden Schaden an.

Manchmal geben sich unerfahrene junge Eltern mit einem Kinderpfleger zufrieden, der eigentlich nicht ihrem Ideal entspricht, auch wenn er viel über Sicherheit und Vertrauen des Kindes theoretisiert. Im Interesse des Kindes sollten die Eltern warten, bis sie den »idealen« Kinderpfleger gefunden haben.

Manchmal vergessen Kinderpfleger, daß es sich nicht um ihr eigenes Kind handelt; sie drücken die Eltern zur Seite und wissen alles besser. Oft tun sie das unbewußt; sie umzuerziehen ist unmöglich.

Andererseits ist es ganz natürlich, daß Eltern auf den Kinderpfleger eifersüchtig werden, wenn sie sehen, wie sehr ihr Kind ihn mag. Das führt dann manchmal zu ungerechtfertigter Kritik.

Einem guten Kinderpfleger wird das Kind immer anhängen. Die Eltern sollten sich dessen bewußt sein, dieser Tatsache ins Auge sehen und ihr Verhalten dem anpassen.

Für Kinderpfleger und Eltern ist es wichtig, ehrlich zueinander zu sein und aufeinander zu hören. Sie sollten offen im Gespräch sein, die guten Punkte und Absichten des anderen achten und zum Wohle des Kindes zusammenarbeiten.

64. Kinderpflege im Alter von mehr als drei Jahren, wenn die Eltern beide berufstätig sind. Im Alter von 2 bis 3 Jahren sind die meisten Kinder unabhängig und kontaktfreudig genug, um in einer guten Gruppe, z. B. einem Kindergarten oder Kinderhort, für ihre Entwicklung zu gewinnen. Diese Vorschulerziehung wird in den Abschnitten 635 bis 638 näher beschrieben.

Wenn Kinder älter als 6 oder 8 Jahre sind, wenden sie sich Erwachsenen (besonders guten Lehrern) außerhalb der Familie sowie anderen Kindern stärker zu. Sie können nun stundenlang ohne einen nahen Verwandten zubringen. Nach der Schule aber sollten sie das Gefühl haben, irgendwohin zu gehören. Manchmal kann ein freundlicher Nachbar die Zeit bis zur Heimkehr der Eltern überbrücken. Hausaufgabenzirkel helfen vielen Kindern, vor allem wenn die Eltern nach der Schule nicht zu Hause sind.

Da es noch zu wenig gute und bezahlbare Hausaufgabenzirkel gibt, haben wir zu viele »Schlüsselkinder« in unserem Land. Nach der Schule gehen sie nach Hause und sorgen solange für sich selbst bis ihr Vater oder ihre Mutter von der Arbeit kommt. Das ist ein weiteres Beispiel für die Notwendigkeit von Veränderungen in unserer Kinderpolitik.

65. Babysitter sind eine Stütze für die Eltern und können dem Kind helfen, unabhängig zu werden. Einen Babysitter muß man gut kennen. Meist handelt es sich um eine Frau, aber es gibt keinen Grund, warum es nicht ein Mann sein sollte. Wird ein Babysitter nur nachts gebraucht, so muß er eigentlich nur intelligent und zuverlässig sein. Bei Kindern, die nachts leicht aufwachen, sollte der Babysitter jemand sein, den sie kennen und mögen. Die meisten Kinder erschrecken, wenn sie aufwachen und einen Fremden vorfinden. Wenn der Babysitter mit dem wachen Kind zusammen ist oder es zu Bett bringen muß, dann sollten Sie sicher sein, daß er Kinder mag und versteht und zu ihnen gleichzeitig nett und fest sein kann. Am besten ist es, wenn Sie ein paar Mal dabei sind, wenn der Babysitter da ist. So können sich kleine Kinder langsam an den Babysitter gewöhnen, und er kann mehr für sie tun, wenn sie ihn schließlich akzeptiert haben. Man sollte nicht mehr als ein oder zwei Babysitter gleichzeitig haben. Zuverlässige Babysitter kann man bei entsprechenden Agenturen oder von einem guten Freund erfragen.

Sollen sie jung oder alt sein? Reife und geistige Einstellung zählen mehr als Jahre. Ich kenne 14jährige Babysitter, die sehr gut und zuverlässig sind, aber das ist die Ausnahme. Es gibt auch Erwachsene, die unzuverlässig, grob und ungeeignet sind. Der eine mag Kinder nicht, der andere kann sich einem neuen Kind nicht anpassen oder ist ein Nervenbündel.

Aus Gründen der Klarheit sollte man für den Babysitter ein Notizbuch bereithalten. Darin stehen Hinweise für die Routinepflege, mögliche Fragen, die das Kind (in seinen Worten) stellen könnte, die Telefonnummern eines Arztes und Nachbarn, wenn Sie im Notfall nicht erreichbar sind. Auch die Schlafengehenszeiten, Hinweise für die Küche, Aufbewahrungsorte für Kleidung und Laken sowie die Bedienungsanleitung für die Heizung sollen gegebenenfalls nicht fehlen.

Am wichtigsten ist aber, daß Sie Ihren Babysitter kennen und daß Ihr Kind ihm vertraut.

Die Eigenschaften des »Elternersatzes« sind im Abschnitt 63 beschrieben.

Beziehungen zu den Großeltern

66. Großeltern können eine große Hilfe für junge Eltern sein. Sie haben aber auch selbst sehr viel Freude an ihren Enkeln. Manchmal fragen sie sich: »Warum haben wir eigentlich nicht so viel Freude an unseren eigenen Kindern gehabt?« Es liegt wohl daran, daß junge Leute die Last der Verantwortung oft zu sehr empfinden.

In vielen Teilen der Welt werden Großmütter als absolute Experten angesehen, und die junge Mutter sieht es als selbstverständlich an, daß sie mit allen Fragen zu ihrer eigenen Mutter geht. Wenn eine junge Mutter ein solches Vertrauen zur Großmutter hat, dann findet sie nicht nur Rat bei ihr, sondern auch Trost. Oft ist es jedoch so, daß die jungen Mütter sich nicht mehr von ihren eigenen Müttern Rat holen, sondern sich lieber an den Arzt wenden.

Das kommt daher, weil wir bei persönlichen Problemen gerne Spezialisten befragen – Ärzte, Schulpsychologen, Eheberater, Sozialarbeiter, Psychologen und Priester. Wir nehmen außerdem an, daß Wissen und Erfahrung heute schnell veralten und daß ein Rat von vor 20 Jahren heute nicht mehr gelten kann. Viele junge Eltern fühlen sich ihrer Jugend noch sehr nahe und möchten der Welt und sich beweisen, daß sie ihr Leben in ihre eigenen Hände nehmen können. Sie befürchten, die Großeltern könnten ihnen vorschreiben, was sie zu tun hätten, und sie möchten nicht in die alte Position zurückversetzt werden.

67. Spannungen sind durchaus normal. In manchen Familien herrscht vorbildliche Harmonie zwischen Eltern und Großeltern, in einigen wird es keine Übereinstimmung geben, in anderen wieder gibt es vielleicht kleine Meinungsverschiedenheiten, die vor allem die Babypflege beim ersten Kind betreffen. Das aber gibt sich mit der Zeit.

Die glückliche junge Frau, die über genug natürliches, wohltemperiertes Selbstvertrauen verfügt, darf sich ruhig an ihre Mutter wenden, wenn sie Hilfe braucht. Und wenn die Großmama eigene Vorschläge macht, kann eine junge Frau sie ruhig annehmen, wenn sie sie für richtig hält, oder aber sie kann sie taktvoll umgehen und nach eigenem Gutdünken handeln, wenn sie glaubt, daß das nötig ist. Doch haben die meisten jungen Eltern so viel Sicherheit zuerst noch nicht. Wie alle Leute in neuen Positionen sind sie empfindlich gegenüber möglichen eigenen Unzulänglichkeiten, aber irgendwelche Kritik von außen vertragen sie auch nicht. Viele Großeltern erinnern sich, daß es bei ihnen selbst nicht anders war, und wenn sie klug sind, mischen sie sich nicht ein. Auf der anderen Seite haben sie aber nun einmal die Erfahrung und könnten mit ihrem Wissen helfen; außerdem lieben sie ihre Enkel und es läßt sich nicht vermeiden, daß sie eine Meinung haben.

Sie sehen, daß sich überraschend viel geändert hat – Fütterung auf Verlangen, spätere Gabe fester Nahrung, spätere Sauberkeitserziehung – und können sich daran kaum gewöhnen. Selbst wenn sie neue Methoden akzeptieren, stört sie oft der Aufwand, der damit verbunden ist. (Wenn Sie selber Großeltern sind, werden Sie besser verstehen, was ich sagen will.)

Es sollte jungen Eltern jedoch gelingen, die Beziehungen zu den Großeltern freundlich und harmonisch zu gestalten, indem sie sie ruhig auch ihre Meinung sagen lassen. Offene Diskussion ist auf die Dauer besser und gesünder als versteckte und zurückgedrängte Kritik. Eine Mutter, die überzeugt ist, daß sie das Baby richtig behandelt, kann sagen: »Ich weiß, daß du etwas anderer Meinung bist, aber ich werde es noch einmal mit dem Kinderarzt besprechen, dann kann gar nichts passieren.« Damit zeigt sie der Großmutter, daß sie auch ihre Ansicht ernst nimmt, doch sie behält sich die eigene Entscheidungsfreiheit vor. Eine junge Frau, die genügend Vernunft zeigt, wird ihre eigene Mutter in bezug auf die Pflege der Kinder beruhigen und ihr ein Vertrauen in die Zukunft der Kinder einflößen können.

Die Großmutter hingegen kann der Tochter viel Hilfe angedeihen lassen, indem sie ihr zeigt, daß sie ihrerseits Vertrauen in die Fähigkeiten der Tochter setzt und sie in ihren Methoden unterstützt. Bei einem solchen guten Verhältnis zwischen Mutter und Großmutter des neuen Babys wird die junge Frau sich auch gern an ihre Mutter um Rat wenden, wenn sie einmal Zweifel hat.

Tritt der Fall ein, daß die Kinder der Obhut der Großeltern überlassen werden müssen, sei es für Stunden, sei es für Tage oder Wochen, müssen die Eltern natürlich überzeugt sein können, daß die Großeltern sich der Kinder im Sinne der elterlichen Erziehung annehmen. Zumindest in den Hauptpunkten. Auf der anderen Seite wäre es natürlich ungerecht zu verlangen, daß Großeltern die Erziehung der Kinder mit eben demselben Maß an Konsequenz und täglicher Organisation bewältigen wie die Eltern selbst. Es wird keinem Kind etwas schaden, wenn es den Großeltern gegenüber besonders respektvoll sein muß oder wenn die Mahlzeiten eine halbe Stunde früher oder später eingenommen werden, auch nicht, wenn es ein bißchen übertrieben sauber oder nicht ganz so sauber gehalten wird. Glauben die Eltern indessen, daß die Großeltern mit dem Kind nicht mehr richtig fertig werden, dann sollten sie ihnen die Last lieber nicht auferlegen.

Mehr als durchschnittliche Empfindlichkeit kann dort auftreten, wo eine junge Mutter (oder auch der Vater) während der eigenen Kindheit besonders viel Kritik der Eltern zu ertragen hatte. Dadurch ist eine gewisse innerliche Unsicherheit entstanden, die sie durch bestimmtes und energisches äußeres Auftreten zu verdecken sucht, sie wird entschlossen sein, sich in ihr eigenes Leben *nicht* hineinreden zu lassen. Sie wird unter Umständen die neuesten Methoden der Babypflege und Kindererziehung aufnehmen und sich streng danach richten, denn sie erscheinen ihr als eine Erlösung von dem, was ihre eigene Kindheit beschattet hat. Auf diese Weise kann sie überdies den Großeltern zeigen, wie altmodisch sie sind, und kann sie ein bißchen ärgern. Es macht Spaß, sich über Theorien zu streiten, wenn man seinem Gegner etwas heimzahlen will. Es ist gewiß nicht zu billigen, doch es gibt genug solcher Fälle. Das Schlimme daran ist nur, daß es die Erziehung des Kindes ist, die auf diese Weise von beiden Seiten mit »Munition« beschossen wird. Eltern, die mit den Großeltern immer im Streit in Erziehungsfragen liegen, sollten sich vielleicht doch einmal fragen, ob sie nicht aus einer gewissen Opposition heraus handeln, ohne sich dessen selbst bewußt zu sein.

68. Die Manager-Großmutter. Es gibt Großmütter, die zeit ihres Lebens organisieren und managen müssen. Sie haben das bei ihren eigenen Kindern getan, und nun, da ihre Tochter ein Baby hat, finden sie neuen Auftrieb für ihre Geschäftigkeit. Die Töchter solcher Mütter haben es zuerst ziemlich schwer. Die frischgebackene Großmama kommt jederzeit und überschüttet die Tochter mit Ratschlägen; die Tochter aber ist noch nervös und angegriffen, sie wagt nicht, zu widersprechen und ihre Meinung zu äußern. Wenn sie tut, was die Mutter sagt, fühlt sie sich beherrscht; tut sie es nicht, plagt sie ein Schuldgefühl der Mutter gegenüber.

Wie kann sich eine frischgebackene Mutter davor schützen? Anscheinend muß sie sich an ihrem Schopf selbst herausziehen. Zunächst einmal sollte sie es stufenweise angehen, sich selbst daran erinnern, daß sie die Mutter ist und die volle Verantwortung für das Kind trägt. Wenn ihre Methode angezweifelt wird, sollten Arzt und Hebamme sie unterstützen. Der Ehemann ist besonders dazu aufgerufen, wenn die Kritik von seiner Mutter kommt. Wenn er meint, in bestimmten Punkten sei seine Mutter im Recht, sollte er dies seiner Frau sagen können, gleichzeitig aber seiner Mutter klarmachen, daß er auf der Seite seiner Frau steht.

Es ist gut, wenn eine junge Mutter von Anfang an lernt, nicht vor der Großmutter wegzulaufen und keine Angst zu haben, sie anzuhören, denn beides wäre ein Beweis dafür, daß sie sich zu schwach fühlt, es mit der Großmama aufzunehmen. Was noch schwerer ist: Sie sollte lernen, innerlich kühl zu bleiben, es ist sinnlos, in Weißglut zu geraten oder vor Zorn zu explodieren. Man kann natürlich sagen, es sei ihr gutes Recht, bei ständiger Bevormundung zornig zu werden, und das stimmt auch. Aber verhaltener Ärger und Explosionen sind nur Zeichen dafür, daß sie schon viel zu lange zu nachgiebig war, weil sie nicht wagte, der Mutter oder Schwiegermutter zu widersprechen. Eine herrschsüchtige Großmutter wird für gewöhnlich diese indirekten Zeichen der Furcht als selbstverständlich hinnehmen und sie zu ihrem Vorteil nützen. Eine junge Mutter jedoch sollte sich nicht schuldig fühlen, wenn sie die Großmama durch Widerspruch auch einmal verärgert hat, so es sich nicht vermeiden läßt. Es sollte allerdings vermieden werden, daß es zu lauten Auseinandersetzungen kommt, so etwas ist höchstens ein- oder zweimal gut, um die Lage zu klären; die junge Mutter sollte im übrigen ihren Standpunkt ruhig und klar vertreten, bevor es zu Verärgerung kommt. Wenn eine Großmutter sieht, daß die Mutter auf eine sichere, überzeugende Art der Situation gewachsen ist, so wird sie im allgemeinen mit ihren Einmischungsversuchen aufhören.

In solchen Situationen herrscht oft eine so große Dauerspannung, daß ein Fachmann, z. B. der Hausarzt, ein Psychiater, Sozialarbeiter oder einfühlsamer Priester herangezogen werden sollte; in gemeinsamen oder getrennten Gesprächen sollte jede Seite ihr Bild von der Situation darstellen können. In einer Abschlußbesprechung sollte klargestellt werden, daß die Verantwortung und die Entscheidung letzten Endes bei den Eltern liegt.

Die erste Zeit zu Hause

69. Nicht zu viele Besucher in der ersten Zeit. Wenn ein Baby angekommen ist, machen sich gemeinhin alle Verwandten und Freunde auf den Weg, um der Mutter zu gratulieren und das Baby zu besichtigen. Anerkennung und Bewunderung finden die Eltern natürlich auch sehr hübsch, und sie erfüllen sie mit Stolz. Jedoch, zuviel Besuch ist für die Mutter zu anstrengend. Wieviel aber ist nun zuviel? Das ist von Fall zu Fall verschieden.

In den ersten Wochen zu Hause ermüden die meisten Mütter rasch. Ihr gewohnter Schlafrhythmus ist durcheinander geraten. Dies ist zum Teil die Folge hormoneller Umstellungen, zum Teil von Veränderungen auf der Gefühlsebene, die sich besonders beim ersten Kind bemerkbar machen (siehe Abschnitte 6 und 7).

Besucher sind ein reines Vergnügen für Leute, die Muße haben und Langeweile und die irgendeine Unterhaltung suchen. Die meisten von uns aber haben nur wenige gute Freunde, die sie jederzeit ertragen könnten. Andere Besucher jedoch machen uns mehr oder weniger nervös; wenn wir uns auch freuen, sie zu sehen, ihre Anwesenheit ermüdet uns schnell, besonders wenn wir uns nicht ganz wohl fühlen. Wenn nun eine junge Mutter zu sehr angestrengt wird, muß sie an Kräften zuviel draufzahlen, und das ist für sie und alle anderen schlimm. Darum sollte sie, und vor allem ihr Mann, darauf achten, daß die Zahl und die Zeit der Besucher streng begrenzt werden, erst allmählich, wenn ihre Kräfte zurückkehren, kann sie sich auch mehr zumuten. Sie braucht sich keine Vorwürfe zu machen, daß es unfreundlich gegen die Verwandten und Freunde ist. Jeder Arzt verordnet Ruhe während der ersten Wochen nach der Entbindung, und das ist das beste Alibi für die kleine Familie. Wenn jemand zu Besuch kommt, ohne sich vorher anzumelden, so kann man ihn mit dem gleichen Argument nach wenigen Minuten wegschicken.

Eine Mutter fand es praktisch, an der Wohnungstür einen Zettel anzubringen, der sagte: Wir brauchen keine Lebensversicherung, keine Kinderfotos, keine Kinderpflegeartikel, keine Babytücher und wir wollen keine Gespräche mit Verkäufern und Hausierern führen.

70. Die Besucher spielen mit dem Baby. Die meisten Besucher geraten in aufgeregtes Entzücken, wenn sie das Baby sehen. Sie möchten es gern auf den Arm nehmen, mit ihm spielen, es kitzeln oder schaukeln, und sie fangen an, Babysprache zu reden. Einige Kinder können das vertragen, andere reagieren mit Mißmut. Eine Mutter muß wissen, wieviel sie ihrem Kind zumuten kann, und dann muß sie ein Machtwort reden. Das ist zwar nicht so leicht, da die Eltern stolz auf ihr Baby sind und sich mitfreuen, wenn andere entzückt sind, doch die meisten Kinder werden von derlei »Unterhaltungen« unnötig erregt und angestrengt, und das sollte man vermeiden.

71. Am Anfang sollte man eine Extrahilfe haben. Wenn man irgendeine Möglichkeit hat, sich während der ersten Wochen nach der Geburt des Kindes eine Hilfe zu beschaffen, so sollte man das unbedingt tun. Muß man alles selbst erledigen, dann verausgabt man sich zu sehr und ist am Ende ohnehin der Hilfe bedürftig. Außerdem: wenn man ständig überanstrengt und müde ist, hat man von vornherein nicht die richtige Gemütsverfassung, und man selbst, das Kind und der Rest der Familie leiden darunter.

Die Mutter der jungen Frau ist eine ideale Hilfe, vorausgesetzt, die beiden verstehen sich gut. Wenn die Mutter allerdings immer noch das Kind in ihrer Tochter sieht und sie bevormunden will, so ist sie in dieser Situation nicht die geeignete Hilfe. Die junge Mutter will das Gefühl haben, daß dies *ihr eigenes Baby* ist und daß sie mit ihm allein fertig wird. Es ist nützlich, wenn man jemanden in der Nähe weiß, der Erfahrung im Umgang mit Babys hat. Die Hauptsache aber ist, daß man jemanden um sich hat, den man gut leiden mag.

Wenn man es sich leisten kann, für ein paar Wochen eine Haushilfe oder eine Kinderpflegerin zu nehmen, so sollte man sie einer Verwandten vorziehen, denn eine fremde Person kann man wegschicken, wenn man mit ihr nicht zufrieden ist. Am besten wäre natürlich eine Hilfe für den Haushalt, denn dadurch kann die junge Mutter sich ganz der Babypflege widmen – aber Hausmädchen sind schwer zu finden. Als nächstbestes wäre eine Kinderschwester zu empfehlen, die auch einen Teil der Hausarbeit übernimmt und nicht zu selbständig ist, so daß sie sich nach den Wünschen der jungen Mutter richtet, eine freundliche und ruhige Person, die auch anerkennt, daß das Baby nun einmal der Mutter gehört. Wenn man eine Kinderpflegerin hat, die das Baby ganz für sich beansprucht und alles kritisiert, was die Mutter tut, sollte man sie um Himmels willen wegschicken und versuchen, eine andere zu finden.

Wie lange nun sollte man eine Hilfe haben? Das hängt natürlich von den finanziellen Verhältnissen und vom Befinden der Mutter ab. Jeden Tag sollte sie entsprechend dem Maß, in dem ihre Kräfte zurückkehren, ein klein bißchen mehr von der häuslichen Arbeit übernehmen. Wenn sie nach etwa zwei Wochen feststellt, daß sie immer noch sehr müde ist und daß jede Arbeit sie über Gebühr anstrengt, dann sollte sie die Hilfe noch behalten, ob sie es sich leisten kann oder nicht. Unter diesen Umständen ist eine Hilfe kein Luxus, sondern eine Notwendigkeit. Wenn die junge Mutter sich zu früh übernimmt, wird es am Ende geldlich und seelisch mehr kosten als die Hilfe, die man sich ein oder zwei Wochen länger gönnt.

Die meisten Mütter, die ein Kind erwarten, haben Angst davor, daß sie allein die ganze Verantwortung für das hilflose Baby haben werden. Dieses Gefühl bedeutet aber nicht, daß sie nicht dennoch fähig wären, ihren Pflichten gerecht zu werden, und daß sie unbedingt eine Pflegerin haben müssen, die ihnen beibringt, was sie zu tun haben. Doch ehe man sich in eine Panik treiben läßt, ist es schon besser, man nimmt für die ersten Tage eine Pflegerin oder eine Verwandte, wenn man das einrichten kann.

Ist es nicht möglich, eine ständige Hilfe zu haben, so kann man vielleicht jemanden finden, der ein- bis zweimal in der Woche kommt, die grobe Arbeit erledigt und das Baby ein paar Stunden hütet, während man selbst an die frische Luft geht. (Siehe auch Abschnitt 113).

72. Erleichterung im Haushalt. Das Waschen der Windeln ist natürlich eine ziemliche Belastung für die Mutter. Eine automatische Waschmaschine - wenn man sie sich leisten kann - erledigt diese Arbeit sehr gut, und man spart allerhand Zeit. Man sollte überhaupt während der ersten Wochen nach der Entbindung seine Haushaltsarbeit nach Möglichkeit vereinfachen, die Wäsche zum Waschen weggeben und unnötigen Hausputz vermeiden. Das alles kann man später nachholen. Auch den Küchenzettel sollte man während dieser Zeit nicht allzu kompliziert gestalten.

Vergessen Sie nicht, sich vorher die passende Babytrage für das Auto zu besorgen, so daß Sie das Baby dort hineinlegen können, wenn Sie es nach Hause bringen. In Abschnitt 104 werden die staatlich festgelegten Sicherheitsstandards erläutert.

Falls Sie Wasser aus dem Brunnen verwenden, müssen Sie es vorher auf Bakterien und Nitrate untersuchen lassen, bevor das Baby nach Hause kommt. (Nitrathaltiges Brunnenwasser färbt die Lippen und die Haut des Babys blau.) Wenden Sie sich in so einem Fall an Ihre Gesundheitsbehörde.

Die Ausstattung, die man braucht

73. Erstes Gebot. Alles muß rechtzeitig fertig sein! Manche Eltern glauben, daß sie die Ausstattung nicht fertig zu haben brauchen, ehe das Baby da ist. Wenn man jedoch alles rechtzeitig beieinander hat, erleichtert es einem das Leben später wesentlich. Viele junge Mütter fühlen sich in der Zeit, da sie die Pflege des Babys übernehmen, müde und leicht entmutigt. Da kann selbst so ein kleines Unternehmen wie der Kauf von einem halben Dutzend Windeln oder eines Flaschensaugers sich als Belastung darstellen. Mütter, die das selbst schon erlebten, haben sich vorgenommen, beim zweiten Baby die ganze Ausstattung und alles, was dazu gehört, vorher fix und fertig zu haben.

Was aber braucht man wirklich alles, wenn man ein Baby erwartet? Es gibt zwar keine absolut verbindlichen Vorschriften, aber hier sind einige Vorschläge, mit denen man zurechtkommen sollte.

74. Ein Platz zum Schlafen. Vielleicht möchten Sie ein schönes, mit Seide ausgeschlagenes Körbchen. Dem Kind ist es gleich. Es kommt darauf an, daß es an der Seite nicht herausfällt und daß es auf einer weichen, aber festen Matratze liegt. Ein einfaches Körbchen auf Rädern ist praktisch für den Anfang. Manchmal besitzt die Familie eine uralte Wiege oder die Eltern basteln eine für das erste Kind. Die meisten Eltern nehmen ein Bettchen, das rundherum von einer weichen Rolle umgeben ist. Die Stäbe sollten nicht mehr als 6 cm voneinander entfernt sein, die Matratze sollte gut passen, das herabzulassende Seitengitter muß kindergesichert sein; das Bettchen darf keine scharfen Kanten haben, nicht mit bleihaltigen Farben gestrichen sein, und die Oberkante des Bettrandes muß mindestens 60 cm von der Oberkante der Matratze entfernt sein. Die meisten Matratzen sind heute aus Schaumstoff, enthalten einen Federkern und sind mit einem wasserdichten Bezug versehen. Eine Matratze kann man aus einem Stück Schaumstoff herstellen, das von wasserdichten Textilien umschlossen wird. Bei einem kleinen Körbchen muß die Innenwand verkleidet sein, um Verletzungen zu verhüten. Ein Kind braucht kein Kopfkissen, also sollte man es weglassen.

75. Wo werden die Windeln gewechselt und wo wird das Baby angezogen? Die Windeln wechseln und auch anziehen können Sie das Baby auf einem niedrigen Tisch oder einer Badezimmerkonsole (da hat man gleich Wasser in der Nähe) oder auf einem Schreibtisch mit entsprechender Höhe.

Sehr bequem sind Wickeltische mit einer wasserdichten Auflage, Sicherheitsbändern und Ablagen. Allerdings sind sie teuer und vielleicht für eine Verwendung später, wenn das Kind größer ist, nicht einstellbar. Manche lassen sich zusammenfalten, wieder andere sind gleich komplett mit Wanne.

76. Andere Ausrüstung. Eine *Windeltasche* ist ganz praktisch, wenn sie mit Ihrem Baby unterwegs sind. Sie sollte getrennte Fächer für Windeln, Salbe, für eine faltbare Plastik-Wickelunterlage und für eine Babyflasche haben.

Ein *Windeleimer mit Deckel* und einem Fassungsvermögen von 10 Litern. Wenn Sie die Windeln selbst waschen, spülen Sie die schmutzigen Windeln einfach in der Toilette (beim Spülen richtig festhalten) und legen Sie sie dann in den Windeleimer mit Seifenwasser. Wenn Sie einen Windeldienst in Anspruch nehmen, wird dieser einen Behälter zur Verfügung stellen.

Ein *faltbarer Plastiksitz*, an dem das Kind festgebunden und über kurze Strecken getragen werden kann, ist ein äußerst nützliches

Zubehör. Er läßt sich überall abstellen, und das Baby kann daraus die Welt beobachten. (Einige Auto-Haltesitze können auch für diesen Zweck genutzt werden.) Ein Kindersitz sollte an der Basis breiter sein als oben, um ein Umkippen zu vermeiden, wenn das Baby mal zu aktiv wird. Es gibt diese Sitze auch aus *Textilien*. Diese passen sich dann den Bewegungen des Säuglings an. Passen Sie aber auf, wenn Sie Ihr Baby in einem Sitz - egal welcher Art - auf den Laden- oder andere Tische stellen. Durch plötzliche Bewegungen des Kindes kann der Sitz leicht herunterfallen.

Leider neigt man dazu, diese Sitze zu häufig zu verwenden, so daß das Baby fast ständig darin sitzt und so den körperlichen Kontakt entbehren muß. Ein Baby sollte bei den Mahlzeiten, wenn es von den Eltern getröstet wird und auch bei anderen Gelegenheiten in den Armen und auf dem Schoß gehalten werden.

Wenn sich ein Kind normal entwickelt und regelmäßig dem Arzt vorgestellt wird, gibt es eigentlich keinen Grund zu Hause eine *Babywaage* zu haben. Das ist meiner Meinung nach herausgeworfenes Geld. Außerdem steht die Waage im Weg herum und das ständige Wiegen beunruhigt eher als das es hilft.

Sie werden ein *Thermometer* für rektale Temperaturmessungen bzw. für Messungen in der Achselhöhle brauchen. (Abschnitt 719 erläutert die unterschiedlichen Vorgehensweise beim Ablesen des Thermometers.)

Hat das Baby einen Schnupfen hilft ein *Nasenabsauger* bei der Entfernung von Schleim aus der Nase, falls dieser bei der Fütterung stört.

Es gibt preiswerte *akustische Überwachungsanlagen*, die Sie einfach in die Steckdose stecken oder auch mit Batterien betreiben können. Sie sind besonders nützlich, wenn das Baby in einem Raum außerhalb der Hörweite der Eltern schläft.

Ställchen (Laufgitter) sind umstritten. Einige Ärzte und Kinderpsychologen raten sogar davon ab, das Kind in ein Laufgitter zu sperren, da sie befürchten, es unterdrückt den Drang des Babys, seine Welt zu erforschen, und macht das Baby mißmutig. Ich kann sie verstehen. Allerdings kenne ich viele Babys, die täglich mehrere Stunden im Laufgitter verbringen und trotzdem in der tollsten Stimmung einen furchtbaren Forschungsdrang entwickeln. Aber natürlich ist weder die eine noch die andere Meinung ein Beweis für irgend etwas.

Schon aus praktischen Gründen kann ich es mir kaum vorstellen, wie eine Mutter/ein Vater die Mahlzeit zubereiten oder irgend etwas anderes tun kann, während das Baby die ganze Zeit frei herumkrabbelt - es sei denn, es ist zumindest für eine bestimmte Zeit im Laufgitter.

Wenn auch Sie ein Laufgitter nehmen möchten, müssen Sie das Baby ab einem Alter von 3 Monaten täglich hineinlegen. Jedes Baby ist anders. Die einen vertragen das Laufgitter gut, die anderen kommen damit kaum zurecht. Warten Sie jedoch damit, bis das Baby anfängt herumzukrabbeln (6–8 Monate), dann wird es dem Baby wie ein Gefängnis vorkommen, sich mit Händen und Füßen dagegen wehren, hineingesetzt zu werden.

Laufstühle sind eine häufige Ursache für Verletzungen. Der angebliche Nutzen ist umstritten, ihre Risiken eindeutig. Ich würde sie nicht verwenden.

Babyhopser und -schaukeln können ganz nützlich sein (siehe Abschnitt 307).

77. Was Sie in Ihrem Medizinschrank haben müßten. Eine Schachtel Mullbinden verschiedener Größe. Zwei Schachteln steriler Mullkompressen, 5 × 5 und 7,5 × 7,5 cm (jedes Kissen ist extra steril verpackt). Zwei Rollen elastische Binden, 5 cm breit, zwei Rollen 2,5 cm breit. Eine Rolle aus Papier, Stoff oder Plastikband, 2,5 cm breit. Sie können schmalere Streifen schneiden, indem Sie das Ende mit der Schere einschneiden und dann weiter auseinanderreißen. Eine gute Pinzette, um Splitter entfernen zu können.

Fragen Sie Ihren Arzt, ob er ein Antiseptikum empfiehlt. Sie werden ein Fiebermittel brauchen (Paracetamol, nicht Acetylsalicylsäure). Für Babys ist es als Tropfen, für Kleinkinder als Sirup, für Vorschulkinder als Lutschtabletten und für ältere Kinder als kleine Tabletten zum Schlucken erhältlich. Für jedes Kind im Haushalt eine kleine Flasche (25 ml) *Brechwurzelsirup*, um bei Vergiftungen einen Brechreiz auslösen zu können. Eine Wärmflasche und einen Eisbeutel.

Wenn Sie ein kleines Kind zu Hause haben, dann gehört jedes Medikament - und besonders Aspirin - in »kindersichere« Schränke, die schwer zu öffnen sind.

78. Decken bestehen meist aus Polyester und Baumwolle oder werden aus Acryl hergestellt. Sie lassen sich so leicht waschen und lösen keine Allergien aus. Selbst wenn Sie Schlafsäcke oder Strampelanzüge fast ausschließlich benutzen, brauchen Sie doch ein paar Dekken, für den Fall, daß es einmal besonders kalt werden sollte. Eine Strickdecke ist besonders praktisch, weil man das Kind darin schön einwickeln und ins Bettchen legen kann. Decken aus Acryl geben Wärme und sind leicht waschbar. Eine Decke sollte groß genug sein, damit man sie unter die Matratze einstecken kann.

Baumwollsäckchen, die wenig Wärme geben, können zur Aufnahme des Kindes dienen, wenn anderenfalls alle Decken weggestrampelt würden oder wenn ein kleines Kind in seiner Bewegung etwas eingeschränkt werden soll (siehe Abschnitt 326).

79. Eine wasserdichte Einlage aus Plastik oder Gummi mit einer Flanellbeschichtung auf beiden Seiten bleibt an ihrem Platz und verschiebt sich nicht unter dem Laken. Wenn das Kind dennoch damit in Kontakt kommt, fühlt es sich angenehmer an. Auch wird dadurch etwas Luftströmung unter dem Kind möglich, und eine zusätzliche Decke kann wegfallen, wodurch die Menge an Wäsche reduziert wird. Manchmal aber braucht man selbst bei heißem Wetter eine zusätzliche Decke. Die Unterlage sollte in der Waschmaschine gewaschen werden, sobald sie naß geworden ist; daher brauchen Sie zwei davon.

Die wasserdichte Einlage sollte so groß sein, daß sie gut um die Matratze gelegt werden kann. Anderenfalls können die Ränder der Matratze gelegentlich naß werden. Im übrigen reicht die Plastikdecke um die meisten neuen Matratzen nicht aus, da früher oder später Urin in die Luftlöcher gerät und die Matratze zu riechen anfängt.

Zusätzliche kleine Flicken von flanellbeschichteter Unterlage erniedrigen das Wäschevolumen. Ein solches Stück kann man unter die Hüfte des Kindes schieben. So bleibt das Bettlaken trocken, wenn das Kind an seinem Platz liegen bleibt. Ein weiteres Stück kann man sich zum Schutz auf den Schoß legen, wenn man das Kind hält.

Eine dünne Plastiktüte (wie z. B. die aus der Reinigung) hat im Kinderbettchen nichts zu suchen, da akute Erstickungsgefahr besteht, wenn das Kind seinen Kopf dort hineinbringt.

80. Unterlagen. Wenn Sie einfache wasserdichte Einlagen ohne Flanellrückseite verwenden, so müssen Sie zusätzlich eine gesteppte Unterlage haben. So wird Feuchtigkeit aufgenommen, und die Luft kann unter dem Körper des Kindes zirkulieren; anderenfalls wird die Haut zu feucht und warm. Wieviele Unterlagen Sie brauchen, hängt davon ab, wie häufig Sie Wäsche waschen und wie oft das Kind einnäßt oder spuckt. Drei sind unbedingt nötig, sechs sind auf alle Fälle besser.

81. Laken. Sie werden 3 bis 6 Laken brauchen. Wenn Sie mit einem Körbchen anfangen, können Sie Windeln als Laken verwenden. Ist das Bettchen größer, sollten Laken aus Baumwolltrikot verwendet werden. Sie sind leicht waschbar, trocknen schnell, brauchen nicht gebügelt zu werden und fühlen sich im feuchten Zustand nicht klamm an. Man kann auch Spannbettücher für die Matratze kaufen.

Kleidung und Windeln

In den USA sind Schlafsachen für Kleinkinder schwer entzündbar. Lesen Sie sich die Pflegehinweise auf jedem Kleidungsstück genau durch, damit Sie wissen, wie Sie diese Eigenschaft erhalten können. Verwenden Sie nur Substanzen, die diese Eigenschaft nicht zerstören. Hersteller empfehlen schaumgebremste Waschmittel. Kontrollieren Sie anhand der Angaben auf der Packung, ob das Waschmittel für flammenhemmende Textilien genommen werden kann.

Denken Sie daran, daß Ihr Baby im ersten Jahr sehr schnell wachsen wird. Kaufen Sie also nur Sachen, die locker sitzen. Von den Plastikhöschen abgesehen, sollte man mit der 3- bis 6 Monatsgröße beginnen, anstatt kleinere Neugeborenenwäsche zu kaufen.

Ein Baby oder Kleinkind braucht im allgemeinen nicht mehr, sondern eher weniger Kleidung und Decken als ein Erwachsener.

82. Hemdchen sind äußerst praktisch und können sowohl nachts als auch tagsüber getragen werden.

Die »Handschuhe« am Ärmelende halten das Kind davon ab, sich zu kratzen; sie können offen sein oder geschlossen werden. Lange Nachthemdchen erschweren es dem Kind, die Decke wegzustrampeln; wenn es heiß ist, sind die kurzen aber besser. Kaufen sie auf alle Fälle 3 oder 4 davon. Wenn Sie keine Waschmaschine oder keinen Trockner haben, sollten Sie noch 2 oder 3 in Reserve kaufen.

83. Schlafsäcke und Strampelanzüge. Im Alter von 6 Monaten, wenn die Kinder sich im Bettchen häufiger bewegen, finden die Eltern es besser, wenn das Kind einen Schlafsack oder einen Strampelanzug trägt und nicht von Deckbetten bedeckt wird. (Kinder krabbeln einfach aus den Decken heraus.) Ein Schlafsack ist wie ein langes Nachthemd, das die Füße bedeckt und Ärmel hat. Die Strampelanzüge sind wie Overalls geschnitten und bedecken die Beine einschließlich der Füße einzeln. Die Fußsohle ist meist aus stabilem, rutschfestem Material. Sehr praktisch ist es, wenn der Reißverschluß am Strampelanzug vom Fuß bis zum Kragen geht. Überprüfen Sie die Fußteile regelmäßig. Dort können sich Haare ansammeln, die sich um die Zehen des Babys wickeln und Schmerzen verursachen können.

Wenn ein Säugling oder Kleinkind in einem gut beheizten Raum schläft, so daß ein Baumwollhemdchen oder Strampelanzug und eine Baumwolldecke vollauf genügen, dann sollte der Schlafsack bzw. der Strampelanzug nicht wärmer als die Baumwolldecke sein. Ist der Raum so kalt, daß ein Erwachsener eine gute Woll- oder Acryldecke benötigt, so braucht das Kind einen dickeren Schlafsack oder Strampelanzug und eine Decke.

84. Unterhemden. Es gibt drei verschiedene Arten von Unterhemden. Die einen werden einfach über den Kopf gezogen, die anderen haben Druckknöpfe an der Seite. Dann gibt es noch overall-ähnliche Unterhemden, die über den Kopf gezogen werden und mit Druckknöpfen um die Windel herum verschlossen werden. Die Hemden mit den seitlichen Druckknöpfen sind für kleinere Babys etwas geeigneter.

Die Unterhemden sollten nicht zu dick sein und kurze bis halblange Ärmel haben, wenn das Haus nicht außerordentlich schlecht geheizt ist. Bei einigen Unterhemdchen sind am Rand Möglichkeiten, um die Windeln zu befestigen. Wenn Sie das erste Unterhemd kaufen, sollten Sie die für 6 Monate bis 1 Jahr empfohlene Größe nehmen; kaufen Sie davon 3 oder 4, wenn Sie keine Waschmaschine oder keinen Trockner haben noch 2 oder 3 in Reserve.

85. Elastische Overalls sind für den Tag sehr beliebt, können aber auch während der Schlafenszeit benutzt werden. Sie werden mit Druckknöpfen oder einem langen Reißverschluß vom Hals bis zu einem oder beiden Beinen verschlossen. Überprüfen Sie die Fußteile regelmäßig. Dort können sich Haare ansammeln, die sich um die Zehen des Babys wickeln und Schmerzen verursachen.

86. Überkleider und Kimonos sind kurze Jacken oder lange Hemden mit einer vorderen Knopfleiste, die meist aus Baumwollflanell sind und über Unterhemd oder Nachthemd wegen des schöneren Aussehens getragen werden; sie sind kein wesentliches Kleidungsstück.

87. Pullover sind sehr nützlich, um dem Kind zusätzlich Wärme zu geben. Wenn das Kind wach ist, aber auch im Bett, können sie unter oder über der anderen Kleidung getragen werden. Bitte achten Sie darauf, daß die Halsöffnung genügend groß ist und daß an der Schulter Druckknöpfe oder feste Knöpfe vorhanden sind.

88. Kleidung im Freien. Thermoanzüge oder Strampelanzüge für den Kinderwagen sind wie Overalls geschnitten und schützen auch die Füße. Es gibt ein- und zweiteilige Anzüge, oft mit Kapuze. Er sollte sich mit Druckknöpfen oder mit Reißverschluß vom Kragen bis zu den Füßen öffnen lassen.

89. Andere Kleidungsstücke. Gestrickte Mützen aus Kunstfaser sind für draußen oder beim Schlafen in einem kalten Zimmer sehr praktisch. Wenn das Wetter aber mild ist, sind Mützen unnötig, und die meisten Kinder mögen sie ohnehin nicht. Strümpfe und Schuhe sind auch nicht vonnöten, solange das Kind nicht aufsitzt oder in einem kalten Haus spielen muß. Kleider und Röcke verschönen das Kind, sind aber unnötig und für Kind und Eltern eine Belastung. Ein

Sonnenhut mit einem Kinnband ist sehr zu empfehlen, wenn das Kind damit zurechtkommt.

Lesen Sie auch Abschnitt 405 über Schuhe.

90. Windeln. Sie haben die Wahl: Windeln, die Sie selbst kaufen und waschen (die preiswerteste Methode); ein Windeldienst, der Ihnen die Windeln zur Verfügung stellt und sie auch wäscht; und Wegwerfwindeln (die teuerste Methode).

Windeln gibt es ungefaltet und vorgefaltet. Die ungefalteten sind vielseitiger verwendbar: Man kann sie als Laken im Körbchen, als Handtücher usw. nutzen. Die meisten Windeln bestehen aus Gaze oder Baumwollflanell. Die Gazewindeln trocknen schneller, halten aber bei größeren Babys nicht so viel Urin. Sie werden etwa 2 Dutzend benötigen, wenn Sie sie jeden Tag waschen und Sie nicht zu viele als Laken, Handtücher usw. verwenden. Mit 6 Dutzend sind Sie aber auf jeden Fall ausreichend versorgt. Nehmen Sie die großen. Wenn Sie etwa ein Drittel vorgefaltete und zwei Drittel ungefaltete Windeln kaufen, können Sie die Vorteile beider Sorten kombinieren.

Wegwerfwindeln sind sehr bequem und deshalb auch sehr beliebt. Ökologisch gesehen sind sie aber ein Alptraum. Erstens nehmen sie bei der Müllbeseitigung zuviel Platz weg. Zweitens sind sie nicht biologisch abbaubar. (Wenn Sie das Kleingedruckte bei den Hinweisen mancher Hersteller zur biologischen Abbaubarkeit genauer lesen, werden Sie bemerken, daß sich der Kunststoff erst nachdem er viele Jahre dem Sonnenlicht ausgesetzt war, zu kleinen Plastikstücken »abbaut«.) Drittens gelangen die Fäkalien unbehandelt in den Müll, verschmutzen das Grundwasser und bilden so ein Gesundheitsrisiko. Zu dem Zeitpunkt, da dieses Buch geschrieben wird (1990), erwägen einige Staaten der USA bereits Gesetze zum Verbot der Wegwerfwindeln.

Windelnadeln. Das sollten rostfreie Sicherheitsnadeln aus Stahl sein. Für den Anfang werden Sie 4 benötigen.

Windeltücher. Sie können einen Waschlappen, Seife und Wasser nehmen. Wenn Sie aber den Komfort der Windeltücher nutzen wollen, kaufen Sie nur die ohne Chemikalien und Parfüm. Die Windeltücher mit Alkohol und anderen Chemikalien oder Parfüm können zu Ausschlag führen.

91. Windelhöschen werden über Textilwindeln getragen. Sie bestehen aus verschiedenen Natur- oder Kunstfasern, die sich sowohl im Preis als auch in der Saugfähigkeit unterscheiden. Es gibt sie zum Überziehen, mit Druckknöpfen und mit Klettverschluß. Der Gummizug an den Rändern reizt die Haut weniger, wenn er mit Stoff verkleidet ist.

Solange die Haut in der Windelgegend gut aussieht, können Sie Windelhöschen je nach Bedarf verwenden. Bei einer Windeldermatitis müssen Sie Windelhöschen weglassen. Windelhöschen müssen täglich gewaschen werden. Bitte achten Sie darauf, daß sie um die Beine des Kindes nicht spannen.

Baden

92. Wo bade ich mein Kind? Ein Kind kann in der Spüle, in einer Plastikwanne (nehmen Sie eine mit einem breiten Rand für Ihren Arm), in einer Wasserschüssel oder im Waschbecken gebadet werden. Sie können auf einem hohen Stuhl neben dem Becken sitzen. Plastikwannen und Wannen aus Schaumstoff, die dem Körper des Kindes angepaßt sind, sind weit verbreitet und im allgemeinen preiswert. Wenn Sie eine Wanne aus Schaumstoff nehmen, sollten Sie diese nach jedem Gebrauch im Wäschetrockner gründlich trocknen, um so das Wachstum von schädlichen Bakterien zu verhindern.

Ein Badethermometer ist nicht notwendig, kann aber eine Beruhigung für unerfahrene Eltern sein.

93. Toilettenartikel. Ein *Wattebausch* beim Baden kann sehr nützlich sein, um die Augen des Babys abzuwischen.

Jede *milde Seife* ist geeignet. Vermeiden Sie flüssige Babyseifen und desodorierende Seifen. Sie könnten Ausschlag verursachen.

Baby-Lotion. Eine Lotion ist nur nötig, wenn die Haut trocken ist. Viele Eltern nehmen heute Cremes und Lotionen, die keine Geruchsstoffe enthalten und die weniger kosten als die meisten handelsüblichen Präparate.

Baby-Öle, die meist aus Mineralöl bestehen, hat man früher bei trockener, normaler Haut und bei Windeldermatitis häufig verwendet. Heute weiß man, daß Mineralöl bei einigen Säuglingen selbst eine leichte Hautrötung und -entzündung auslösen kann. Eine allgemeine Empfehlung für Baby-Öle verbietet sich daher; es muß im Einzelfall geprüft werden, ob die Verwendung des Öls mehr Vor- oder Nachteile hat.

Baby-Talkumpuder hilft etwas gegen das Wundscheuern, ist aber meist nicht nötig. Am billigsten ist gewöhnliches Stärkemehl aus der Küche, das dem Kind zumindest nicht schaden kann. Jedes Puder sollte sorgfältig aufgetragen werden; wenn man es zunächst in die Hand schüttet, besteht keine Gefahr, daß das Puder eine Wolke im Gesicht des Kindes bildet.

Eine *Creme aus Wollfett (Lanolin) und Petrolatum* in einer Tube oder einem Tiegel, um bei Windeldermatitis die Haut zu schützen.

Kindernagelscheren haben runde Enden. Viele Eltern kommen aber mit *Nagelklippern* besser zurecht und glauben, daß hier die Verletzungsgefahr geringer ist.

Im Abschnitt 77 finden Sie weitere Hinweise für Ihren Medizinschrank.

Gegenstände für die Flaschenernährung

94. Milchpumpen. Wenn Sie regelmäßig stillen möchten – und manche berufstätige Mütter stillen mehrere Wochen oder Monate – werden Sie sich wahrscheinlich eine Milchpumpe besorgen. Weitere Hinweise siehe Abschnitt 192.

95. Flaschen. Wenn Sie stillen möchten, sollten Sie sich mindestens drei Flaschen kaufen, sofern Sie einmal doch mit der Flasche Wasser oder Saft geben. Wenn Sie von vornherein wissen, daß Sie Ihr Baby nicht stillen, sollten Sie mindestens neun Viertel-Liter-Flaschen kaufen. Pro Tag braucht man anfangs sechs bis acht Flaschen. Plastikflaschen zerbrechen nicht, wenn Erwachsene oder die Babys sie einmal fallen lassen. Sie werden auch eine Flaschenbürste benötigen.

Wasser und Saft kann man ebenfalls aus Viertel-Liter-Flaschen geben, auch wenn sie dafür etwas groß sind. Manche Eltern bevorzugen hierfür Achtel-Liter-Flaschen, von denen aber zwei bis drei ausreichen würden.

Außerdem kann man Wegwerfflaschen aus dünnem, flexiblem Plastikmaterial kaufen, die bereits sterilisiert sind und gebrauchsfertig mit einem festen Halter aus Plastik geliefert werden.

96. Sauger. Man braucht etwa ein Dutzend, wenn das Kind Flaschennahrung erhält, und ein halbes Dutzend, wenn es gestillt wird. Man sollte immer ein paar zusätzlich in Reserve haben, falls man Schwierigkeiten hat, das Loch im Sauger in der richtigen Größe zu stechen. Sie werden ebenfalls eine Saugerbürste benötigen.

Sauger aus Silikon sind teurer, werden aber durch Abkochen und Milchfett nicht angegriffen. Es gibt Sauger in den verschiedensten Formen, aber keinen einzigen wissenschaftlichen Beweis für die Richtigkeit der Behauptungen ihrer Hersteller.

97. Schnuller. Sofern Sie Schnuller verwenden möchten, werden drei oder vier ausreichen. Lesen Sie dazu die Abschnitte 387 bis 389.

98. Lätzchen. Kleine runde Lätzchen verhindern, daß die Kleidung versabbert wird. Bei fester Nahrung ist es allerdings praktisch, wenn das Lätzchen groß ist und aus Plastik, Nylon- oder Frotteematerial besteht, wobei eine Tasche am unteren Ende die herunterfallende Nahrung auffangen kann. Plastik läßt sich gut abwaschen, sieht aber weniger schön aus. Wichtig ist, daß das Lätzchen mit einem Baumwollträger um den Hals geknüpft werden kann. Ein Lätzchen aus Frottee kann man auch verwenden, um mit einem trockenen Stück das Gesicht abzuwischen. Lätzchen werden gerne geschenkt.

99. Die Zubereitung der Flaschennahrung. Es ist ganz praktisch, ein Litermaß mit Zentiliter-Einteilung zu verwenden, aber Sie können auch jedes andere so unterteilte Maß nehmen und die Nahrung dann in einem Litertopf oder -krug zubereiten. Ebenfalls nützlich sind ein langstieliger Löffel zum Umrühren, mehrere Meßlöffel, wenn Sie Milchpulver verwenden, ein Dosenöffner und ein Schneebesen, um das Pulver zu vermischen.

100. Zum Sterilisieren der Flaschen brauchen Sie einen Eimer, einen Wasserkessel oder einen Topf mit Deckel, möglichst 20 cm hoch und 25 cm im Durchmesser, so daß darin acht Flaschen in einem Drahtgestell aufbewahrt werden können. Es gibt Sterilisatoren für den Kochherd und auch Elektro-Sterilisatoren, die sich selbst ausschalten. Zangen mit einem plastik- oder gummibeschichteten Haltegriff sind für heiße Flaschen ebenfalls zu empfehlen.

Aber viele Eltern werden nicht sterilisieren müssen, so daß diese Ausrüstung nicht notwendig sein wird.

101. Flaschenwärmer. Heute erachtet man es nicht mehr für unbedingt notwendig, die Flasche in einem Flaschenwärmer zu erwärmen. Sie können das natürlich in jedem Behälter machen. Ein elektrischer Flaschenwärmer ist sehr praktisch, wenn man sich auf die Warmwasserversorgung nicht verlassen kann. Es gibt auch Flaschenwärmer, die man an den Zigarettenanzünder des Autos anschließen kann. Erwärmen Sie niemals die Flasche im Mikrowellenherd! Die Milch kann kochend heiß sein, obwohl die Flasche sich kühl anfühlt.

102. Ein Schnitzelwerk oder ein Mixer, mit dem man Fleisch, Gemüse oder Obst püriert, so daß das Kind die gleichen Mahlzeiten wie die übrige Familie einnehmen kann. Auch kommen Sie so darum herum, Geld für fertige Babynahrung auszugeben, die oft mit Kohlenhydraten und Wasser verdünnt ist. Einige mechanische Zerkleinerer können sogar in der Geschirrspülmaschine gereinigt werden.

Ausflüge

103. Tragesitze oder Tragegurte, mit denen das Kind auf Brust, Rükken oder auf der Seite der Eltern getragen werden kann, erweisen sich bei Einkäufen, Spaziergängen, Besuchen, bei der Hausarbeit und wenn das Kind quengelt als sehr nützlich. Das Kind ist körperlich und emotional seinen Eltern nahe. Der Haltegurt auf der Brust sieht etwas seltsam aus, wird aber von vielen Eltern mit Kleinstkindern bevorzugt, weil man das Kind leichter hinein- und wieder herausheben kann, es ständig beobachten kann und der körperliche und seelische Kontakt am größten ist. Man sollte Brusttragegurte früh und regelmäßig benutzen, weil sich sonst weder Eltern noch Kind an ihn gewöhnen können. Wer ihn früh benutzt, wird auf ihn nicht mehr verzichten wollen. Auch ein Tragegurt an der Seite hat ähnliche Vorteile. *Achtung*: Fahren Sie nie Auto, wenn Ihr Kind im Brusttragegurt sitzt!

Steife Rucksäcke sind bei langen Spaziergängen und für ältere Kinder, die aufrecht sitzen können, recht praktisch. Die obere Abschlußkante sollte abgepolstert sein, da das Gesicht des Kindes beim Schlafen auf ihr ruht. Bei Rucksack-Sitzen können die Eltern nicht bequem sitzen; manche »Rucksäcke« lassen sich als Kindersitz umfunktionieren. Meistens kann man den flexiblen Brusttragegurt auch für den Rücken benutzen.

104. Staatlich genehmigte, dynamisch getestete Säuglings- und Kindersitze im Auto braucht man für jedes Kind, das irgendwann einmal in einem Auto mitfährt - und welches Kind tut das nicht.

Ein Baby in einem Autokindersitz sollte mit dem Rücken angelehnt entgegengesetzt zur Fahrtrichtung sitzen. Das ältere Kleinkind kann auch in Fahrtrichtung mit angelehntem Rücken sitzen. Ein Kind, das zwischen 10 und 25 kg wiegt, sollte in einem Spezialsitz angegurtet werden, der sowohl vor seitlichen als auch frontalen Zusammenstößen schützt. Wenn Sie einen Autositz verwenden, der auch an der oberen Seite befestigt werden muß, dürfen Sie diese Befestigung nie vergessen. (Vergewissern Sie sich, daß die Befestigung entsprechend der Beschreibung erfolgt ist.)

Wenn Sie sich einen Säuglings- oder Kindersitz für das Auto kaufen, leihen oder mieten, nehmen Sie nur einen vom TÜV zugelassenen und als »dynamisch (Crash-)getestet« gekennzeichneten Sitz. Es ist eine gute Idee, den Kindersitz mitzunehmen, wenn Sie eine Reise zu Freunden oder Bekannten unternehmen. Benutzen Sie ihn unterwegs, im Flugzeug oder Bus und dann haben Sie ihn bei sich, wenn Sie an Ihrem Zielort mit dem Auto fahren.

Die Bedeutung von Sicherheitsgurten und Sitzgurten erlernen die Kinder am besten, wenn sich die Eltern angewöhnen, das Auto erst dann zu starten, wenn sich die kleinen Kinder in ihren Sitzen befinden und die älteren Kinder (über 20 kg) und die Erwachsenen sich angeschnallt haben. Nehmen Sie wirklich einmal ein Kleinkind ohne Kindersitz in einem Auto mit, so ist es am besten auf dem Rücksitz aufgehoben, auf keinen Fall in den Armen des Beifahrers auf dem Vordersitz oder nicht angeschnallt auf der Ladefläche eines Kombis oder in der Schlafkabine eines LKWs. *Benutzen Sie nie einen*

Sitzgurt für zwei Kinder bzw. für einen Erwachsenen mit einem Kleinkind im Brusttragesitz oder auf dem Schoß.

105. Ein Kinderwagen ist notwendig, wenn das Baby an die frische Luft gefahren werden muß, wenn also kein Balkon oder Garten da ist, wohin man das Baby in seinem Zimmerwagen stellen kann. Familien mit Autos werden einen Patentwagen brauchen, bei dem man das Oberteil mit in den Wagen nehmen und das Fahrgestell zusammenklappen kann.

Ein Sportwagen ist ganz praktisch, wenn man mit dem Kind einkaufen gehen oder andere Sachen erledigen muß – besonders, wenn Sie kein Auto haben. Ein zusammenklappbarer Sportwagen kann leicht mit in den Bus oder in ein Auto mitgenommen werden. Achten Sie aber bitte darauf, daß er stabil genug ist. Das Kind sollte immer fest angegurtet im Sportwagen sitzen.

106. Laufgurte. Bei Kleinkindern ist die Verwendung von Laufgurten umstritten. Einige Eltern haben das Gefühl, man könnte meinen, sie behandelten ihr Kind wie einen Hund, wenn es in der Öffentlichkeit an einem Laufgurt gesehen würde. Ich finde allerdings, daß ein Laufgurt eine sehr wirkungsvolle Sicherheitsmaßnahme beim Einkaufen und an anderen Orten ist, an denen Kleinkinder sich verletzen oder etwas beschädigen können! Das ist besonders wichtig, wenn die Mutter außer auf den Kleinen noch auf ein größeres Geschwisterchen aufpassen muß. Natürlich sollte man den Laufgurt nie verwenden, um das Kind hinter sich herzuziehen, wenn es in eine andere Richtung als die Eltern geht.

Es gibt auch Handgelenkleinen, bei denen die Eltern mit dem Kind durch ein flexibles, elastisches Band verbunden sind.

107. Tragekörbchen. Dies ist eine Kombination aus einem Windelsack und einem Körbchen, in der das Kind bei Besuch von Freunden schlafen kann. Ein Tragekörbchen kann man meist zusammenfalten.

DIE PFLEGE DURCH ARZT UND KRANKENSCHWESTER

Die Geburt

108. Die natürliche Geburt. Ein wesentlicher Bestandteil des Konzepts der natürlichen Geburt besteht darin, daß die in unserer Gesellschaft so häufigen Ängste vor der Entbindung die Hauptursache von Verspannungen und Schmerzen sind. Bei entsprechender Unterweisung und Muskeltraining kann viel von der Angst und auch einiges vom Schmerz genommen werden. Dann wird die Frau in jeder Hinsicht aktiv mit in den Entbindungsprozeß einbezogen werden. So kann sie das herrliche Gefühl der Freude genießen, einem neuen Menschen das Leben gegeben zu haben – eine Freude, die sie nach neun Monaten Schwangerschaft wirklich verdient hat.

Immer mehr Frauen befürworten die natürliche Geburt. Das bedeutet, daß sie so wenig wie möglich Narkosemittel möchten, damit sie bei der Entbindung aktiv teilnehmen können und das Kind sehen, wenn es geboren wird. Ein Weniger an Narkosemitteln nützt auch dem Kind. Die meisten Frauen, die diese Erfahrung machten, fanden, daß es eine der bewegendsten und schönsten Erfahrungen ihres Lebens gewesen sei. Viele möchten, daß der Ehemann bei der Geburt dabei ist, wenn er dies möchte und wenn der Geburtshelfer einwilligt.

Wenn Eltern bei der natürlichen Geburt dabei sein wollen, müssen sie zunächst einen Geburtshelfer finden, der das befürwortet. Sie sollten dann während der letzten 2 bis 3 Monate der Schwangerschaft in den Schwangerschaftsunterricht gehen, in dem die Anatomie, Physiologie und Psychologie der Schwangerschaft und der Entbindung erklärt werden. So können sie all das verstehen, was dann dort vor sich geht. Die Mutter kann auch Atem- und Wehenübungen machen, so daß sie während der Wehen und der Entbindung mithelfen kann. Und der Vater kann lernen, ihr »Trainer« zu sein.

Manchmal glaubt eine Frau, daß sie »versagt« hat, wenn sie an dem Schwangerschaftsunterricht teilgenommen hat und trotzdem während der Wehen und der Entbindung Schmerzmittel benötigt. Dieser Ansicht bin ich nicht. Das Ziel besteht darin, daß die Geburt eines neuen Menschen zu einer natürlichen Erfahrung in der Familie wird, soweit wie es nur möglich ist. Das beinhaltet eine gewisse Menge an Schmerz und manchmal auch die Notwendigkeit, diesen Schmerz mit einem Medikament zu lindern. Das beeinträchtigt aber nicht den Erlebniswert der Mutter selbst und den ihrer Familie.

109. Eindrücke vom Krankenhaus. Heutzutage werden die meisten Kinder im Krankenhaus geboren. Der Arzt kann bei Bedarf schneller dasein, und er wird von Assistenten, Krankenschwestern, Technikern und Ärzten anderer Fachrichtungen unterstützt. Nur im Krankenhaus können Notfälle richtig behandelt werden, da Inkubatoren und Sauerstoffzelt vorhanden sind. Die Mutter fühlt sich sicher und in guten Händen. Diese Umgebung hat auch Nachteile, die die Kehrseite der genannten Vorteile sind. Auf der Säuglingsstation sind die Kinder von ihrer Mutter ein weites Stück entfernt, während sie andererseits von den Krankenschwestern überwacht und gepflegt werden und die ruhebedürftige Mutter nicht stören können. Aus der Sicht der frischgebackenen Mutter erscheint es aber wenig natürlich, wenn das Kind so weit von ihr weg ist und wenn fremde Menschen es pflegen.

Auch ein Mann kann einen falschen Eindruck von sich als Vater bekommen, wenn das Kind im Krankenhaus zur Welt kommt. Die Mutter weiß zumindest, daß sie der Mittelpunkt aller Aufmerksamkeit ist. Der arme Vater steht ganz am Rand. Will er das Kind sehen, so muß er außerhalb der Säuglingsstation durch ein Fenster schauen und bei der Krankenschwester recht freundlich sein. Es ist ein schlechter Ersatz, wenn man das Kind durch eine Glasscheibe betrachtet, statt es im Arm zu tragen.

Der Vater bekommt nur den Eindruck, daß er für das Kind eigentlich nicht der richtige Gesellschafter ist. Siehe auch Abschnitt 9, in dem die zunehmend wichtige Rolle des Vaters in der Welt von heute beschrieben ist.

110. Rooming-in. Einige Krankenhäuser haben das Rooming-in (Mutter mit Kind in einem Zimmer) eingeführt, um einiges von der unnatürlichen Atmosphäre der traditionellen Geburtsklinik zu nehmen. Die Wiege des Kindes ist nicht auf der Säuglingsstation, sondern im Zimmer bei der Mutter. Die Mutter pflegt das Kind von Anfang an, hält es, füttert es, wechselt die Windeln und badet es. So kann sie sich üben, und gleichzeitig von erfahrenen Schwestern und Pflegern Hilfe und Ratschläge bekommen. Sie lernt, wann das Kind hungrig ist, wann es schlafen will, wenn es schreit, wann und wie es Stuhlgang hat, und so ist das Kind kein Fremder, wenn sie es mit zu sich nach Hause nehmen darf. Für Erstgebärende ist das eine große Hilfe. Ein unregelmäßiges Schema für die Mahlzeiten entsprechend den Wünschen des Kindes ist kein Problem, und das Stillen wird dadurch nur gefördert. Der Vater auf Besuch fühlt sich als Teil der Familie, er kann das Kind halten und sich praktisch an der Pflege beteiligen.

Obwohl in verschiedenen Ländern das Rooming-in schon immer üblich war, ist es erst in den letzten Jahren häufiger geworden. Rooming-in ist eine sichere Angelegenheit. Die meisten Mütter, die es kennengelernt haben, möchten es bei zukünftigen Geburten nicht missen.

Wenn Sie sich auf das Rooming-in gefreut haben, es aber nicht möglich ist, so ist natürlich nicht alles verloren. Sie werden das ausgleichen können, wenn Sie wieder zu Hause sind; das gilt besonders dann, wenn der Klinikaufenthalt nur kurz ist.

Die natürliche Geburt und das Rooming-in sind nicht nur die Folge des Drucks der Eltern, sondern auch Folge sich ändernder Konzepte bei Ärzten, Pflegepersonal und der Krankenhausverwaltung. Fragen Sie also Ihren Arzt danach vor der Entbindung. (Sie können auch der Krankenhausverwaltung schreiben oder dort vorsprechen.) Und ein letzter Trost: wenn natürliche Geburt und Rooming-in für Sie nicht möglich waren, hat doch Ihr Verhalten vielleicht dazu beigetragen, daß zukünftige Eltern in diesen Genuß kommen.

111. Alternative Geburtsmethoden. In den letzten Jahren kam ein großes Interesse an Entbindungsverfahren auf, die von den konventionellen stark abweichen; Ziel war, von Krankenhaus, Kreißsaal und Entbindungsraum wegzukommen. Viele Eltern wünschen sich daher die Hausgeburt oder die Geburt in bestimmten Geburtskliniken; die Durchführung der Geburt vertrauen sie Hebammen, Krankenschwestern oder Geburtshelfern an. Bei all diesen Alternativen soll eine Umgebung geschaffen werden, die dem Zuhause sehr ähnlich ist und wo Brüder und Schwestern im bestimmten Ausmaß an der Geburt teilnehmen können. Wenn Ihr Frauenarzt dagegen ist, müssen Sie sich entscheiden, ob Sie eine natürliche Geburt oder eine Hausgeburt oder einen anderen Frauenarzt wollen. Informationen über diese Fragen können Sie von den Beratungsstellen der Kirchen, von Pro-Familia und in Kursen von Volkshochschulen und anderen Organisationen erhalten.

112. Kaiserschnitt. Fast ein Viertel der Entbindungen in den USA erfolgen durch Kaiserschnitt. Wenn Ihr Baby durch Kaiserschnitt entbunden wird, bedeutet das nicht, daß Sie oder das Kind in der Zukunft irgendwelche besonderen Probleme haben werden. (Es bedeutet auch nicht, daß Ihre nächsten Babys ebenfalls durch einen Kaiserschnitt entbunden werden müssen.) Es heißt lediglich, daß Sie ein paar Tage länger im Krankenhaus liegen und daß die Mutter, wenn sie dann zu Hause ist, etwas länger braucht, um sich zu erholen.

Der Besuch der Hebamme

113. Die Hebamme, die die Entbindung gemacht hat, wenn man bei der Geburt zu Hause geblieben ist, kommt während der ersten 8 bis 10 Tage täglich einmal, um die Mutter zu versorgen und das Baby gründlich zu waschen oder zu baden. Sie wird der jungen Mutter zeigen, wie sie mit dem Baby umgehen muß, wie sie es zu baden und zu wickeln, und vor allem, wie sie es zu ernähren hat. Wenn das Baby in der Klinik geboren ist, wird die junge Mutter das Nötigste, was sie wissen muß, schon dort lernen. Im übrigen kann sie sich jederzeit an ihren Kinderarzt oder an die Fürsorgestelle um Auskunft wenden.

Der Kinderarzt

114. Wer soll der Arzt sein? In vielen Fällen wird der Hausarzt, der die Frau entbunden hat, auch danach ihre Betreuung übernehmen. Der Hausarzt kann hier so gut sein wie ein Facharzt, solange keine ungewöhnlichen Probleme auftauchen. In großen Städten führt oft ein Facharzt für Gynäkologie und Geburtshilfe die Entbindung durch, der sich hinterher jedoch nicht mehr um das Baby kümmert. Dann werden die Eltern versuchen, einen Haus- oder Kinderarzt zu finden. Manche Eltern mögen einen großzügigen Arzt, der sich nicht bei Details aufhält. Andere möchten von A bis Z ihre Vorschriften vom Arzt bekommen. Der eine möchte lieber sein Vertrauen in einen älteren, erfahrenen Arzt setzen, der andere fühlt sich bei einem jüngeren Arzt wohler. Wenn Sie wissen, welchen Arzt Sie möchten, sollten Sie mit Ihrem Frauenarzt darüber sprechen, welche Kinderärzte und Hausärzte es gibt.

Wenn es Ihr erstes Baby ist oder Sie umgezogen sind, sind Besuche bei mehreren Haus- oder Kinderärzten angeraten. Das wird häufig so gemacht und kann Ihnen eine große Hilfe sein, wenn Sie sich nicht sicher sind, was für einen Arzt Sie aufsuchen sollten oder Sie nicht wissen, welcher der Ärzte, die Ihnen empfohlen wurden, für Sie der beste ist. Hier ein paar Fragen, die Sie bei dem Besuch stellen könnten: Hat der Arzt eine eigene Praxis oder praktiziert er mit anderen Ärzten zusammen? Wie reagiert man in der Praxis auf Telefonanrufe? Was passiert, wenn Ihr Kind krank wird und der Arzt keine Sprechstunde hat bzw. wenn es tagsüber einen Notfall gibt? Wie erfolgt die Berechnung der Behandlung oder Konsultation? Wählen Sie ein paar für Sie interessante Problemkreise aus, zum Beispiel die Ansichten des Arztes zum Stillen oder zu Ihrer Anwesenheit bei einer für das Kind schmerzhaften Behandlung. Oder auch dazu, wie er auf Fragen reagiert, die nicht streng physischer Natur sind, auf Verhaltensprobleme beispielsweise. Fragen Sie den Arzt, was er in dieser Situation tun würde. Nach diesen Gesprächen werden Sie ein besseres Gefühl dafür haben, welcher Arzt und welche Praxis für Sie die beste sein wird. (Ich erwähne extra die Praxis des Arztes, denn Sie werden auch mit seinem Personal, Schwestern und Partnern zurechtkommen müssen.)

115. Die Kinderklinik. In der Stadt kann statt des Hausarztes auch eine Betreuung in der Ambulanz einer Kinderklinik in Betracht gezogen werden. Mittlerweile gibt es Kinderkliniken und Säuglingsberatungsstellen in sehr vielen Landkreisen. Das Gesundheitsamt kann über die Adressen Auskunft geben. An einer Kinderklinik oder

Mütterberatungsstelle betreuen Ärzte und Krankenschwestern den neuen Erdenbürger in einem Team. Der Arzt untersucht regelmäßig das Kind und gibt den Eltern Ratschläge. Die Krankenschwester erklärt die Einzelheiten und gibt in vielen Kleinigkeiten Empfehlungen. Die Krankenschwester kann auch einen Hausbesuch machen oder bei aufkommenden Problemen zwischen den vorgesehenen Arztterminen die Betreuung übernehmen, so daß eine Fahrt in die Klinik entfallen kann.

116. Mütterberatungsstellen und freipraktizierende Hebammen. In den Mütterberatungsstellen können praktische Fragen von den Eltern gestellt werden. Wachstum und Gewichtszunahme des Kindes werden kontrolliert, das Impfprogramm für den Säugling wird festgelegt und überwacht.

Es gibt auch freipraktizierende Hebammen, die die Mutter über die Zeit nach der Geburt hinaus betreuen und insbesondere bei der Frage des Stillens guten Rat geben können.

117. Regelmäßige Besuche. Wenn man sicher sein will, daß das Baby gut gedeiht, sollte man es regelmäßig vom Arzt untersuchen lassen. Die ersten beiden Monate stellt man es meist monatlich vor, die nächsten vier Monate alle acht Wochen und danach reicht es aus, wenn man sich bis zum Ende des zweiten Lebensjahres alle drei Monate beim Arzt vorstellt. Ich glaube, daß für viele Eltern noch häufigere Besuche von Nutzen wären, zumindest beim ersten Kind. Wenn Sie dies möchten, sagen Sie dem Arzt Bescheid.

Der Arzt wird Fragen stellen, um die Entwicklung des Babys einschätzen zu können. Er wird das Baby wiegen und messen und sehen, ob es genügend zunimmt. Er wird es untersuchen, um zu sehen, wie es sich entwickelt hat und es impfen. Die Mutter wird natürlich auch einige Fragen haben, vor allem, wenn es das erste Kind ist. Da ist es empfehlenswert, ein kleines Notizbuch bei sich zu haben, in dem man die Fragen, die einem zu Hause einfallen, eintragen kann. Dort können Sie aber auch bestimmte Entwicklungen des Kindes, wie zum Beispiel die Reaktion auf eine Impfung oder einen Ausschlag vermerken, so daß Sie später noch wissen, wann dies aufgetreten ist. Natürlich wird ein Kind nicht deshalb krank, weil der Arzt es nicht regelmäßig sieht. Aber aus Erfahrung kann ich sagen, daß regelmäßige Besuche für das Baby und auch zur Information und Beruhigung der Eltern äußerst wichtig sind.

118. Arzt und Eltern. In den meisten Fällen werden die jungen Eltern und der Arzt sich bald kennenlernen und gut miteinander auskommen, doch gelegentlich - da sie alle nur Menschen sind - mag es Mißverständnisse und Spannungen geben. Die meisten sind wahrscheinlich vermeidbar und mit Offenheit auf beiden Seiten aus der Welt zu schaffen.

Bei Privatpersonen empfiehlt es sich, über die Kosten gleich von vornherein zu sprechen. Am Anfang ist es leichter als später. Manche Ärzte werden ihre Honoraransprüche niedriger halten, wenn sie wissen, daß es den Eltern zu diesem Zeitpunkt nicht sehr gut geht. Man sollte sich also nicht scheuen, offen darüber zu reden.

Junge Eltern schämen sich oft am Anfang, Fragen über Babypflege zu stellen, weil sie glauben, sie seien töricht. Darüber sollten sie sich keine Gedanken machen. Jede Frage, die man beantwortet haben möchte, sollte man auch stellen; der Arzt ist froh über jede Frage, die er beantworten kann, je leichter sie ist, um so besser. Selbst wenn man befürchtet, daß der Arzt unwillig sein könnte, weil man ihn wegen einer unter Umständen belanglosen Frage stört, sollte man anrufen. Die Gesundheit des Kindes ist im Moment wichtiger als der mögliche Ärger des Arztes oder als die eigene Angst zu stören.

Es geschieht oft, daß Eltern ein Problem erörtert sehen möchten; der Arzt erklärt das Problem teilweise und gerät - so etwas kann im Gespräch ja vorkommen - unversehens auf ein anderes Thema, bevor er den Punkt berührt hat, der die Eltern am meisten interessiert. Wenn die Mutter zu schüchtern ist, wagt sie es nicht, die Frage ein zweites Mal zu stellen, und sie geht mit ihren Zweifeln wieder nach Hause. Es wäre indessen in jedem Fall besser, wenn man in derlei Situationen seinen Mut zusammennimmt, den Arzt noch einmal fragt und ihn bittet, die Antwort zu präzisieren.

119. Der Besuch in der Arztpraxis. Einige Eltern wissen noch aus ihrer eigenen Kindheit, daß der Arzt zu ihnen nach Hause kam, wenn sie einmal krank waren. Sie finden es nicht richtig, daß man ein krankes Kind in die Praxis des Arztes bringen soll. Für einen vielbeschäftigten Arzt ist es natürlich angenehmer, er würde jedoch nicht dazu raten, wenn er nicht wüßte, daß dem Kind daraus in den meisten Fällen kein Schaden erwächst, zumal es heutzutage fast immer möglich sein wird, ein Kind sicher und schnell entweder mit dem eigenen Wagen oder auch mit einem Sanitätsfahrzeug zu transportieren. Außerdem ist die Untersuchung und Behandlung in der Arztpraxis in vielen Fällen zweckmäßiger und leichter durchführbar.

Abstriche, Blutuntersuchungen, aber auch Röntgenaufnahmen - z. B. bei Verletzungen - und eine ganze Reihe von anderen Verrichtungen lassen sich in der Praxis weitaus besser durchführen.

120. Röntgenuntersuchungen. Früher wandte man die Röntgenuntersuchung routinemäßig für die Diagnose an, zum Beispiel, um den Zustand einer Schwangerschaft zu bestimmen oder bei der Intensivbehandlung von Akne, bis man dann erkannte, daß dies schädigende Folgen haben könnte. Seitdem sind viele Leute vorsichtiger geworden und manche lehnen jegliche Röntgenuntersuchung ab, gleich wie notwendig sie sein möge. Die natürliche Radioaktivität, die auf jeden von uns strahlt, löst bei einem von einer Million Menschen Krebs aus, wenn er dafür sehr empfindlich ist. Dieses Risiko ist geringer als das beim Überqueren einer belebten Straße. Ein Mensch mit einer ungewöhnlich hohen Resistenz wird viele Risiken verkraften, ohne Schaden zu nehmen. Es ist alles eine Frage des Abwägens von Risiken. Die Gefährdung, die durch eine nicht diagnostizierte Infektion eines Zahnes oder der Lungen entsteht, ist wesentlich größer, als die Gefährdung durch eine Röntgenuntersuchung. Wenn Sie eine besonders große Angst vor der Strahlung haben, sollten Sie dies Ihrem Arzt oder Zahnarzt sagen, damit er das berücksichtigen kann. Besteht er dann immer noch auf eine Röntgenaufnahme, würde ich als Elternteil und Patient dem zustimmen.

121. Konsultationen eines zweiten Arztes. Wenn das Kind von einer Krankheit befallen ist oder sich in einem Zustand befindet, der die Eltern sehr änstigt, so haben sie jederzeit das Recht, die Meinung eines zweiten Arztes einzuholen. Manche Eltern zögern, das zu tun, weil sie glauben, es sei ein Mangel an Vertrauen in die Fähigkeiten ihres ständigen Arztes, und weil sie fürchten, ihn zu verletzen. Doch es ist allgemein üblich, daß in Zweifelsfällen auch einmal mehrere

Ärzte oder besondere Spezialisten hinzugezogen werden. Und jeder gute Arzt ist vernünftig genug, das einzusehen. Jeder gute Arzt wird wie jedes andere menschliche Wesen es unwillkürlich spüren, wenn seine Patienten etwas auf dem Herzen haben. Sprechen sie es nicht offen aus, dann erschwert es ihm seine Arbeit. Man sollte sich also nicht davor scheuen, auch solche Fragen anzuschneiden.

122. Offenheit ist notwendig. Wenn man mit seinem ständigen Arzt zu einem guten Verhältnis gelangen will, so ist es angebracht, es gleich zu sagen, wenn man mit der Behandlungsmethode oder seinen Ratschlägen einmal nicht einverstanden ist. Es hat keinen Sinn, Unsicherheit und Verstimmung in sich zu verschließen, da die Grundlage auch der medizinischen Behandlung das beiderseitige Vertrauen ist.

Wenn sich trotz aller Offenheit Patient und Arzt auf die Dauer nicht verstehen, sollten sie sich lieber trennen. Jeder Arzt, auch der erfolgreichste, weiß, daß er eben nicht für jeden Patienten geschaffen ist, und er nimmt diese Tatsache von der philosophischen Seite.

123. Die Zeit für telefonische Anrufe. Man sollte wissen, zu welcher Zeit des Tages man seinen Arzt telefonisch erreichen kann und wann er angerufen sein möchte. Das ist besonders wichtig, wenn es sich um einen akuten Krankheitsfall handelt, bei dem ein Hausbesuch notwendig ist. Wenn Kinder erkranken, zeigen sich definitive Symptome meistens erst während des Nachmittags oder des frühen Abends; der Arzt würde natürlich gern so früh wie möglich wissen, worum es sich handelt, damit er seine Hausbesuche danach einrichten kann. Wenn aber die Symptome, die die Eltern ängstigen, sich tatsächlich erst später zeigen, muß man den Arzt auch dann noch anrufen.

124. In welchem Fall soll man den Arzt anrufen? Wenn man bereits Kinder hat, wird man wissen, welche Krankheitssymptome einen sofortigen Besuch des Arztes erforderlich machen und welche harmlos sind, so daß ein Hausbesuch nicht gleich nötig ist. Doch beim ersten Kind fehlt den Eltern noch diese Erfahrung, und sie bitten oft um eine Liste der besorgniserregenden Symptome. Auch wenn sie sie niemals brauchen, fühlen sie sich sicherer. Keine solche Liste indessen kann auch nur nahezu vollständig sein. Es gibt Hunderte von verschiedenen Leiden und Verletzungen. Man muß schon seinen gesunden Menschenverstand zu Hilfe nehmen. Die folgenden Angaben können deshalb auch nur einige wenige generelle Hinweise geben.

Die wichtigste Regel ist, daß man den Arzt sofort konsultiert (zumindest telefonisch), wenn ein Baby oder Kind plötzlich in seinem Aussehen oder in seinen Handlungen *verändert* ist, d. h. wenn ungewöhnliche Blässe oder Müdigkeit, ungewöhnliche Schläfrigkeit, Mangel an Interesse, ungewöhnliche Ängstlichkeit, Ruhelosigkeit oder Widerspenstigkeit auftreten.

Dies gilt vor allem für die ersten zwei bis drei Lebensmonate, wenn das Kind sehr krank sein sollte, ohne daß Fieber oder andere spezifische Krankheitssymptome aufträten.

Krämpfe (Anfälle) werden in Abschnitt 816 bis 818 behandelt. Eine der schlimmsten Erlebnisse für Eltern ist es, zu sehen, wie sich das Kind in Krämpfen windet. Teilen Sie es dem Arzt sofort mit, so daß die krampfauslösende Ursache behandelt werden kann.

Fieber wird in Abschnitt 717 besprochen. Wie hoch oder niedrig es sein mag, ist weniger entscheidend als der Eindruck, den das Kind macht. Hohes Fieber kann bei Kindern von ein oder zwei Jahren bei einer verhältnismäßig harmlosen Infektion auftreten, während ein Säugling mit geringem oder gar keinem Fieber sehr krank sein kann. Im allgemeinen sollte man den Arzt konsultieren, wenn das Baby mehr als 37,5 Grad Fieber hat. Man braucht den Arzt jedoch nicht mitten in der Nacht anzurufen, wenn das Baby nur eine leichte Erkältung mit 37,5 Grad Fieber hat und im übrigen ganz zufrieden zu sein scheint. Dann genügt es, wenn man ihn am nächsten Morgen um Rat fragt. Aber wenn das Baby krank aussieht - auch ohne Fieber - besonders in den ersten zwei oder drei Lebensmonaten, sollte man sofort anrufen.

Erkältungen. Normalerweise sollten Sie den Arzt rufen, wenn die Erkrankung nicht nur leicht ist, wenn sie länger als zehn Tage bis zwei Wochen andauert, wenn es dem Kind scheinbar schlechter geht oder neue Symptome hinzukommen. Einzelheiten zu Erkältungen werden in den Abschnitten 724, 725, 727; zu Husten in den Abschnitten 746 bis 753; zu Ohrenschmerzen in Abschnitt 738 besprochen.

Heiserkeit in Verbindung mit Atemproblemen (Abschnitte 746 bis 749, 782, 783) sollten sofort mit dem Arzt besprochen werden.

Schmerzen oder ein Verdacht auf Schmerzen sollte dem Arzt mitgeteilt werden, wenn sie länger anhalten, ungewöhnlich stark zu sein scheinen oder das Kind sehr krank aussieht. (Natürlich muß eine Kolik, die wochenlang abends auftritt, nicht jedesmal dem Arzt mitgeteilt werden.) Ohrinfektionen sind im Abschnitt 738; Magenschmerzen in den Abschnitten 755, 756, 758 bis 760; Schmerzen in den Harnwegen in den Abschnitten 775 bis 777; Brüche in Abschnitt 811 beschrieben. Kopfschmerzen (Abschnitt 754) beim Kleinkind sollten sofort dem Arzt gemeldet werden.

Ein plötzlicher Appetitverlust ist manchmal ein Zeichen von Erkrankungen. Wenn er nur einmal auftritt und das Kind ansonsten nicht beeinträchtigt erscheint, muß man den Arzt noch nicht verständigen. Wenn aber andere Symptome und Zeichen dazu kommen, insbesondere Bauchschmerzen, ist der Arzt zu rufen.

Jedes ungewöhnliche *Erbrechen* muß dem Arzt sofort mitgeteilt werden, vor allem, wenn das Kind krank aussieht. Damit ist natürlich nicht das Aufstoßen nach den Mahlzeiten gemeint, das bei Kindern sehr häufig ist. Siehe auch Abschnitte 342, 343, 756, 759, 760, 811.

Stärkere *Durchfälle* bei Säuglingen sollten dem Arzt sofort, weniger starke innerhalb von ein paar Stunden mitgeteilt werden. Sie werden ausführlich in den Abschnitten 350, 351, 757 besprochen. Bei Kindern sind Durchfälle dem Arzt bald mitzuteilen (Abschnitt 756).

Blut im Stuhl (Abschnitte 286, 351, 760), im Erbrochenen oder im Urin müssen dem Arzt sofort mitgeteilt werden.

Das gleiche gilt für Augenentzündungen oder -verletzungen (Abschnitte 813, 814, 841, 848).

Kopfverletzungen sollten nur mitgeteilt werden, wenn das Kind 15 Minuten danach noch nicht völlig wiederhergestellt erscheint (Abschnitt 846).

Ein *Hervorwölben* der Fontanelle sowie eine eingesunkene Fontanelle sollten dem Arzt mitgeteilt werden, wenn das Baby einen kranken Eindruck macht.

Verletzungen an den Gliedmaßen müssen dem Arzt mitgeteilt werden, wenn das Kind in der Funktion beeinträchtigt ist oder bei der Bewegung Schmerzen hat (Abschnitte 843, 844).

Verbrennungen sollten dem Arzt berichtet werden (Abschnitt 838).

Vergiftungen. Wenn Ihr Kind irgend etwas gegessen hat, das möglicherweise gefährlich ist (Abschnitte 850 und 852), sollten Sie Ihren Arzt oder die Giftnotrufzentrale zu erreichen versuchen. Deren Telefonnummern müßten eigentlich am Telefon immer greifbar sein.

Schnittverletzungen, Blutungen und Verbände werden in den Abschnitten 831 bis 835, Nasenbluten in Abschnitt 837 beschrieben.

Hautausschläge. Bei allen Hautausschlägen sollten Sie den Arzt heranziehen. Nur zu leicht kann man sie verwechseln. Siehe dazu Abschnitte 352 bis 356, 784 bis 786, 788 bis 793. Wenn zu dem Hautausschlag ein Krankheitsgefühl hinzukommt oder wenn der Hautausschlag sich weit ausdehnt, muß der Arzt sofort benachrichtigt werden.

125. Wenn Sie mit Ihrem Kind verreist sind und plötzlich einen Arzt benötigen, wenden Sie sich zunächst am besten an ein Krankenhaus. Wenn es eine Kinderabteilung hat, kann es vielleicht dort – auch ambulant – behandelt werden. Sonst werden Sie aber sicherlich den Namen eines Kinderarztes erfahren können.

DIE ERNÄHRUNG DES BABYS

Die Bedeutung der Ernährung für das Baby

126. Das Baby weiß selbst recht gut, was es braucht. Wenn eine junge Mutter aus der Klinik entlassen wird, so hat sie im allgemeinen einen genauen Ernährungsplan und all die Anweisungen im Kopf, die Arzt und Schwestern ihr gegeben haben, und sie glaubt zunächst, daß die Ernährung des Säuglings eine sehr komplizierte, fast wissenschaftliche Angelegenheit sei.

Dies etwa ist das Leben eines Babys in seinem ersten Jahr: Es wacht am Morgen auf, weil es hungrig ist, und meldet sich mit Geschrei, denn nun möchte es gefüttert werden. Wenn das Fläschchen kommt und der Sauger in seinen Mund geschoben wird, zittert das Baby fast vor Begier, und es bietet ein Bild der Zufriedenheit und Hingabe, wenn es dann trinkt. Vielleicht fängt es sogar an, dabei zu schwitzen. Nähme man ihm sein Fläschchen weg, würde es vor Ärger und Empörung anfangen zu brüllen. Wenn es genug hat, läßt es die Flasche vor gesunder Ermüdung (denn Trinken ist für Baby schwere Arbeit) los und schläft wieder ein. Noch im Schlaf sieht man ihm das Glück des gehabten Genusses an, sein Mündchen nuckelt noch ein bißchen weiter, und sein ganzer Ausdruck ist der reinster Zufriedenheit mit seiner Umwelt. Trinken ist Lebensinhalt und das größte Vergnügen für das Baby, die ersten Eindrücke vom Leben vermittelt ihm die Person, die es tagtäglich füttert.

Wenn Eltern ihr Kind dazu zwingen, mehr zu sich zu nehmen als es möchte, verliert es an Essen und Trinken immer mehr das Interesse. Manch ein Kind schläft dann bei den Mahlzeiten immer früher ein, oder es wird Widerstand leisten. Das aktive und positive Lebensgefühl kann verloren gehen; denn das Kind spürt: »Das Leben ist ein Kampf. Ständig hacken sie auf mir herum, ich muß sehen, wo ich bleibe.«

Daher sollten Sie Ihr Kind nicht zum Essen zwingen. Es soll Freude an den Mahlzeiten haben und seine Eltern als Freunde betrachten. So wird schon im ersten Lebensjahr Selbstvertrauen, Freude am Leben und Freude an anderen Menschen begründet.

127. Die Bedeutung des Sauginstinkts. Aus zwei Gründen trinkt das Baby so eifrig: Erstens, weil es Hunger hat, und zweitens, weil es so gern saugt. Wenn sie viel füttern, dem Baby aber wenig Gelegenheit zum Saugen geben, bleibt dieses Verlangen unbefriedigt und es wird sich als Ausgleich etwas anderes nehmen, die Faust, den Daumen oder die Kleidung. Es stimmt, daß das Saugverhalten von Baby zu Baby sehr unterschiedlich ist. Es ist wichtig, daß man dem Baby beim Füttern genügend Zeit läßt und es am Tag auch ausreichend oft füttert.

Mahlzeiten

128. Regelmäßigkeit und Flexibilität. Während der ersten Hälfte des 20. Jahrhunderts wurden Säuglinge meist nach einem starren Schema gefüttert. Die Medizin kannte die Ursachen von Magen-Darm-Infektionen nicht, die jedes Jahr Zehntausende von Säuglingen in Gefahr brachten. Als Ursache vermutete man nicht nur verunreinigte Milch, sondern auch falsch zusammengesetzte Flaschennahrung und unregelmäßige Mahlzeiten.

Ein starres Schema funktionierte bei den meisten Säuglingen sehr gut. Denn das Verdauungssystem eines kleinen Kindes braucht etwa 3 oder 4 Stunden, um eine volle Mahlzeit zu verarbeiten.

Einige Säuglinge aber konnten ein so regelmäßiges Schema während der ersten Lebensmonate nicht ertragen; ihr Magen schien zu klein zu sein, um die Milch für die nächsten 4 Stunden aufzunehmen, sie schliefen während der Mahlzeiten ein, waren unruhig oder hatten Koliken. Tagsüber schrien sie mehr oder weniger jämmerlich, aber Mütter und Ärzte wagten nicht, von dem Schema abzugehen. Das war hart für die Kinder und für die Eltern.

Aber die schweren Durchfallerkrankungen sind fast verschwunden. Die Hauptfaktoren dafür waren die Pasteurisierung der Milch in der Molkerei und die Verfügbarkeit von sauberem, gesundem Wasser. Allerdings erst viele Jahre später begannen Ärzte, mit flexiblen Mahlzeiten zu experimentieren.

129. Die ersten Experimente mit der Fütterung nach Wunsch wurden von dem Psychologen Dr. Preston McLendon und der jungen Mutter Frau Frances P. Simsarian mit ihrem Baby vorgenommen. Sie wollten bei ihrem Kind wissen, wie es sich entwickelte, wenn es immer dann gestillt würde, sobald es hungrig schien. In den ersten paar Tagen wachte das Kind selten auf. Als die Milch einschoß, wachte das Kind bis zu 10mal täglich auf. Im Alter von zwei Wochen wurde das Kind dann 6- bis 7mal täglich in wechselnden Abständen gefüttert. Als das Kind 10 Wochen alt war, hatten sich die Abstände auf etwa drei bis vier Stunden eingespielt. Seitdem lockerte sich das starre Schema immer mehr auf. Heute weiß man, daß ein Kind in den ersten zwei Lebenswochen alle zwei Stunden eine Mahlzeit braucht; einige Kinder werden alle 1 ½ Stunden, andere alle 3 Stunden gestillt.

130. Regelmäßigkeit und Fütterzeiten. Bei den meisten Babys entwikkelt sich ganz natürlich ein regelmäßiger Fütter- und Schlafrhythmus. Die Abstände zwischen den einzelnen Mahlzeiten können sich im Laufe eines Tages unterscheiden. Dieser Tagesrhythmus wird aber recht beständig sein. Er ändert sich mit der Entwicklung des Babys. Die Wachzeiten werden immer länger und das Baby aktiver. Unter Leitung der Eltern wird dieser Rhythmus in einen Zeitplan gefaßt, der sowohl dem Baby als auch den Eltern hilft, den Tagesablauf angenehm und überschaubar zu gestalten.

Nun bedeutet dieser Zeitplan aber nicht, daß man das Kind alle vier Stunden oder alle drei Stunden füttern muß, obwohl auf manche Kinder und manche Familien diese Zeitabstände zutreffen werden. Einige Neugeborene scheinen schon mit diesem drei- bzw. vier-Stunden-Rhythmus aus dem Krankenhaus zu kommen. Andere wiederum wollen scheinbar einen eigenen Plan aufstellen und brauchen dann Wochen, bis sie ihn schließlich einhalten. Zu manchen Zeiten des Tages scheinen die Kinder hungriger zu sein und häufiger essen zu wollen. Dann wachen sie alle eineinhalb bis vier Stunden auf und wollen gefüttert werden. Oder sie schlafen fünf Stunden hintereinander - dabei spielt es keine Rolle, ob es Tag oder Nacht ist. Vielleicht sind sie plötzlich auch mehrere Stunden lang gereizt, das tritt meist am frühen Abend auf. In dieser Zeit möchte der Säugling am liebsten ständig an der Brust sein, und er wird schreien, wenn Sie ihn hinlegen. Ein Flaschenkind macht dann vielleicht einen hungrigen Eindruck, trinkt aber nicht viel, wenn Sie ihm die Flasche anbieten. Es saugt nur gierig am Schnuller. Manche unglückliche Eltern sagen, daß ihre Neugeborenen die »Nacht zum Tage machen«. Diese Babys schlafen am Tag tief und fest und es ist fast unmöglich, sie wachzubekommen. Nachts sind sie quengelig und wollen alle eineinhalb Stunden gefüttert werden.

In den ersten Wochen verlagern sich die längeren Schlafperioden immer mehr auf die Nachtzeit. Das abendliche Quengeln wird in den ersten Monaten schrittweise nachlassen (obwohl es Ihnen ewig vorkommen kann).

Im Vergleich dazu wird ein Kind zum Ende des ersten Lebensjahres für gewöhnlich die ganze Nacht durchschlafen. Möglich ist aber, daß es früh zum Stillen oder zur Flaschenfütterung aufwacht, um dann für ein oder zwei Stunden weiterzuschlafen. Es bekommt drei Hauptmahlzeiten und mehrere Zwischenmahlzeiten, schläft zwischendurch ein paarmal ein und hält dann oft nach der letzten Fütterung den Nachtschlaf durch.

Wie kommt es zu all diesen Veränderungen innerhalb eines einzigen Jahres? Das hängt nicht nur von den Eltern ab. Das Baby selbst verlängert nach und nach die Abstände zwischen den Mahlzeiten und verkürzt die Schlafperioden. Im Laufe seiner Entwicklung paßt es sich ganz natürlich in den Zeitplan der Familie ein.

131. Allgemeine Hinweise. Sie sollten Ihr Kind auf keinen Fall längere Zeit vor Hunger schreien lassen oder ihm das Gefühl geben, es kümmere sich niemand.

Alle Kinder entwickeln regelmäßige Gewohnheiten um so schneller, je mehr die Eltern das begünstigen. Es macht einem Kind überhaupt nichts aus, alle drei bis vier Stunden für eine Mahlzeit geweckt zu werden. Kleinere Babys möchten häufiger gefüttert werden als größere. Aber bei allen werden sich mit der Zeit die Abstände zwischen den Mahlzeiten vergrößern. Brustkinder verlangen im Durchschnitt häufigere Mahlzeiten als Flaschenkinder, weil die Muttermilch leichter und schneller verdaut wird als Zubereitungen aus Kuhmilch und Sojaprodukten. Nach ein, zwei oder drei Monaten merken die Säuglinge, daß sie die nächtliche Mahlzeit gar nicht brauchen und werden nicht mehr danach verlangen. Irgendwann zwischen dem vierten und dem 12. Lebensmonat werden die Kinder dann auch die letzte Mahlzeit vor dem Zubettgehen der Eltern verschlafen.

Die Eltern können die Regelmäßigkeit und Häufigkeit der Mahlzeiten steuern. Eine Mutter, die alle vier Stunden ihr Kind weckt, läßt diesen Abstand zur Gewohnheit werden. Wenn das Kind nach der letzten Mahlzeit schon bald wieder unruhig wird, sie ihm aber die Möglichkeit gibt, wieder einzuschlafen, oder, sollte es wirklich aufwachen und weinen, es dann mit einem Schnuller tröstet, hilft sie ihm, sich auf einen längeren Abstand einzustellen. Nimmt sie es aber jedesmal aus dem Bettchen und füttert es sofort, selbst kurz nach einer Mahlzeit, wird das Kind an kurze Abstände und kleine Mahlzeiten gewöhnt.

Kinder brauchen unterschiedliche Zeiten, sich an ein regelmäßiges Schema zu gewöhnen. Gute Esser, die entspannt sind und große Mahlzeiten zu sich nehmen können, gewöhnen sich schnell an einen relativ festen Zeitplan und geben die nächtliche Mahlzeit nach einigen Monaten auf. Quengelige oder schläfrige Kinder (Abschnitte 176, 232 bis 234, 326 bis 328) oder Kinder, die zu wenig Muttermilch erhalten, brauchen dazu länger. Aber auch bei ihnen werden sich die Probleme schrittweise beseitigen lassen, wenn die Eltern sanft auf regelmäßige Mahlzeiten hinarbeiten; bei Brustkindern sollte der Abstand zwei bis drei Stunden, bei Flaschenkindern drei bis vier Stunden betragen.

132. Mißverständnisse über das Prinzip der Fütterung nach Wunsch und nach Plan. Jeder Plan muß sich am Wohl des Kindes orientieren. Er muß aber auch berücksichtigen, daß den Eltern für die Kinderpflege Energie bleibt. Das bedeutet, die Mahlzeiten mehr oder weniger regelmäßig zu gestalten und die Mahlzeit bei Nacht wegzulassen, sobald es geht.

Einige fortschrittlich gesinnte junge Eltern meinten nun, sie müßten, um von dem starren Schema der Vergangenheit wegzukommen, genau das Gegenteil tun, nämlich ihr Kind jedesmal füttern, wenn es aufwacht und dürften es nie zum Füttern aufwecken.

Bei einem friedlichen Kind mit einer guten Verdauung, dessen Eltern keinen festen Tagesablauf haben und denen es nichts ausmacht, zwischen Mitternacht und 6 Uhr aufgeweckt zu werden, mag das gut gehen (natürlich müssen ganz kleine Babys auch in dieser Zeit gefüttert werden). Ein unruhiges und quengeliges Kind wird seinen Eltern viele Monate keine Ruhe geben, wenn es ständig gefüttert wird. Einige Kinder werden durch dieses Verhalten sogar ermutigt, noch gegen Ende des ersten Lebensjahres ein- oder zweimal pro Nacht für eine Mahlzeit aufzuwachen.

Wenn Eltern ihr Kind je nach Verlangen des Kindes mehrere Monate unregelmäßig füttern wollen, schadet das seiner Ernährung nichts. Auch die Eltern tragen keinen Schaden davon, wenn sie Routine als solche ablehnen. Wenn sie sich aber außer um das Kind auch um andere Dinge kümmern müssen, dann ist m. M. nach die Auffassung, daß, je mehr sie sich für das Kind aufopfern, desto besser wäre es, nicht richtig. Es ist schlecht, wenn sie auf sich keine Rücksicht nehmen, nur um »gute« Eltern zu sein. Solch eine Haltung wird auf lange Sicht zu Problemen führen.

133. Wie erreicht man regelmäßige Mahlzeiten? Am einfachsten fängt man damit an, tagsüber das Kind vier Stunden nach der letzten Mahlzeit zu wecken. Sie werden es kaum drängen müssen, zu trinken. Der Hunger wird sich in wenigen Minuten von selbst einstellen.

Wenn das Kind aber schon eine Stunde nach der letzten Mahlzeit wieder aufwacht, dann brauchen Sie es nicht sofort zu füttern. Es muß nicht hungrig sein. Schläft es jedoch nicht wieder ein und fängt an zu schreien, würde ich nicht länger warten.

Was aber, wenn es jedesmal kurz nach einer Mahlzeit wach wird? Ist die Mahlzeit vielleicht zu klein? Wenn es ein Brustkind ist, können Sie durch häufigeres Stillen die Milchproduktion in der Brustdrüse anregen. Wenn dann nach einigen Tagen die Mahlzeiten größer werden, halten sie auch länger vor. (Die Mutter darf nicht vergessen, ausreichend zu essen und zu trinken und sich auch auszuruhen, damit sie mehr Milch produzieren kann, wenn das Baby es braucht.) Bei einem Flaschenkind erhöhen Sie die Menge bei jeder Mahlzeit um 25 ml oder mehr und probieren Sie aus, ob sich dadurch die Abstände zwischen den Mahlzeiten verlängern lassen.

134. Welchen Abstand sollten die Mahlzeiten haben? Wenn ein Kind meist alle drei oder vier Stunden gefüttert wird und gelegentlich bereits nach zwei oder zweieinhalb Stunden aufwacht, darf es seine

Mahlzeit früher bekommen. Wenn es aber bereits eine Stunde nach der letzten Mahlzeit wach ist, liegt der Verdacht nahe, daß Verdauungsprobleme bestehen. Dann können Sie versuchen, daß es ein Bäuerchen macht oder ihm eine Flasche mit Wasser oder einen Schnuller geben. Eine neue Mahlzeit sollte nur die allerletzte Lösung sein. Ein Kind ist nicht unbedingt hungrig, wenn es die Hand in den Mund nimmt oder nach der Flasche greift. Das kommt auch bei einer Kolik vor. Anscheinend kann das Kind zwischen den Schmerzen bei Hunger und bei einer Kolik nicht unterscheiden (siehe Abschnitt 328). Mit anderen Worten: Sie brauchen das Kind nicht immer zu füttern, wenn es schreit; schreit es zur falschen Zeit, so müssen Sie versuchen, den Grund dafür herauszufinden. Es kann naß sein, zu warm oder zu kalt; vielleicht muß es ein Bäuerchen machen oder getröstet werden; vielleicht schreit es auch nur, um Spannungen abzubauen. Wenn dies häufiger auftritt, und Sie finden nicht heraus, warum, können Sie es mit einem Arzt besprechen.

135. Die Mahlzeit um zwei Uhr früh sollte nur gegeben werden, wenn das Baby nicht aufgeweckt werden muß. Braucht es diese Mahlzeit, so wacht es oft automatisch gegen zwei Uhr auf. Im Alter von zwei bis sechs Wochen schläft das Kind manchmal bis um drei oder halb vier Uhr. Dann wird es gefüttert. In der nächsten Nacht schläft das Kind vielleicht noch länger oder es wacht auf, weint verschlafen und schläft weiter, wenn Sie es nicht sofort füttern. Das Kind gibt seine Mahlzeit um 2 Uhr früh normalerweise innerhalb weniger Tage auf. Ein Brustkind kann dann bei den anderen Mahlzeiten länger gestillt werden, beim Flaschenkind können Sie die Tagesmenge auf die verbleibenden Flaschen aufteilen, wenn das Kind es braucht. Die Fütterung nachts sollte in einem ruhigen und verdunkelten Raum erfolgen (im Gegensatz zu den Mahlzeiten am Tag, bei denen mehr Reize auf das Kind einwirken können).

136. Wann dürfen Sie die Mahlzeit um zwei Uhr früh aufgeben? Wenn das Kind zwei oder drei Monate alt ist und über 6 kg wiegt, aber trotzdem noch um zwei Uhr nachts zur Mahlzeit aufwacht, sollten Sie als Eltern dafür sorgen, daß es diese Mahlzeit aufgibt. Lassen Sie das Kind ruhig eine Weile quengeln. Wenn es sich nicht beruhigt, sondern heftig schreit, beruhigen Sie es und geben Sie ihm die

Mahlzeit. Nach ein oder zwei Wochen sollten Sie es noch einmal versuchen. Vom Standpunkt der gesunden Ernährung braucht ein Kind von 6 kg, das am Tage gut trinkt, eine Mahlzeit um zwei Uhr früh nicht mehr.

137. Die abendliche Mahlzeit um 22 Uhr können Sie nach Ihrem Belieben gestalten. Das Kind im Alter von ein paar Wochen kann bis 23 oder 24 Uhr warten. Wenn Sie früher zu Bett gehen möchten, dürfen Sie das Kind auch kurz vor 22 Uhr aufwecken. Die Mahlzeit dürfen Sie soweit verschieben, wie das Kind schläft.

Braucht Ihr Kind noch die Mahlzeit um zwei Uhr, dann sollte es die um 22 Uhr nicht überschlafen. Auf jeden Fall sollte das Kind zuerst die Mahlzeit um zwei Uhr aufgeben, damit die Nachtruhe für Sie als Eltern früher wiederhergestellt wird.

Haben Kinder die Mahlzeit um zwei Uhr wegfallen lassen, nehmen aber tagsüber noch sehr unregelmäßig Nahrung zu sich, dann sollten sie zwischen 22 und 23 Uhr auf jeden Fall gefüttert werden. So bleibt ein Schema für den Tag erhalten und das Risiko einer Mahlzeit zwischen Mitternacht und vier Uhr früh ist gering. Meist beginnen die Kinder ihren Tag zwischen fünf und sechs Uhr morgens. Der Wegfall der Mahlzeit um 22 Uhr wird im Abschnitt 268 besprochen.

Was man beim Füttern beachten muß

Die Einzelheiten des Stillens werden in den Abschnitten 164–175 besprochen. Im Abschnitt 176 werden Fragen behandelt, die bei manchen Babys während der ersten Wochen auftreten. Sie trinken schlecht und passen sich nur schwer an regelmäßige Mahlzeiten an. Die Abschnitte 226–236 behandeln das Füttern mit der Flasche.

138. Bäuerchen. Sie müssen die Flasche mit dem Boden so hoch halten, daß sich keine Luft mehr im Sauger befindet. Alle Babys schlucken beim Trinken etwas Luft mit hinunter, die sich als Luftblase im Magen sammelt. Bei manchen Kindern füllt sich der Magen schon mit Luft, ehe sie die Hälfte ihrer Nahrung bekommen haben, und dann müssen sie aufhören zu trinken. Es gibt verschiedene

Möglichkeiten, dem Baby zu helfen: Man kann es sich aufrecht auf den Schoß setzen und ihm sanft den Magen reiben; im allgemeinen wird die Mutter sich das Kind aufgerichtet an die Schulter legen und die mittlere Partie seines Rückens leicht klopfen. Als Vorsichtsmaßnahme sollte man sich eine Windel auf die Schulter legen, es könnte sein, daß das Baby einmal spuckt. In den meisten Fällen wird die Luft mit einem »Bäuerchen« leicht und schnell abgehen. Sollte es eine hartnäckige Luftblase sein, kann man sich helfen, indem man das Baby eine Sekunde lang waagrecht hält und es sich dann wieder aufgerichtet gegen die Schulter legt. Nur wenn das Kind sehr viel Luft mitgeschluckt hat und aufhört zu trinken, sollte man es zwischendurch, während der Mahlzeit, ein »Bäuerchen« machen lassen. Am Ende einer Mahlzeit aber muß man es während der ersten Monate auf alle Fälle tun. Werden Babys mit der Luftblase im Magen ins Bett zurückgelegt, dann fühlen sie sich nicht wohl, überdies kann die Luft eine Kolik und Schmerzen auslösen. Es gibt, da Ausnahmen die Regel bestätigen, auch Babys, die ohne »Bäuerchen« zufrieden und guter Dinge sind. Wenn man das ausprobiert hat, dann sollte man nicht über Gebühr lange versuchen, sie dazu zu bringen.

Erwähnt sei noch, daß nach einer vollen Mahlzeit das Bäuchlein eines kleinen Kindes ungewöhnlich gefüllt zu sein scheint, so daß unerfahrene Mütter einen Schrecken kriegen. Kein Grund zur Besorgnis: das Quantum, das ein Baby zu jeder Mahlzeit trinken muß, ist nur verhältnismäßig groß im Vergleich zu seinen Körpermaßen.

Das richtige Quantum und die Gewichtszunahme

139. Am Anfang verlieren Babys oft an Gewicht. Brustkinder werden den Gewichtsverlust wieder aufholen, sobald die Mutter genügend Milch hat. Kinder von normaler Größe, die von Beginn an die Flasche bekommen, nehmen nach zwei bis drei Tagen wieder zu, da sie gut trinken und verdauen können. Kleine oder frühgeborene Kinder verlieren mehr Gewicht und holen das erst später wieder ein, da sie anfangs nur kleine Mahlzeiten zu sich nehmen. Es kann Wochen dauern, bis sie ihr Geburtsgewicht wieder erreichen. Diese Verzögerung ist jedoch kein Verlust. Letztlich werden sie den Gewichtsverlust schnell wieder wettmachen.

Manche Eltern machen sich darüber unnötig Sorgen. Sie meinen, es sei unnatürlich und gefährlich, wenn das Kind nicht ständig zunehme. Diese Sorge beunruhigt einige Mütter nicht nur unnötig, sondern kann auch dazu führen, daß sie das Stillen frühzeitig aufgibt. Es ist besser, wenn die Eltern wissen, daß ein Gewichtsverlust eine natürliche Sache ist, und daß sie dieses Problem vertrauensvoll mit dem Arzt oder der Schwester besprechen können.

140. Für gewöhnlich weiß ein Kind, wieviel Nahrung es braucht. Wenn seine Flaschennahrung bzw. das Stillen nicht mehr ausreicht oder die Muttermilch weniger wird (vielleicht, weil die Mutter müde ist oder irgendwelche Aufregungen gehabt hat), wird das Baby von Tag zu Tag, oder besser: von Mahlzeit zu Mahlzeit, früher aufwachen und schreien. Und zwar wird es so schreien, daß die Mutter ohne Zweifel weiß, es hat Hunger. Das Baby wird seine Flasche bis zum letzten Tropfen leeren und mehr verlangen. Das zeigt es, indem es heftig an seinem Daumen oder Händchen nuckelt. Legt man es auf die Waage, so stellt man unter Umständen fest, daß es weniger zugenommen hat als üblich. Manchmal leiden Babys, die nicht genug bekommen, auch unter Verstopfung. Ein hungriges Baby wird am Ende einer jeden Mahlzeit anfangen zu brüllen.

Stellen sich bei einem Flaschenbaby solche Zeichen der Unzufriedenheit ein, dann muß man wahrscheinlich die Flaschennahrung ändern. Will man sich dazu nicht mit dem Arzt in Verbindung setzen (wenn Sie z. B. die Flaschennahrung nach diesem Buch zusammenstellen), ist es Zeit, zur nächsten gehaltvolleren Stufe überzugehen. Im übrigen aber braucht man gar nicht zu warten, bis das Baby Zeichen ständigen Hungers von sich gibt; sobald es alle seine Mahlzeiten brav und zufrieden zu sich nimmt, kann man ihm nach und nach größere Mengen und abwechslungsreichere Kost geben. Dabei sollte man anfangs jedoch vorsichtig sein; wahrscheinlich wird das Baby seine Flasche nicht ganz austrinken, und man sollte es auf keinen Fall dazu zwingen.

Wenn ein Brustkind zu früh am Morgen aufwacht, kann man ihm gleich eine Mahlzeit geben. Der mütterliche Milchhaushalt regelt sich dann sogar noch besser. Hat das Baby mit der Menge einer

Brustseite nicht genug, kann man ihm für eine Weile auch beide Seiten zu einer Mahlzeit geben.

141. Wenn das Kind später nicht mehr gefüttert werden will. Manchmal verhält sich ein Kind im Alter zwischen vier und sieben Monaten beim Füttern merkwürdig. Ein paar Minuten saugt es hungrig und gierig an Brust oder Flasche. Dann wird es unruhig, saugt nicht mehr und schreit, als hätte es Schmerzen. Das Kind scheint noch hungrig zu sein, aber jeder weitere Versuch es zu füttern wird schwerer. Feste Nahrung hingegen nimmt es gerne zu sich. Ich vermute, daß das Zahnen die Ursache für dieses Verhalten ist. Das Saugen reizt das ohnehin schmerzvolle Zahnfleisch. Nun kann man jede Mahlzeit unterteilen und zwischen dem Saugen feste Nahrung geben. Außerdem kann man weitere Löcher in den Sauger bohren, so daß das Kind schneller und mit weniger Anstrengung die Flasche leeren kann. Fühlt sich das Kind ganz unwohl, dann dürfen Sie ein paar Tage mit der Flasche aussetzen. Sie können die Milch aus einer Tasse oder einem Löffel geben, wenn das Kind geschickt genug dazu ist. Auch kann man die Milch mit dem Brei oder anderen Nahrungsmitteln verrühren. Machen Sie sich bitte keine Sorgen, wenn das Kind ein paar Tage etwas weniger Milch als sonst erhält.

Im Verlauf einer Erkältung kann eine Ohrinfektion Schmerzen im Kiefergelenk auslösen, so daß das Kind zwar feste Nahrung zu sich nimmt, aber nicht saugen will.

Manchmal lehnen Kinder die Mutterbrust während der Zeit der Regelblutung ab. Mann kann versuchen, in diesen Tagen dem Kind die Brust öfters anzubieten. Manchmal muß die Mutter auch die Brust manuell auspressen, um den Druck zu entlasten und die Milchproduktion aufrechtzuerhalten. Nach Abschluß der Periode saugen die Kinder wieder wie gewöhnlich und regen dadurch den Nachschub von Muttermilch an.

142. Die Gewichtszunahme des Babys muß regelmäßig kontrolliert werden. Das gesunde Kind wird von Woche zu Woche genügend zunehmen, denn es wird so viel Nahrung aufnehmen, wie seine Natur ihm vorschreibt. Wird ihm zuviel angeboten, trinkt es einfach nicht weiter; bekommt es zuwenig, wacht es zu früh auf und schreit oder nuckelt an seinen Händchen.

Man kann von dem »Durchschnittsbaby« sprechen, wenn man sich bewußt wird, daß im Grunde kein Baby »Durchschnitt« ist. Wenn Ärzte oder Bücher wie dieses von einem Durchschnittskind reden, dann bedeutet es, daß man – in diesem Zusammenhang – Kinder, die schneller zunehmen, die mittelmäßig und die nur langsam zunehmen, zusammengefaßt hat. Das eine Kind sammelt eben seiner Natur nach die Pfunde nur langsam, während das andere es eilig hat, zuzunehmen – das eine ist so normal wie das andere.

Doch nicht in jedem Fall entspricht eine sehr langsame Gewichtszunahme der Konstitution des Kindes. Wenn ein Baby immer hungrig ist, so darf das als Zeichen dafür gelten, daß es mehr vertragen, also auch mehr zunehmen könnte. Hin und wieder ist ein Baby, das nur langsam zunimmt, auch krank. Deshalb müssen Kinder, die langsam zunehmen, auf jeden Fall von Zeit zu Zeit vom Arzt untersucht werden, damit die Eltern sicher sind, daß alles in Ordnung ist. Gelegentlich begegnet man auch ganz besonders höflichen Babys, die nur langsam zunehmen, aber nicht hungrig zu sein scheinen. Wenn man ihnen aber mehr anbietet, nehmen sie es bereitwillig, und siehe da, sie werden schnell kräftiger. Mit anderen Worten, nicht jedes Baby schreit, wenn es nicht genug bekommt.

Das Durchschnittsbaby wiegt bei der Geburt etwa sieben Pfund, mit fünf Monaten rund 14 Pfund, d. h., daß das Durchschnittsbaby sein Geburtsgewicht im Laufe der ersten fünf Monate verdoppelt. Tatsächlich aber nehmen Babys, die bei der Geburt weniger wiegen, schneller zu, so als ob sie die Kräftigeren wieder einholen müßten. Große Kinder haben es weniger eilig, ihr Gewicht bis zum fünften Monat zu verdoppeln. Das Durchschnittsbaby nimmt während der ersten drei Monate etwa zwei Pfund monatlich zu. Natürlich gibt es auch hier durchaus normale Abweichungen. Danach nimmt es langsamer zu, mit sechs Monaten nur etwa ein Pfund monatlich. Das ist für die Spanne eines Vierteljahres ein ziemlich großer Schritt. Im letzten Viertel des ersten Jahres beträgt die monatliche Gewichtszunahme nur mehr etwa 300 Gramm und während des zweiten Jahres rund 250 Gramm monatlich.

Je älter das Baby wird, desto langsamer nimmt es zu. Im übrigen wird die Gewichtszunahme auch unregelmäßiger. Die Zeit des Zahnens oder eine Krankheit mindert seinen Appetit, und es kann sein, daß es einige Wochen lang überhaupt nicht zunimmt. Wenn das

Kind sich dann wieder besser fühlt, kehrt auch sein Appetit zurück, und es wird schnell wieder zunehmen. Während der ersten Wochen und Monate hängt die Gewichtszunahme auch von der Verdauung des Kindes ab.

143. Wie oft nun soll man ein Baby wiegen? Die meisten Mütter haben keine Waage, und die meisten Kinder werden also auch nur bei ihren Besuchen beim Arzt oder bei der Beratungsstelle gewogen. Wenn ein Baby gesund und zufrieden ist, braucht es nicht öfter als einmal im Monat gewogen zu werden. Hat man selbst eine Waage, dann sollte man es auch nicht öfter als einmal im Monat wiegen. Anders ist es, wenn das Baby sehr viel schreit, Blähungen hat und oft erbricht. Dann muß man das Gewicht häufiger kontrollieren, schon um dem Arzt darüber Auskunft geben zu können. (Wenn das Kind z. B. sehr viel schreit und doch schnell zunimmt, läßt es darauf schließen, daß es unter Koliken leidet und nicht unter Hunger.)

144. Übergewicht beim Kind bedeutet nicht, daß es das ganze Leben übergewichtig sein wird. Man ist allerdings nicht nett zu Kindern, wenn man sie dick und rund werden läßt. Hören Sie mit dem Füttern auf, wenn das Baby satt aussieht. Ernährungsprobleme und schlechte Esser werden in den Abschnitten 231 bzw. 466 besprochen.

Es fällt uns schwer, einzusehen, daß ein rundes, wohlgenährtes Kind nicht attraktiv und erstrebenswert ist. Für diese Kinder erhalten die Eltern von Freunden und Bekannten manchmal Lob, als ob ein rundes Kind ein Beweis für eine besonders gute Pflege wäre. Manche Eltern glauben, daß die Fettpölsterchen - wie das Geld auf der Bank - eine Art Versicherung für schlechte Zeiten und für Krankheit sind. Ich hoffe, daß immer mehr Eltern Übergewicht bei Kindern nicht aufkommen lassen.

Vitamine bei Kleinkindern

145. Babys brauchen unter Umständen zusätzlich Vitamin C und Vitamin D (siehe Abschnitte 439 und 440). Die Kuhmilch und die feste Nahrung, die schon frühzeitig gegeben wird, enthalten nur wenig von diesen Vitaminen.

Muttermilch enthält eine genügende Menge Vitgamin C, wenn die Mutter sich entsprechend mit Obst und Gemüsen ernährt (Abschnitt 159).

Bei Dosenmilchzubereitungen sollte das Baby handelsübliche Präparate mit täglich 25 bis 50 mg Vitamin C bekommen, solange, bis es täglich 60 ml Orangensaft trinkt. Es schadet auch Brustkindern nichts, diesen Saft zur Sicherheit auch zu trinken.

Heute wird Vitamin D in eigens für Säuglinge entwickelten Präparaten gegeben, wie zum Beispiel Vigantoi und ViDe. Die vorbeugende Behandlung mit Vitamin D setzt unmittelbar nach der Geburt ein, und sie kann in verschiedener Weise erfolgen. Man kann sie einmal in Form der sogenannten »Vigantol- oder ViDe-Stöße« durchführen, wobei das Kind dreimal in bestimmten Abständen eine größere Menge Vitamin D erhält; die erste Gabe wird gleich im ersten Monat verabreicht. Nach Ansicht der meisten Kinderärzte bewährt sich jedoch bei der Mehrzahl der Kinder eine Dauerbehandlung mit Vitamin D besser; sie wird während des ganzen ersten, manchmal auch des zweiten Lebensjahres durchgeführt. Hier erhält das Kind täglich eine genau festgelegte Menge Vitamin D in Tropfen- oder Tablettenform. Die Mutter darf nun keinesfalls die vom Arzt oder der Beratungsstelle genannte Menge überschreiten, vielleicht aus dem Gefühl heraus, ihrem Kind etwas besonders Gutes antun zu wollen! Auch ein Zuviel an Vitamin D kann nämlich bei dem Kind zu Schäden führen.

146. Multivitaminpräparate enthalten zusätzlich zu den Vitaminen A, C und D Vitamine des B-Komplexes. Milch, Cerealien und andere Nahrungsmittel enthalten aber meist ausreichend Vitamin B. Diese Präparate sollten also nur gegeben werden, wenn Ihr Arzt sie empfiehlt.

Trinkwasser für das Kind

Wenn Ihr Trinkwasser nicht genügend Fluorid enthält, wird der Arzt es Ihnen entweder mit den Vitamintropfen oder gesondert verschreiben. Lesen Sie in Abschnitt 414 über die Bedeutung des Fluorids nach.

147. Einige Kinder möchten Wasser, andere möchten es nicht. Oft hört man die Empfehlung, dem Kind zwischen den Mahlzeiten, ein- oder zweimal am Tag, etwas Wasser zu reichen. Das ist nicht unbedingt notwendig, da die Flüssigkeitsmenge in der Flaschennahrung ausreicht. Man sollte Wasser geben, wenn das Kind Fieber hat oder wenn es besonders heiß ist; Sie erkennen das auch daran, daß der Urin dunkelgelb wird und das Kind sehr durstig zu sein scheint. Unter diesen Umständen trinken auch Kinder Wasser, die das sonst ablehnen. Einige Mütter haben die Erfahrung gemacht, daß der Zusatz von etwas Apfelsaft das Getränk für das Kind noch interessanter macht.

Viele Kinder lehnen Wasser schon kurz nach der Geburt und etwa bis Ende des ersten Lebensjahres ab. Sie mögen alles, was etwas Nahrhaftes enthält, mit reinem Wasser finden sie sich nicht ab. Wenn das Kind Wasser mag, dann sollten Sie ihm mehrfach täglich zwischen den Mahlzeiten, nicht aber direkt vor der Mahlzeit, davon geben. Zwingen Sie Ihr Kind aber nicht dazu, wenn es nicht mag: Es weiß, wieviel es braucht.

Wenn Ihr Kind gern Wasser trinkt und das Wasser nicht rein ist, müssen Sie die Tagesmenge drei Minuten kochen und in einer sterilisierten Flasche aufbewahren. Wenn Sie dann etwas brauchen, gießen Sie 50 ml in die Trinkflasche. Nähere Informationen zum Sterilisieren erhalten Sie in den Abschnitten 218 und 219.

Wenn Sie Brunnenwasser nehmen, wenden Sie sich an Ihr Gesundheitsamt und lassen es vor der Geburt Ihres Babys überprüfen.

148. Zuckerwasser. Sie werden Ihrem Kind besonders dann Wasser geben wollen, wenn es während einer Krankheit zuwenig Milch trinkt oder wenn es draußen sehr heiß ist. Wenn es kein reines Wasser möchte, können Sie ihm auch Zuckerwasser geben. Sie sollten dazu etwa einen gestrichenen Eßlöffel Zucker auf einen halben Liter Wasser geben und solange umrühren, bis sich der Zucker aufgelöst hat.

STILLEN

Die Vorteile des Stillens

149. Stillen ist in vielerlei Hinsicht vorteilhaft. Gründliche Untersuchungen zeigten, daß Kinder Abwehrstoffe gegen Krankheiten durch das Colostrum (die »Hexenmilch«, das heißt die erste Milch nach der Geburt) und die eigentliche Muttermilch erhalten. Muttermilch enthält zwar nur wenig Eisen, jedoch in einer Form, die gut verdaut und aufgenommen wird.

Der große Vorteil des Stillens ist die Reinheit der Milch; sie verhindert Darminfektionen. Nimmt man mehr die praktischen Gesichtspunkte, so ergeben sich weitere Vorteile: da keine Flaschen sterisiliert werden müssen, keine Nahrung gemischt und gekocht wird und Kühlung oder Warmhalten von Flaschen nicht nötig sind, spart man viel Zeit. Das ist besonders auf Reisen angenehm. Stillen spart auch Geld. Der Sauginstinkt des Säuglings wird stärker gefördert. Denn an der Brust saugt er solange, wie er möchte. Wahrscheinlich lutschen Brustkinder daher weniger am Daumen.

Das überzeugendste Argument aber kommt von den Müttern, die gestillt haben. Sie sind stolz darauf, ihrem Kind etwas gegeben zu haben, was ihm sonst niemand geben kann, sie freuen sich, wenn das Kind an der Brust liegt, und sie ihm nahe sein können.

Eltern fühlen sich nicht allein deswegen so, weil sie ein Kind bekommen haben; erst wenn sie das Kind pflegen, wenn sich ihre elterliche Liebe zeigen kann, erleben sie das Elternsein voll und ganz. Ihre Elternrolle nehmen sie um so leichter an, je mehr das Kind zeigt, daß es mit der Pflege zufrieden ist. In dieser Hinsicht ist das Stillen für eine junge Mutter ein großes Erlebnis. Mutter und Kind können so besonders viel Liebe und Glück erfahren.

Das Stillen ging auf der ganzen Welt im 20. Jahrhundert zurück. Erst in den letzten Jahren hat sich der Trend umgekehrt, weil man mehr über die körperlichen und seelischen Vorteile des Stillens weiß; auch die Hinwendung zur Natur und zum natürlichen Leben hat das Stillen gefördert.

Fragen zum Stillen

150. Unterschiedliche Meinungen zum Stillen. Es gibt auch Frauen, die, meist als Folge ihrer Erziehung, das Stillen ablehnen, weil es den Tieren zu ähnlich sei.

Auch einige Väter sind gegen das Stillen, weil sie eifersüchtig sind. Viele andere Väter aber sind stolz, wenn ihre Frauen stillen. Die Mutter muß also selbst entscheiden.

Nach einigen Wochen wird das Stillen für die Mütter immer angenehmer. Viele von ihnen sagen, daß das Gefühl, welches sie in ihren Brüsten und in ihrem Genitalbereich beim Stillen verspüren, in vielem dem Gefühl bei sexueller Erregung ähnelt. Einige Frauen sind deswegen verwirrt und bedrückt, da sie nicht wissen, daß ein solches Gefühl ganz normal ist. Oft tritt Milch aus der Brustdrüse einer stillenden Frau aus, wenn das Kind einer anderen Frau vor Hunger schreit. Auch das ist normal und sollte die Mutter nicht beunruhigen. Einige Mütter und Väter mögen es nicht, wenn beim Koitus Milch austritt, andere werden dadurch erregt. Sie sehen also, es ist wirklich wichtig, daß die Eltern über das Stillen offen miteinander reden. Manchmal kann auch ein Arzt oder eine besonders ausgebildete Schwester helfen, die Schwierigkeiten am Anfang zu überwinden.

Die Praxis des Stillens

151. Man sollte das Stillen nicht beim ersten mißglückten Versuch aufgeben. Es wird heute viel von Überzivilisation gesprochen und davon, daß sie die Mutter zu nervös macht. Gewiß wird in manchen Fällen die Nervosität der Mutter die Milchabsonderung zeitweise verringern. Ich glaube aber, daß die meisten Mütter nicht aus Nervosität mit dem Stillen nicht zurecht kommen, sondern weil sie es nicht richtig versuchen.

Es gibt drei Faktoren, die dabei wichtig sind: erstens soll man mit der Flasche erst gar nicht anfangen, sie auch nicht als Rettungsring im Hintergrund halten; zweitens darf man sich nicht entmutigen lassen; drittens ist eine kräftige Stimulation der Brust nötig, nachdem die Milch begonnen hat, einzuschießen.

Wenn man dem Baby während der ersten zwei, drei Tage seines Lebens die Flasche gegeben hat, ist die Chance der Brustnahrung im allgemeinen verspielt. Ein Kind, das ausreichend Flaschennahrung erhält, wird nicht mehr so kräftig an der Brust saugen wollen. Nachdem die Milch begonnen hat, einzuschießen, ist es auch besser, auf die Flasche zu verzichten.

Manchmal neigt eine Mutter dazu, gerade in dem Moment aufzugeben, wenn die Milch einschießt bzw. ein oder zwei Tage danach, weil die Milch noch nicht ausreicht. Sie sollte es auf keinen Fall aufgeben, denn langsam wird es nämlich mehr werden. Wenn man in dieser Zeit eine Hilfe zu Hause hat, dann sollte diese beruhigend und ermutigend auf die Mutter einwirken. Das gilt natürlich auch für den Ehemann bzw. Verwandte, die sie vielleicht unterstützen.

Am meisten hilft sich die Mutter, wenn sie für sich sorgt, indem sie ausreichend ißt und trinkt und sich Ruhe gönnt. Dann legt sie das Kind öfter an die Brust, damit diese ausreichend stimuliert und mehr Milch produziert wird.

Die Mahlzeiten bei Nacht sind genauso wichtig, wie die am Tag, um die Funktion der Brustdrüse anzuregen.

Wenn das Kind aber wochenlang hungrig ist oder gar an Gewicht verliert, muß man zur Flasche übergehen.

Der Arzt kann Empfehlungen geben, wie lange ein Kind mit weniger Muttermilch als nötig auskommen kann und wieviel die Brustwarzen aushalten können. Natürlich wird sein Vorschlag von der Einstellung der Mutter zum Stillen beeinflußt. Wenn sie unbedingt weiter stillen möchte, wird er sie nicht davon abhalten.

152. Lassen Sie Ihr Selbstvertrauen nicht erschüttern. Eine junge Mutter zweifelt oft daran, ob sie genügend Milch haben wird; in einer Gesellschaft, in der die Flaschenernährung normal und das Stillen eine Ausnahme ist, muß sie ihre Fähigkeit erst noch unter Beweis stellen.

Auch Mütter mit Erfahrung, die aber nie viel Selbstvertrauen entwickelten, haben diese Zweifel. Meist fehlt es nicht an der Milch, sondern am Selbstvertrauen.

153. Auch andere können zum Erfolg beitragen. Der Geburtshelfer, die Hebamme, die Krankenschwestern und der Hausarzt können eine positive Einstellung zum Stillen fördern oder verhindern. Das gleiche gilt für Verwandte und Freunde. Die positive Einstellung des Vaters kann wesentlich zum Erfolg des Stillens beitragen (siehe Abschnitt 156).

154. Man lasse sich von Freunden nicht entmutigen und in seine Entschlüsse hineinreden. Heutzutage, da es durchaus nicht mehr selbstverständlich ist, daß man sein Kind stillt, kann eine Mutter, die sich zur natürlichen Ernährung ihres Kindes entschlossen hat, unter Umständen Überraschung und skeptische Redensarten bei Freunden oder Verwandten auslösen. Es kommt vor, daß sie für altmodisch und übereifrig gehalten wird. Man sollte sich von derlei Ansichten auf keinen Fall abhalten lassen zu tun, was man als Mutter selbst für richtig hält. Man gibt seinem Baby die beste Grundlage für die spätere Entwicklung, wenn man sich dazu entschließt, es einige Monate zu stillen, auch wenn es in vieler Beziehung ein Opfer für die Mutter bedeutet.

155. Warum manche Mütter nach anfänglichem Erfolg wieder aufgeben. Viele Mütter haben im Krankenhaus und wenige Wochen danach keine Schwierigkeiten, ausreichend Milch für das Kind zur Verfügung zu stellen. Sie machen dann die beunruhigende Erfahrung, daß das Kind wächst, aber die Milchmenge nicht »mitwächst«.

Es überrascht, daß in den Entwicklungsländern sich die Milchmenge der Mutter an den Bedarf des Kindes im Verlaufe von Monaten anpaßt, während bei uns, wo die Flaschennahrung vorherrscht, der Bedarf an Muttermilch schon bald nicht mehr gestillt werden kann. Ich glaube nicht, daß unsere Mütter weniger ausgeglichen oder gesund sind. Vielmehr scheint es mir, daß unsere Mütter das Stillen als einen Versuch und nicht als das Natürlichste der Welt betrachten; sie kennen das Ergebnis nicht, während dort die Mütter an den Erfolg des Stillens glauben. Unsere Mütter fürchten, sie könnten beim Stillen keinen Erfolg haben und meinen beim ersten längeren Schreien ihres Kindes, sie hätten nicht genügend Milch gegeben. Wenn das Kind Verdauungsprobleme oder Koliken hat, dann denken unsere Mütter, ihre Milch sei daran schuld. Aus Angst greifen sie zur Flaschennahrung, die für sie leicht zu beschaffen ist. Beim Verlassen des Krankenhauses hat eine Mutter bei uns Hinweise oder sogar Dosen mit Fertignahrung (»für den Fall des Falles«) erhalten und jeder Arzt und jede Hebamme können ihr Hinweise zur Flaschenernährung geben. Wenn ein Kind viel Flaschennahrung bekommt, läßt sein Interesse, an der Brust zu saugen, nach. Und wenn Milch in der Brust zurückbleibt, erhält die Brustdrüse den Befehl: bitte weniger produzieren.

In anderen Worten: wenn eine Mutter fürchtet, sie werde nicht genügend Milch zum Stillen haben und wenn die Flaschennahrung greifbar ist, gibt man das Stillen leicht auf.

Um es positiv auszudrücken: wer stillen will, sollte erst ganz zuletzt zur Flaschennahrung greifen (außer in der Übergangszeit, wenn die Brust noch nicht genügend Milch produziert (siehe Abschnitte 193 und 194). Unter normalen Bedingungen ist die Milchmenge nicht konstant. Vielmehr paßt sich die Milchproduktion dem Bedarf an; wenn das Kind wächst und einen guten Appetit hat, leert es die Brust fast vollständig, worauf diese die Produktion steigert.

156. Hilfe für stillende Mütter. Sollten Sie Probleme oder Fragen zum Stillen haben, können Sie sich jederzeit an Ihren Kinderarzt, an eine niedergelassene Hebamme oder auch an die Fürsorgestelle wenden.

Physische Veränderungen beim Stillen

157. Die Veränderungen an der Brust während der Schwangerschaft und des Stillens. Manche Mütter fürchten, ihre Figur könnte beim Stillen leiden. Sie brauchen aber nicht mehr Fett zu essen, um genügend Milch geben zu können. Beim Stillen braucht eine Mutter ohnehin zusätzliche Nährstoffe, um den Körper gesund zu halten; das Körpergewicht sollte gleichbleiben.

Wie verändert das Stillen Form und Größe der Brüste? Während der Schwangerschaft und während der ersten Tage nach der Geburt vergrößern sich die Brüste, auch wenn das Kind nicht gestillt wird. Man vermutet heute, daß diese Vergrößerung dafür verantwortlich ist, daß bei manchen Frauen die Brust stärker nach unten hängt. Sie wird, wenn das Kind eine Woche alt ist, weniger groß und fest sein, auch wenn es beim Stillen keine Probleme gibt; dann fragt sich die Mutter, wohin ihre Milch gekommen ist.

Ein ausschlaggebender Faktor ist in jedem Fall das unterschiedliche Bindegewebe. Bei manchen Frauen hängt der Busen nach unten, obgleich sie nie ein Kind gestillt haben. Ich kenne aus meiner Praxis viele Frauen, bei denen das Stillen die Figur nicht verändert hat; bei manchen Frauen ist sie sogar besser geworden.

Zwei Vorbeugungsmaßnahmen sind immerhin zu empfehlen und wichtig. Erstens sollte die Mutter während der Zeit des Stillens und auch schon eine Weile zuvor einen gut sitzenden Büstenhalter tragen, der die Muskeln entlastet. (Bei stark vergrößerter Brust sollte sie ihn sogar Tag und Nacht tragen.) Für viele Frauen ist es ratsam, etwa im siebten Schwangerschaftsmonat einen größeren Büstenhalter zu tragen. Später empfehlen sich Stillbüstenhalter mit waschbaren Einlagen, die die zwischen den Mahlzeiten austretende Flüssigkeit aufsaugen (natürlich kann man statt dessen auch Watte verwenden). Sie werden vorn geschlossen, und man sollte immer solche kaufen, die sich leicht mit einer Hand öffnen lassen. Zweitens sollte man darauf achten, nicht allzuviel, besser noch überhaupt nicht dicker zu werden, da eine Gewichtszunahme auch ohne Schwangerschaft und Baby die Form der Brust verändern kann.

158. Die Größe der Brust spielt beim Stillen keine Rolle. Manche Frauen glauben, daß sie ihr Kind nicht stillen können, weil sie eine zu kleine Brust haben. Dafür gibt es keinerlei Beweise. Bei einer Frau, die weder schwanger ist noch stillt, ruhen die Drüsen, die die Milch absondern. Der größere Teil der Brust besteht aus einer Fettschicht, die eben unterschiedlich kompakt ist. Mit der fortschreitenden Schwangerschaft beginnen die Drüsen dann zu arbeiten, und die Brust vergrößert sich, auch die von Natur aus kleine. Man weiß, daß auch Frauen mit wirklich sehr kleiner Brust in der Lage sind, ihr Baby selbst zu stillen, da die Natur, wenn es darauf ankommt, für hinreichenden Ausgleich sorgt.

159. Die Ernährung der Mutter. Einige Mütter zögern, ihr Kind zu stillen, weil sie gehört haben, daß sie dann zuviel aufgeben müßten. Ganz allgemein gesagt, stimmt das nicht. Es gibt keinen Beweis dafür, daß Kaffee oder Tee, in Maßen getrunken, oder sportliche

Betätigung (kein Leistungssport) dem Baby einen Schaden zufügen. (Rauchen und alkoholische Getränke sollten vermieden werden.) Die stillende Mutter kann normalerweise ihre Eßgewohnheiten beibehalten. Der Genuß von Pflaumen entspannt nicht die Därme des Kindes und Gebratenes führt beim Kind auch nicht zu Verdauungsstörungen. Ab und zu kann es allerdings vorkommen, daß ein Kind sich immer dann aufregt, wenn die Mutter eine bestimmte Nahrung zu sich genommen hat. Passiert dies mehrere Male hintereinander, sollte auf diese Nahrung verzichtet werden. Einige Medikamente gehen in die Muttermilch über, normalerweise aber nicht in so großen Mengen, daß sie das Baby beeinträchtigen. Falls Sie Medikamente nehmen, befragen Sie Ihren Arzt.

Eine stillende Mutter braucht einen Ersatz für die vielen Spurenelemente, die sie mit der Milch verliert. In erster Linie ist es das Calcium, welches das Kind für sein Knochenwachstum benötigt. Nimmt die Mutter davon zu wenig zu sich, verliert sie Calcium aus ihren Knochen. Die Vermutung, sie verlöre auch Calcium aus den Zähnen, ist nicht richtig. Die Mutter braucht soviel Milch, wie das Kind von ihr bekommt; sie kann sie trinken, aber auch in Form von Cerealien, Suppen, Pudding oder Käse zu sich nehmen (Abschnitt 446). Die tägliche Ernährung sollte sich wie folgt zusammensetzen:

Milch, 1 Liter täglich, wenn möglich auch mehr, es kann Vollmilch, fettreduzierte Milch, Dosenmilch oder Milchpulver sein.

Obst und Gemüse, 6mal täglich. (Das sieht mehr aus als es ist – der Saft von 2 Orangen, 1 Salat, ein grünes oder gelbes Gemüse und 2mal Kartoffeln machen schon 6 Portionen aus.) Wegen des Vitamin-C-Bedarfs sollten 2 Portionen Rohkost sein, während 2 aus Orangen, Grapefruit, Tomaten, Kohl oder Beeren bestehen. Wegen des Vitamin A sollte ein dunkelgrünes Blattgemüse oder ein gelbes Wurzelgemüse dabei sein. Kartoffeln sind, abgesehen von ihren Kalorien sehr wertvoll. Obst und Gemüse können frisch, in Dosen, tiefgefroren oder getrocknet sein.

Fleisch, Geflügel und Fisch sollten ein- bis zweimal täglich gegessen werden. Leber ist besonders wertvoll und sollte gelegentlich auf dem Speisezettel stehen.

Wenn in der Familie keine Fälle von koronarer Herzkrankheit bekannt sind, darf täglich ein Ei gegessen werden.

Cerealien und Brot sind dreimal täglich angebracht; man achte auf

Vollkornbrot und Vollkornflocken, um genügend Vitamin B zu bekommen.

Wegen des Vitamin A kaufe man *Butter oder Margarine.* Wenn Sie Gewichtsprobleme haben, können Sie auch das Vitamin A aus Gemüse beziehen.

Ein Vitamin-D-Präparat hilft, genügend Calcium aus der Nahrung aufzunehmen.

Bei den *Vitaminen* dürfen Sie die empfohlene Tagesdosis nur überschreiten, wenn der Arzt das ausdrücklich empfiehlt. Hohe Vitamingaben können das Kind auch krank machen.

Wenn Sie zu stark zunehmen, können Sie fettreduzierte Milch trinken, weniger Butter bzw. Margarine essen, Cerealien und Brot reduzieren (möglichst die Vitamin-B-reichen Vollkornprodukte essen), auf Eis, Süßigkeiten, Gebäck, Chips, Mayonnaise und Tiefkühlkost verzichten. (Leider sind es gerade diese Nahrungsmittel, nach denen Übergewichtige am meisten verlangen.) Keinesfalls dürfen Sie weniger Milch trinken oder weniger Gemüse, Obst, Fleisch und Vitamin D zu sich nehmen.

Durch körperliche Betätigung kann die Mutter den Körper stärken und auch abnehmen. Ein zügiger 30minütiger Spaziergang mehrmals die Woche mit dem Baby im Tragesitz kann hier schon Wunder bewirken.

Bei den Getränken gibt es Vor- und Nachteile. Es hat keinen Zweck, mehr Flüssigkeit zu sich zu nehmen als Ihnen angenehm ist. Ihr Körper wird ein Zuviel an Flüssigkeit sofort wieder als Urin ausscheiden. Andererseits kann es passieren, daß eine junge, aufgeregte und geschäftige Mutter nicht soviel trinkt, wie sie eigentlich sollte. Es bietet sich an, 10 bis 15 Minuten vor der Stillzeit etwas zu trinken.

160. Es ist besonders wichtig, daß die Mutter während dieser ersten Tage im Leben des Babys auf sich achtgibt. Sie sollte sich nicht durch das Telefon stören lassen, sich ausruhen, wenn das Baby schläft, nicht zuviel Hausarbeit leisten, alle Sorgen und Verpflichtungen außerhalb des Kinderzimmers und zu viele Besucher von sich fern halten. Natürlich muß sie gut essen und trinken.

161. Ermüdet das Stillen? Man hört gelegentlich, daß das Stillen die Mutter sehr ermüde. Während der ersten Wochen sei man ganz

»erschlagen«. Doch daß sie ewig müde seien, hört man auch von Mütter, die ihr Kind mit der Flasche ernähren. Nach und nach erst kehren die Kräfte zurück, die durch Schwangerschaft und Entbindung aufgezehrt worden sind. Überdies macht die neue Aufgabe – nämlich das Baby zu pflegen und auch ja alles richtig zu machen – zuerst auch noch rechtschaffen müde. Es ist natürlich wahr, daß der Mutter durch die Brustnahrung Kalorien entzogen werden, und sie muß mehr essen und trinken, wenn sie bei Kräften bleiben will. Auf die Dauer aber gibt es keinen Grund, warum eine Mutter, die ihr Kind stillt, mehr von Müdigkeit geplagt werden sollte, als sie es etwa von der Hausarbeit oder langen Spaziergängen oder von sportlichen Übungen wurde. Der menschliche Körper und damit auch der Körper einer jungen Mutter hat so viel Elastizität, daß er sich den Bedingungen anpaßt, die ihm gestellt werden, der Appetit der stillenden Mutter regelt den Bedarf an Nahrung schon ganz von allein. Wer freilich dazu neigt, dicker zu werden, muß seine Energie zu Hilfe nehmen und seinem Appetit eine Grenze setzen, aber das müßte man schließlich auch tun, wenn man kein Baby bekommen hat.

Wenn allerdings eine Mutter glaubt, daß ihr das Stillen zuviel wird, wenn sie dünner wird und übernervös oder wenn ihr gesundheitlicher Zustand besorgniserregend ist, sollte sie den Arzt konsultieren, das versteht sich von selbst.

162. Menstruation und Schwangerschaft. Bei einigen Frauen stellt sich die Menstruation erst wieder ein, nachdem sie aufgehört haben zu stillen. Bei anderen Frauen wiederum erfolgt die Menstruation auch während dieser Zeit mehr oder weniger regelmäßig. (Es kann vorkommen, daß ein Brustkind während der Menstruation der Mutter etwas unruhiger ist bzw. vorübergehend nicht saugen will.)

Das Stillen verhindert keine Schwangerschaft, selbst wenn sich die Menstruation noch nicht wieder eingestellt hat. Beraten Sie sich mit Ihrem Arzt, wann Sie erneut zur Kontrazeption übergehen sollten.

163. Die berufstätige Mutter. Was macht die Mutter, die Stillen möchte, aber auch wieder arbeiten gehen muß? Wenn es Ihnen gelingt, in Ihrer Firma und zu Hause die nötige Unterstützung zu bekommen, können Sie es versuchen. Meistens gelingt das Ihnen am besten, wenn Sie nach der Arbeit häufiger füttern und nicht versuchen, einen festen Zeitplan einzuhalten.

Berufstätige Mütter können an ihren freien Tagen die Babys ganztätig stillen. Das stimuliert eine ausreichende Milchproduktion – eines der größten Probleme, die berufstätige Mütter haben. Wenn Sie sich entscheiden, wegen der Arbeit mit dem Stillen aufzuhören, wäre es auf jeden Fall zu empfehlen, das Kind vorübergehend wieder zu stillen, wenn Sie ein oder zwei Monate zu Hause sind.

Es ist zweckmäßig, sich vor der Entbindung mit Müttern zu unterhalten, die nach Aufnahme ihrer Arbeit weiter gestillt haben.

Hier einige Vorschläge, die ich von erfahrenen Müttern erhalten habe:

1. Warten Sie mit der Flasche, bis das Kind etwa sechs Wochen alt ist. In diesem Alter sollte es an eine mehr oder weniger regelmäßige Nahrungsaufnahme gewöhnt sein, und Ihre Brüste sollten genügend Milch produzieren.
2. Geben Sie zunächst eine Flasche Muttermilch dreimal wöchentlich (siehe Abschnitte 189 bis 192). Da manche Kinder die Flasche von der Mutter nicht annehmen, sollten Väter, ältere Geschwister oder ein Babysitter die Flasche geben.
3. Warme Milch ist am besten. Brustkinder sind an niedrige Temperaturen nicht gewöhnt, manche nehmen die Flasche nicht an, andere haben gar keine Schwierigkeiten damit.
4. Wenn ein Kind die Flasche nicht nehmen will, sollte die Mutter den Raum verlassen, da manche Kinder sich solange weigern, wie sie die Stimme der Mutter hören. Sie können auch das Kind in einer ungewohnten Stellung auf ihren Schoß setzen; die Füße liegen dann in Richtung ihres Schoßes, während der Kopf auf ihren Knien liegt. Manchmal möchten Kinder den süßen Geschmack der Muttermilch nicht sofort aufgeben; bei ihnen kann man übergangsweise die Flasche halb und halb mit Apfelsaft und Wasser füllen.

5. Bevor die Mutter zur Arbeit zurückkehrt, sollte das Kind mindestens eine volle Mahlzeit am Tag aufnehmen können. Wird das Kind mit der Flasche gefüttert, so müssen Sie die Milch manuell ausdrücken, um die Milchproduktion nicht versiegen zu lassen.
6. Versuchen Sie das Kind vor und nach der Arbeit zu füttern und die Milch mindestens einmal täglich auszudrücken, wenn Sie länger als 6 Stunden arbeiten.
7. Dazu kann man das Kind an einer Brust füttern und die andere mit der Brustpumpe leeren. Das ist besonders gut, weil so die Milchproduktion durch den Saugreflex gefördert wird. Muttermilch kann man im Kühlschrank ein paar Tage und im Gefrierfach zwei Wochen aufbewahren. Bevor Sie aber dem Kind die Milch geben, sollten Sie versuchen, ob sie nicht sauer ist. Angefangene Flaschen mit Muttermilch müssen nach 24 Stunden weggeschüttet werden. Mit den meisten Brustpumpen kann man die Milch direkt in kleine Flaschen mit dichten Verschlüssen füllen. Diese können Sie mit einem Etikett versehen und in das Gefrierfach stellen. Oder Sie kaufen sich Eiswürfelbehälter und frieren die Muttermilch in 40-ml-Portionen ein, die Sie dann später für die Flasche wieder auftauen können. Auch Brustkinder lernen, mit einer Flasche Muttermilch und verdünntem Apfelsaft während des Arbeitstages auszukommen.

Sie werden innerhalb weniger Wochen selbst herausfinden, was für Sie und Ihr Kind am besten ist.

Das erste Mal stillen

164. Entspannung und Stillen. Sie werden bemerken, daß das seelische Wohlbefinden sehr viel damit zu tun hat, wie man das Baby stillen kann. Sorgen und Aufregungen halten die Milch zurück. Jede Mutter sollte also versuchen, sich vorher zu entspannen. Wenn sie es einrichten kann, sollte sie sich 15 Minuten vor dem Stillen ausruhen, sich zum Beispiel hinlegen, die Augen schließen oder lesen oder auch fernsehen.

Wenn die Stillzeit herankommt, merken junge Mütter nach einigen Wochen deutlich, wie die Milch »einschießt«. Manchmal läuft bereits etwas Flüssigkeit aus der Brust, wenn das Baby im Nebenzimmer schreit. Beides zeigt, wie stark die Milchbildung von den Gefühlen der Mutter abhängig ist.

165. Wie soll man stillen? Gleich, welche Position Sie wählen, achten Sie darauf, daß das Baby richtig an Ihrer Brust anliegt. Eine falsche Lage ist die häufigste Ursache für entzündete Brustwarzen.

Einige Mütter stillen lieber im Sitzen, selbst schon im Krankenhausbett. Mit dieser »Wiege«-Stellung kommen die meisten Mütter am besten zurecht. Das Köpfchen wird in der Ellenbogenbeuge mit dem Gesicht zur Brust gehalten und der Rücken durch den Unterarm abgestützt. Mit Ihrer Hand halten Sie den Po bzw. das Beinchen. Das Gesicht des Babys, seine Brust, der Bauch und die Knie sollten Ihnen zugewandt sein. Eine gute Stütze ist dabei ein Kissen, auf dem das Kind liegt, und ein Kissen, auf dem Ihr Ellenbogen ruht. Mit der anderen Hand nehmen Sie Ihre Brust und legen dabei vier Finger von unten und den Daumen von oben hinter den Warzenhof. Streichen Sie zart mit der Brustwarze über die Unterlippe des Babys, bis es den Mund weit öffnet. (Haben Sie Geduld, es kann mehrere Minuten dauern.) Dann drücken Sie es näher an sich heran, so daß sein Mund den größten Teil bzw. den ganzen Warzenhof umschließt und das Zahnfleisch bis hinter die Brustwarze greift. Seine Nase berührt dann Ihre Brust, aber normalerweise ist es nicht nötig, dem Kind Luft zu verschaffen, es sei denn, Sie hören es schnaufen. Wenn es nicht frei atmen kann, heben Sie den Po etwas mit den Fingern an.

Wenn Sie gern seitlich liegend stillen möchten, weil Ihnen diese Position mehr zusagt oder bei der Entbindung ein Dammschnitt notwendig war, lassen Sie sich ein Kissen in den Rücken und zwischen Ihre Beine legen. Das Baby sollte auf der Seite liegen, das Gesicht Ihnen zugewandt. Probieren Sie ruhig, ob Sie durch zusätzliche Kissen unter dem Baby und unter Ihrem Kopf und der Schulter die Brustwarze besser in die richtige Höhe bringen können. Wenn Sie auf der linken Seite liegen, heißt das, daß Sie Ihren linken Arm in der Wiegestellung um das Baby legen und es dann, wie oben beschrieben, sanft an die Brust drücken.

Wurde ein Kaiserschnitt gemacht, oder Sie wollen ein sehr kleines Baby stillen oder einfach einmal die Position wechseln, dann nehmen Sie die folgende Stellung ein. Setzen Sie sich bequem in einen Stuhl, (die meisten bevorzugen einen Schaukelstuhl) oder in ein

Bett und stützen Sie Ihren Rücken mit vielen Kissen ab. Dabei legen Sie Ihren Arm auf ein Kissen und halten das Baby so, daß sein Köpfchen in Ihrer Hand ruht und sein Körper und die Beine zwischen Ihrem Körper und Ihrem Ellenbogen liegen, wobei die Beine an Rückenlehne bzw. Rückenkissen hochgestellt sind. Dann können Sie das Baby wie in der Wiege-Stellung beschrieben an sich drücken.

166. Wie das Baby trinkt. Die Milch fließt nicht, wenn das Kind einfach die Brustwarze in den Mund nimmt und daran saugt. Sie wird im Drüsengewebe der Brust gebildet und durch die Milchgänge in ihr Zentrum geleitet; dort sammelt sie sich in sogenannten »Sinus«. Diese befinden sich hinter dem Warzenhof. Von jedem Sinus führt ein kleiner Kanal durch die Brustwarze nach außen. Wenn das Kind richtig saugt, hat es fast den ganzen Warzenhof im Mund und drückt mit seinem Zahnfleisch die Sinus aus. Dadurch wird die Milch durch die Brustwarze in den Mund gedrückt. Die Saugbewegung der Zunge zieht nicht so sehr die Milch durch die Brustwarze, sondern hält den Warzenhof im Mund und befördert die Milch aus der Mundhöhle in den Schlund. Wenn ein Kind nur die Brustwarze in den Mund nimmt, erhält es fast keine Milch. Wenn es auf der Brustwarze kaut, wird diese wund; wenn es aber den größten Teil vom Warzenhof in den Mund nimmt, drückt das Zahnfleisch nur auf den Warzenhof und kann die Brustwarze nicht verletzen.

Wenn Kinder nur auf der Brustwarze herumkauen, muß man das sofort unterbinden. Schieben Sie den Finger in eine Ecke des Mundes oder zwischen das Zahnfleisch, um den Saugdruck zu vermindern. (Anderenfalls müßten Sie das Kind von der Brust wegziehen und könnten die Brustwarze dabei verletzen.) Versuchen Sie dann, den Warzenhof wieder in den Mund zu schieben; beenden Sie aber die Mahlzeit, wenn das Kind weiter auf der Brustwarze kaut.

Wenn die Milch einschießt, werden die Brüste sehr groß. Die Brustwarze wird leicht abgeflacht und das Kind bekommt sie kaum mehr zu »fassen«. Es wird ärgerlich und frustriert. Die Brustwarze steht besser hervor, wenn man vor dem Stillen heiße Kompressen auflegt und etwas Milch ausdrückt (siehe Abschnitt 182).

167. Zwei Dinge sollte man beim Anlegen vermeiden. Zum einen darf man nicht versuchen, den Kopf des Babys zu halten und ihn zur

Brust hin zu drehen. Sie mögen es nicht, wenn man ihren Kopf festhält. Zweitens ärgert es sie, wenn man, um ihren Mund zu öffnen, ihre Wangen zusammendrückt. Ganz instinktiv wehrt sich das Baby gegen die Berührung seiner Wangen. Man hilft ihm also in keiner Weise, die Brustwarze zu finden, wenn man es auf diese Weise versucht.

Ein Baby, das sich ständig weigert, die Brust zu nehmen, wird eine Mutter unwillkürlich verwirren und ungeduldig machen. Sie sollte sich indessen von einem noch unerfahrenen kleinen Neuling nicht verletzen lassen. Wenn sie genügend Geduld hat und es immer wieder versucht, dann wird das Baby mit der Zeit schon dahinterkommen und tun, was man von ihm erwartet.

168. Flache oder eingezogene Brustwarzen können dem Baby beim Saugen Schwierigkeiten bereiten, besonders natürlich, wenn es sich um einen besonders erregbaren Typ handelt! Es sucht und sucht, kann die Warze aber nicht finden, und letzten Endes wird es wütend anfangen zu schreien. Es gibt einige taktvolle Wege, wie man diese Schwierigkeiten umgehen kann. Nach Möglichkeit sollte man das Kind anlegen, wenn es gerade aufgewacht ist, also noch keine Zeit hatte, von vornherein verdrießlich zu sein. Wenn es bereits beim ersten Versuch zu schreien beginnt, hören Sie besser auf und versuchen erst einmal, es zu beruhigen, bevor Sie es wieder anlegen. Manchmal hilft es auch, wenn die Brustwarze vorher ganz leicht massiert wird. Ein paar Tage lang kann man auch in den ersten Minuten ein »Brustschild« verwenden, damit die Brustwarze etwas herausgezogen wird, bevor man das Kleine dann direkt saugen läßt (siehe Abschnitt 186). Allerdings spielt die Brustwarze für das Saugen keine so entscheidende Rolle, da das Kind ja den Warzenhof in den Mund nehmen soll, wie wir es ja schon in Absatz 166 geschildert haben. Aber auch das ist für das Kleine schwierig, wenn eingezogene Brustwarzen bestehen. Die beste Hilfe ist es wahrscheinlich, wenn zuvor etwas Milch mit der Hand abgepumpt wird (Abschnitte 190 und 191), damit die Umgebung des Warzenhofes etwas weicher und nachgiebiger wird; anschließend preßt man ihn zwischen Daumen und Zeigefinger etwas zusammen und schiebt ihn in den Mund des Babys.

169. Die Pflege der Brust. Manche Ärzte empfehlen, im letzten Monat der Schwangerschaft die Brustwarzen leicht zu massieren, um sie widerstandsfähiger zu machen. Der Ehemann kann das auch mit dem Mund machen. Später, wenn das Kind geboren ist, sollte eine besondere Brustpflege mit Cremes oder Salben nicht mehr erforderlich sein. (Viele Frauen, die gestillt haben, greifen aber dennoch gern zu einer Creme.) Bevor die Mutter die Brustwarzen zum Massieren oder zur Untersuchung in die Hand nimmt, sollte sie die Hände mit Wasser und Seife gewaschen haben; durch die Brustwarze können leicht Krankheitserreger in die Brust gelangen und das Kind kann eine leichte Pilzinfektion der Mundhöhle bekommen. Vor dem Stillen müssen die Hände aber nicht jedesmal gewaschen werden.

Einige erfahrene Mütter schwören darauf, daß die Brustwarzen gesund bleiben oder, wenn sie wund sind geheilt werden, sofern man sie 10 bis 15 Minuten in der Luft trocknen läßt und erst dann den Still-BH schließt. Die Brustwarzen schätzen es auch, wenn der BH innen nicht wasserdicht abgefüttert ist.

Seifen oder Lösungen mit Alkohol sollten vermieden werden, da sie die Brustwarzen austrocknen und so zu Einrissen führen können.

Wenn die Brust wund wird, sollten Sie zuerst Ihre Haltung beim Stillen überprüfen und ob das Kind richtig anliegt. Die Mahlzeiten sollten häufiger gegeben werden, damit die Brust entleert, und das Kind immer ausreichend satt wird. Man kann auch die Lage beim Stillen mehrmals verändern, um den Druck des kindlichen Zahnfleisches gleichmäßig auf den Warzenhof zu verteilen.

Der Rhythmus beim Stillen

170. Stillen nach dem Zeitplan der Natur. Während der ersten Tage nach der Geburt wird nur wenig Milch produziert; häufiges Stillen fördert das Einschießen der Milch und verhindert Stauungen in der Brust, und daher hilft das Rooming-in einer Mutter sehr, wenn sie mit dem Stillen beginnt. Während einige Säuglinge sich dem Zeitplan der Säuglingsstation anpassen, sind andere zu sehr unterschiedlichen Zeiten wach und hungrig. Wenn eine Mahlzeit übergangen wird, weint sich ein solches Kind genau dann in einen tiefen Schlaf, wenn es wieder gefüttert werden sollte. Beim Rooming-in muß sich die Mutter nur umdrehen und das Kind zur Brust nehmen, wenn es hungrig zu sein scheint. So muß es nie lange schreien und wird nie übermüdet.

In Krankenhäusern, die Rooming-in und Stillen fördern, wird das Kind bald nach der Geburt der Mutter gegeben. Es ist sogar möglich, mit dem Stillen im Entbindungsraum zu beginnen, wenn Vater und Mutter ihr Kind zum ersten Mal gestreichelt haben.

Einige Kinder schlafen in den ersten Tagen recht viel, wachen nur selten auf und haben kaum Hunger. Das ist vor allem dann der Fall, wenn die Mutter viel Beruhigungsmittel bekommen oder eine lange Narkose durchgemacht hat. Hiernach können diese Kinder ein paar Tage lang alle zwei Stunden aufwachen.

Andere Säuglinge sind von Anfang an immer wach und hungrig. Während der ersten Woche wollen sie 10 bis 12mal täglich gefüttert werden, aber - ein gute Nachricht - nach wenigen Wochen brauchen auch sie nur noch 6 bis 7 Mahlzeiten am Tag.

171. Wenn die Milch einschießt. Wann und wie stark die Milch einschießt, ist sehr unterschiedlich. Meistens beginnt der Milchfluß am dritten oder vierten Tag. Bei Müttern, die schon einmal entbunden hatten oder die ihr Baby bereits im Krankenhaus bei sich hatten (rooming-in) und sich mit dem Stillen auf das Kind einstellen konnten, schießt die Milch oft eher ein. Manchmal geschieht dies so plötzlich, daß die Mutter genau die Stunde anzugeben vermag. In anderen Fällen geht es sanfter und unauffälliger vor sich. Am dritten oder vierten Tag ihres Lebens werden die Babys im allgemeinen lebhafter und bekommen richtigen Hunger. Das ist nur eines der vielen Beispiele, wie harmonisch die Natur die Dinge eingerichtet hat. Studien zu Brustkindern, die jedesmal, wenn sie hungrig zu sein schienen, etwas zu trinken bekamen, haben bewiesen, daß sie zwischen dem dritten und sechsten Tag ihres Lebens ungewöhnlich oft trinken wollen, etwa 10- bis 12mal am Tag. (Auch der Stuhlgang kann in diesen Tagen häufiger sein.) Eine unerfahrene Mutter könnte glauben, daß das Baby nicht genug Nahrung erhält. Das ist falsch. Man muß es sich eher so vorstellen, daß sich das Baby nun der schwierigen Aufgabe des Essens und Gedeihens widmen will und daher den Brüsten durch sein Saugen den Anreiz gibt, den sie benötigen, um seinen wachsenden Bedürfnissen nachkommen zu können. Ebenfalls in der zweiten Hälfte der ersten Woche erhalten die Brustdrüsen nun gleichzeitig ihre stärksten Impulse durch ganz bestimmte Hormone, die für die Milchproduktion zuständig sind. Es ist daher nicht verwunderlich, daß während der ersten Tage die Brust eventuell zu voll wird oder manchmal nicht genug Milch für das hungrige Baby produziert. Man nimmt heute sogar an, daß die Tätigkeit dieser Hormone auch durch den Saugreiz maßgeblich beeinflußt wird. Der Hunger des Babys bestimmt also, wieviel Nahrung von der Brust zur Verfügung gestellt wird, noch nicht gerade in der zweiten oder dritten Woche, wohl aber in den darauffolgenden Monaten. Wenn das Kleine etwas älter geworden ist und nun entsprechend mehr verlangt, kann sich die Menge immer weiter steigern. Dieses ganze Zusammenspiel ist von der Natur so weise erdacht, daß niemand es besser machen könnte.

172. Um die Brustwarzen zu schonen, sollte man die Dauer des Stillens erst nach und nach verlängern: höchstens fünf Minuten bei jeder Mahlzeit während der ersten drei Tage; vielleicht 10 Minuten am vierten Tag, 15 Minuten am folgenden; dann, während der nächsten Tage, 20 Minuten. Diese Zeit sollte nach Möglichkeit nicht überschritten werden. Einmal kann das zu Schädigungen der zarten Brustwarze führen, und außerdem besteht die Gefahr, daß sich das Kleine schlechte Trinksitten angewöhnt.

Das längere Stillen von Anfang an fördert den Reflex, der die Milchproduktion anregt (siehe Abschnitt 164). Ich würde während der ersten zwei Wochen das Kind 20 bis 30 Minuten an die Brust legen, da Mahlzeiten im Abstand von zwei Stunden und das längere Stillen der Mutter ohnehin wenig Zeit für andere Dinge geben.

173. Wie oft soll man stillen? Die Antwort ist einfach: so oft das Kind anscheinend hungrig ist und so oft Sie das Kind stillen können.

In unterentwickelten Ländern stillt eine Mutter manchmal schon eine halbe Stunde nach der letzten Mahlzeit, auch wenn das Kind nur wenig Milch zu sich nimmt.

Bei uns stillt eine Mutter, die Erfahrung im Stillen hat, auch dann das Kind, wenn erst eine Stunde seit der letzten Mahlzeit vergangen ist.

Aus verschiedenen Gründen aber sollten Sie nicht immer stillen, wenn das Kind schreit. Kinder schreien auch aus anderen Gründen – wegen einer Kolik, schlechter Verdauung, Anfällen von Reizbarkeit, die wir nicht verstehen, und wenn sie müde sind, aber keinen Schlaf finden können.

Eine ängstliche und unerfahrene Mutter wird irgendwann völlig übermüdet sein, wenn sie den ganzen Tag und die halbe Nacht sich Sorgen macht und das Kind stillt. (Die Angst kann die Milchproduktion verringern und ungünstig auf die entsprechenden Reflexe wirken.) Daher kann man andererseits sagen: stillen Sie, so oft Sie wollen. Für eine unerfahrene Mutter aber gilt der Rat: schützen Sie sich und lassen Sie den Abstand zwischen den Mahlzeiten nie kleiner als zwei Stunden werden. Lassen Sie das Kind auch etwas quengeln, und hoffen Sie, daß es wieder einschläft. Wenn es das nicht tut, geben Sie ihm einen Schnuller, wiegen Sie es oder tragen Sie es ein paar Minuten herum. Wenn das Kind immer noch hungrig ist, stillen Sie es nochmals, aber nicht länger als 20 Minuten.

Wenn ein Kind zu oft Mahlzeiten verlangt, begrenzen Sie jede Mahlzeit auf 20, höchstens 30 Minuten.

Wenn aber Ihre Brustwarzen viel aushalten, wenn Ihre Brust viel Milch produziert und Sie Hunger und andere Beschwerden beim Kind auseinanderhalten zu können glauben, dann stillen Sie so oft und so lange Sie möchten.

174. Soll man eine oder beide Seiten geben? In den noch »unzivilisierten« Gegenden der Welt, wo die Babys eine Flasche gar nicht kennen, da ihre einzige Nahrungsquelle die Brust der Mutter ist, wo sie in einer Schlinge auf dem Rücken getragen werden und ständig bei der Mutter sind, gibt es keine Zeittabellen und keine Verordnungen über die Größe der Mahlzeiten. Wenn das Kind aufwacht, wird es an eine Brust gelegt, trinkt ein wenig und schläft wieder ein. In zivilisierten Ländern, in denen das Leben des Babys ziemlich genau auf Zeit und Stunde eingestellt ist, werden viele Kinder nach dem Trinken in einen ruhigeren Raum gestellt, damit es schlafen kann; hier tendiert man deshalb zu größeren Mahlzeiten und längeren Ruhepausen. Wenn reichlich Muttermilch vorhanden ist, wird ein Kind mit einer Brustseite je Mahlzeit vollauf zufrieden sein. Wenn die Brust auch nur einmal in 4 bis 8 Stunden ganz geleert wird, genügt es schon, um die Milchabsonderung in Gang zu halten und anzuregen. In vielen Fällen aber reicht das Quantum einer Brustseite nicht aus, dann gibt man beide Seiten; und zwar beginnt man immer abwechselnd mit der linken und mit der rechten Seite. Um sicher zu sein, daß die Brust auch genügend Milch produziert, muß man das Kind etwa 12 bis 15 Minuten an der ersten Seite lassen, erst dann darf es noch an der zweiten Seite trinken, soviel es mag. Ein Kind mit gesundem Appetit wird eine Brustseite in 10 bis 15 Minuten geleert haben. Es ist deshalb nicht notwendig, daß man das Kind länger als 20 bis 30 Minuten anlegt, und es hängt davon ab, wie hungrig es ist und wieviel Zeit die Mutter hat. Nach etwa 30 Minuten sollte man aufhören, falls das Baby nicht protestiert. (Bäuerchen werden in Abschnitt 138 besprochen.)

175. Jedes Baby benimmt sich beim Trinken anders. Ein Arzt, der Hunderte von Babys beobachtet hat, wenn sie zum erstenmal an die Brust gelegt wurden, hat mit viel Sinn für Humor die verschiedenen Typen charakterisiert: Der »eifrige Biber« zieht den Warzenhof voller Genuß in sein Mäulchen und nuckelt inbrünstig, bis er satt ist. Bei ihm ist das einzige Problem, daß er zu grob mit seiner Mutter Brust umgeht, wenn man ihm erlaubt, darauf herumzukauen. Das »reizbare Baby« wird so aufgeregt bei der Suche nach seiner Nahrungsquelle, daß es die Brust immer wieder verliert und dann, anstatt daß es von neuem versucht, sie zu finden, anfängt, zu schreien. Es muß erst beruhigt und einige Minuten lang getröstet werden, ehe es von neuem in der Lage ist, zu trinken. Nach ein paar Tagen hat es seine Lektion aber gelernt, und die Mahlzeiten werden formvollendet eingenommen. Das »unentschlossene Baby« läßt sich während der ersten Tage nur schwer zum Saugen bewegen. Es wartet, bis die Milch von selbst einschießt. Wenn man es durch leichte Klapse auffordert, wird es nur ungnädig. Nach einer Weile, wenn die Milch leichter zu erlangen ist, ist auch dieser Typ ganz in Ordnung. Der »Genießer« unter den Babys wird erst ein paar Tropfen Milch auf seinen Lippen schmecken und probieren, ob die Sorte auch gut ist, ehe er sich der Beschäftigung des Trinkens hingibt. Ihn zur Eile antreiben zu wollen, macht ihn nur zornig. Der »geruhsame« Typ will ein paar Minuten trinken und dann ein paar Minuten ausruhen, ehe er weitertrinkt. Auch ihn sollte man nicht zur Eile mahnen. Er entwickelt sich gut, aber er braucht eben seine Zeit.

176. In den ersten Wochen gibt es verschiedene Verhaltensmuster, die der Mutter das Stillen erschweren und ihre Geduld auf eine harte Probe stellen. Aller Wahrscheinlichkeit nach werden sich diese Probleme nach wenigen Wochen von selbst geben, ganz gleich wie Sie darauf reagieren.

Da gibt es Kinder, die unlustig saugen und alle fünf Minuten einschlafen. Die Mutter weiß nicht, ob das Baby nun genügend zu sich genommen hat oder nicht. Es würde nun gut und gern zwei bis drei Stunden durchschlafen können, doch bei diesen trinkfaulen Kindern besteht die Gefahr, daß sie nach wenigen Minuten wieder aufwachen und zu schreien anfangen. Man weiß nicht genau, was diese Trinkfaulheit und das häufige Aufwachen bewirkt. Vielleicht sind des Babys Nerven- und Verdauungssystem noch nicht genügend aufeinander abgestimmt, es hat seinen natürlichen Rhythmus noch nicht gefunden. Vielleicht auch genügt schon das wohlige Gefühl, in den Armen der Mutter zu liegen und ihre Brust in seinem Mündchen zu spüren, um das Baby wieder in Schlaf fallenzulassen. Wenn das Kind ein bißchen älter ist und sich auf das Leben eingestellt hat, wird sein Hunger es schon so lange wach halten, bis es satt ist. Einige dieser Babys, die es anstrengend finden zu saugen, ziehen sich in die Bequemlichkeit des Schlafens zurück. Wenn sie dann aber in das härtere und kühlere Bett gelegt werden, weckt der Hunger sie wieder auf.

Andere Babys, die sehr hungrig sind und wach aufgeregt beim Trinken sind, reagieren gereizt, wenn ihnen das Saugen zu schwer fällt. Sie reißen sich von der Brust los und schreien, versuchen es erneut und brüllen dann wieder. Schwierigkeiten dieser Art belasten natürlich die Mutter, so daß die Milchabsonderung unter Umständen zurückgeht. Man muß also versuchen, die Geduld zu bewahren, sich vor dem Stillen auszuruhen und beim Stillen ruhig zu bleiben. Jeder wird seine eigene Methode haben, sich zu entspannen - z. B. mit Musik, Zeitschriften, Fernsehen.

Wenn das Kind schläfrig oder aber unruhig wird, nachdem es ein paar Minuten an der einen Seite getrunken hat, kann man es gleich mit der anderen Brustseite versuchen. Vielleicht trinkt es dann weiter, weil die Milch leichter fließt. Natürlich, normalerweise wird man es mindestens 15 Minuten an *einer* Brust trinken lassen, um sicher zu sein, daß die erste Seite leer ist. Aber wenn ein Baby nun einmal nicht will, dann will es nicht - da ist nichts zu machen.

Ein Weilchen darf man das »faule« Baby gewähren lassen, aber es hat keinen Zweck, die Mahlzeit allzu lange auszudehnen, oder es wieder aufzuwecken. Damit würde man seine natürliche Lust am Trinken zerstören und einen uninteressierten Esser aus ihm machen. Was soll man tun, wenn es gleich, nachdem man es ins Bett gelegt hat, oder nur wenig später wieder aufwacht? Hat das Kind mindestens fünf bis 10 Minuten lang getrunken, so hat es im allgemeinen genug zu sich genommen, so daß es zwei bis drei Stunden aushalten müßte. Es wäre also falsch, es gleich wieder hochzunehmen und zu füttern. Man sollte es ruhig ein Weilchen schreien lassen, wenn man das aushalten kann. Meistens schläft es dann von allein wieder ein. Eine Wärmflasche hat in solchen Fällen oft eine beruhigende Wirkung (siehe dazu Abschnitt 329.)

Der Zweck der Übung ist es jedoch, dem Baby beizubringen, daß es alle paar Stunden seine Mahlzeit erhält und daß es mit dem nötigen Eifer seinen Hunger stillen kann. Nimmt man es zwischendurch heraus und füttert es jedesmal, wenn es zur Unzeit aufgewacht ist, wird das Kind es schwerer haben, sich an den Rhythmus des Lebens zu gewöhnen. Die meisten Babys passen sich indessen im Laufe von wenigen Wochen an, ohne daß die Mutter sich allzuviel Kopfzerbrechen machen muß.

Erhält das Baby genügend Nahrung?

177. Beobachten Sie sowohl die Zufriedenheit des Kindes als auch seine Gewichtszunahme. Wir sollten nicht vergessen, daß in den meisten Ländern, wo es keine Waagen und keine Ärzte gibt, die Mutter aus dem Verhalten des Kindes schließt, ob es genügend Nahrung bekommt. Diese »Messung« trifft in neun von zehn Fällen zu.

Sie und Ihr Arzt können diese Frage beantworten, wenn Sie das Verhalten des Kindes und die Gewichtszunahme über einige Wochen beobachten. Ein glückliches Kind, das ständig zunimmt, erhält ausreichend Muttermilch. Ein Kind, das zwar zunimmt, aber nachmittags oder abends viel schreit, hat genügend zu essen, aber auch Koliken. Ein zufriedenes Kind, dessen Gewichtsentwicklung etwas zurückbleibt, ist eben ein Langsamentwickler. Es gibt aber auch einige Kinder, die sich auch dann nicht bemerkbar machen, wenn sie gar nicht zunehmen. Ein Kind, das sehr langsam zunimmt und meist hungrig erscheint, erhält wahrscheinlich nicht genug zu essen.

Das kann sich in ungewöhnlicher Lebhaftigkeit oder auch Trägheit äußern. Es wird weniger als sechs nasse Windeln am Tag haben, der Urin wird dunkel aussehen oder stark riechen und der Stuhlgang wird weniger.

Ein Kind, das am Ende der zweiten Lebenswoche nicht zunimmt, weckt man möglichst alle zwei oder drei Stunden zum Trinken. Schlafen Kinder an der Brust ein, kann man sie aufwecken, indem man sie ein Bäuerchen machen läßt und an die andere Brust legt. Wenn man diese Methode während einer Mahlzeit vier- bis fünfmal wiederholt, kann man mit hoher Wahrscheinlichkeit damit rechnen, daß das Kind nach fünf bis sieben Tagen stark an Gewicht zunimmt und beim Stillen aktiver ist.

Brustkinder sollten sieben bis zehn Tage nach der Entlassung aus dem Krankenhaus ihrem Kinderarzt vorgestellt werden. Gehen Sie ruhig ein paar Tage eher zum Arzt, wenn es im Krankenhaus Probleme beim Stillen gab.

Am besten nimmt man an, daß das Kind genügend Nahrung bekommt, wenn das Verhalten des Kindes und der Arzt nicht das Gegenteil vermuten lassen. Auch Sie sollten zufrieden sein, wenn Ihr Kind zufrieden erscheint.

178. Die Dauer des Stillens oder das Aussehen der Brust bzw. der Milch sagt Ihnen nicht, ob das Kind satt ist. Wann hat es also genug getrunken? Dieses Problem beschäftigt eine junge Mutter immer wieder. Als Faustregel gilt: Ab dem fünften Tag hat das Baby meist sechs bis acht nasse Windeln, vier- bis zehnmal Stuhlgang am Tag und wird acht- bis zehnmal in 24 Stunden trinken.

Ob das Kind genug bekommen hat, das kann man leider nicht danach beurteilen, wie lange es trinkt. Oft, auch wenn es sein Quantum schon längst eingenommen hat, genießt es noch den Spaß des Saugens an der warmen Brust der Mutter; diesem Genuß kann es sich 10 bis 20 Minuten lang hingeben, da immer noch ein Tröpfchen herauskommt. Aber wenn man das Kind vor und nach der Mahlzeit wiegt, also genau weiß, wieviel es getrunken hat, weiß man nicht unbedingt, ob es für seinen jeweiligen Appetit auch genügend war. Genaue Beobachtungen und das Wiegen von ein paar Wochen alten

Kindern haben gezeigt, daß dassselbe Kind bei der einen Mahlzeit mit 100 Gramm zufrieden war, bei der nächsten aber 200 Gramm vertragen konnte.

Größe und Aussehen der Brust lassen keinen Rückschluß auf die zur Verfügung stehende Milchmenge zu. In den ersten zwei Wochen etwa, wenn die Drüsen noch mit Hochdruck arbeiten, um der neuen Aufgabe gerecht zu werden, kann die Brust ungewöhnlich stark und voll wirken, später nimmt ihr Umfang unter Umständen ab, obwohl mehr Milch produziert wird. Ein Baby kann eine reichliche Mahlzeit vorfinden, auch wenn die Mutter glaubt, es könne unmöglich viel sein, was sie zu geben hat. Die Muttermilch sieht dünner und bläulicher aus als Kuhmilch, doch auch das ist kein Kriterium für ihre Nahrhaftigkeit, sie enthält trotzdem alles, was ein Kind braucht.

179. Hunger ist durchaus nicht immer der Grund für das Geschrei des Babys. Die ersten Sorgen bereitet das Baby seiner Mutter, wenn es anfängt, ärgerlich zu schreien, ob nun unmittelbar nach dem Füttern oder auch zwischen den Mahlzeiten. Zunächst wird die Mutter glauben, daß das Baby nicht genug bekommen und noch Hunger habe, aber das stimmt in den seltensten Fällen. Tatsächlich fangen die meisten Babys (besonders erste Kinder) an, zu bestimmten Zeiten des Tages zu brüllen, wenn sie das Alter von etwa 14 Tagen erreicht haben. Flaschenkinder brüllen ebenso wie Brustkinder, und Babys, die so viel Milch bekommen, wie sie nur zu fassen vermögen, brüllen genauso wie diejenigen, die mit weniger zufrieden sein müssen. (Vom Schreien des Babys, entweder, weil es Bauchschmerzen hat, oder aber nur, weil es sich Bewegung machen will, wird später noch die Rede sein.) Hunger also ist während der ersten Wochen in den seltensten Fällen der Grund für Babys Geschrei. Sobald die Mutter das weiß, wird sie sich weniger Sorgen darüber machen, ob ihre Milch ausreicht. Auch wenn das Brustkind oft und ärgerlich brüllt, sollte die Mutter versuchen, ohne zusätzliche Flaschennahrung auszukommen. Sie darf das Kind auch öfter als alle vier Stunden stillen (allerdings ist das für sie eine Belastung, und es könnte sie über Gebühr nervös machen, da sie mit ihrer übrigen Arbeit nicht mehr zu Rande kommt.)

180. Schmerzen beim Stillen. Gelegentlich können in den ersten Tagen krampfartige Beschwerden im Unterleib auftreten. Dies ist ein ganz normaler reflektorischer Vorgang, denn man weiß, daß durch das Stillen die Gebärmutter schneller und besser wieder zur ursprünglichen Größe zurückgebildet wird. Diese Schmerzen, die also anzeigen, daß sich die Gebärmutter zusammenzieht, treten nach einer gewissen Zeit nicht mehr auf.

Recht häufig verspürt die Mutter einige Sekunden nach dem Anlegen einen stechenden Schmerz in der Brustwarze, das ist völlig harmlos und verliert sich bald.

181. Wunde oder rissige Brustwarzen. Dauernde Schmerzen beim Stillen weisen auf Risse in der Brustwarze hin, nach denen man suchen sollte. Manche Mütter berichten über Schmerzen, auch wenn die Brustwarze äußerlich gesund aussieht. Risse treten oft auf, wenn der Säugling auf der Brustwarze herumgekaut hat; man behandelt sie, indem man häufiger stillt, die Lage des Kindes dabei ändert und Eisbeutel auflegt; gelegentlich hilft auch Creme oder Salbe. Man kann auch die Brustwarzen 15 Minuten an der Luft trocknen lassen, bevor man den Still-BH wieder schließt; eine wasserundurchlässige Innenschicht sollte man aus dem BH herausnehmen. Eine Mutter hat gute Erfahrungen mit einem kleinen Teesieb gemacht, das sie in einem großen BH über die Brustwarze stülpte.

Häufiges Stillen nimmt das Spannungsgefühl und regt die Brustdrüse an.

182. Überdehnte Brüste und die Vergrößerung des Warzenhofes werden durch drei Faktoren hervorgerufen. In den meisten Fällen sind die hinter dem Warzenhof befindlichen Milchgänge überfüllt; der Mutter macht das wenig aus, aber das Kind kann die feste und flache Gegend des Warzenhofes nun nicht mehr richtig in den Mund nehmen. So gerät die Brustwarze zwischen das Zahnfleisch und wird leicht wund. Die Mutter sollte daher notfalls vor dem Stillen etwas Milch aus der Brust abpressen, damit das Kind den nunmehr weichen Warzenhof in den Mund nehmen kann (Abschnitte 190 und 191).

Dazu muß nicht viel Milch ausgedrückt werden. Pro Brust braucht die Mutter zwei bis fünf Minuten. Stauungen in der Brust kommen meist in der zweiten Hälfte der ersten Woche vor, dauern zwei bis drei Tage und treten bei normalem Stillen nicht wieder auf.

183. Die besonders stark gefüllte und überdehnte Brust kann auch zu einer Vorwölbung des Warzenhofes führen, das Baby kann ihn nicht umfassen und bekommt nur die Warze in den Mund. Hier genügt es, wenn man vor dem Anlegen etwas Milch abpumpt und somit dem Baby die Arbeit erleichtert.

In anderen Fällen ist die ganze Brust von dieser Anschwellung gleichmäßig betroffen, und diese kann so stark ausgeprägt sein, daß die Brust sich hart und schmerzhaft anfühlt. Natürlich hat das Baby auch hierbei Schwierigkeiten, den Warzenhof in den Mund zu bekommen, und man muß gegebenenfalls auch hier eine kleine Menge Milch abpumpen. Ist die Milch aber so reichlich, daß die Brust durch das Stillen nicht genügend entleert wird, kann eventuell eine sanfte Massage abhelfen, die von außen her auf den Warzenhof zu erfolgt und durch vorheriges Aufbringen von feuchtwarmen Kompressen unterstützt wird. Notfalls kann auch eine Brustpumpe verwendet werden (Abschnitt 192). Auf alle Fälle muß der Stillbüstenhalter besonders sorgfältig ausgewählt werden, damit er die Brust von allen Seiten her gut stützt.

Im allgemeinen ist auch diese Schwierigkeit nach einigen Tagen überwunden; nach der zweiten Hälfte der ersten Woche tritt sie übrigens nur noch selten auf.

184. Überdehnung durch Verstopfung der Milchgänge. Eine weitere Form der Überdehnung der Brust tritt außerhalb des Warzenhofes auf und ist sehr schmerzhaft. Sie betrifft aber nur jeweils ein Segment und wird durch eine Verstopfung der Milchgänge verursacht. Meist tritt diese Stauung nach der Zeit im Krankenhaus auf. Die Behandlung besteht aus warmen Umschlägen und leichter Massage, einem BH oder einer Brustbinde, Eisbeutel oder Wärmflasche zwischen den Behandlungen, häufigerem Stillen, der Lageänderung des Kindes beim Stillen und viel Ruhe für die Mutter.

185. Brustdrüsenabszesse und andere Infektionen. Wenn sich innerhalb der Brust eine schmerzhafte Stelle entwickelt, kann es sich um einen Brustdrüsenabszeß handeln. Die darüberliegende Haut kann gerötet sein, Fieber und Schüttelfrost können dazukommen. Sie sollten die Temperatur messen und den Arzt verständigen. Durch die Behandlung mit modernen Antibiotika braucht das Stillen meist weder ab- noch unterbrochen zu werden.

186. Ein »Brustschild« wird von vielen Frauen verwendet, da es auch für eingezogene Brustwarzen günstig ist, Stauungen vermindert und die Brustwarze trocken hält. Es wird außer beim Stillen unter dem BH getragen. Eine innere Halbkugel mit einem Loch in der Mitte wird über die Brustwarze gestülpt; eine zweite Halbkugel wird darauf gesetzt, schützt die Brustwarze vor dem BH und sammelt gegebenenfalls die Milch, die aus der Brustwarze tritt. (Wenn die Milch direkt in den BH kommt, bleibt die Brustwarze feucht.) Durch den Druck der inneren Halbkugel auf die Milchgänge soll die Stauung verringert werden; durch den Druck schiebt sich die Brustwarze etwas vor. Diese Wirkung bleibt noch eine Zeit lang bestehen, nachdem das Brustschild abgesetzt wurde. Sie sind in den letzten Wochen der Schwangerschaft zu empfehlen.

187. Wird die Mutter krank, während sie ihr Kind stillt, und ist es eine nicht zu schwere Krankheit, die sie zu Hause auskuriert, so ist kein Grund vorhanden, warum sie das Baby nicht weiterstillen sollte. Natürlich könnte sich das Baby anstecken, doch das könnte es auch, ohne daß die Mutter es stillt. Im übrigen stecken die Infektionskeime schon im Körper der Mutter, bevor die Krankheit zum Ausbruch kommt. Das Baby wird jedoch, wenn es sich bei der Mutter ansteckt, von der Erkältung sehr viel schwächer befallen werden, als die Muter oder die anderen Familienmitglieder.

Einige Mütter bemerken während der Krankheit einen Rückgang im Milchfluß, der sich jedoch mit häufigerem Stillen wieder normalisiert.

188. Stellen sich die ersten Zähnchen ein, dann hat das Baby Schmerzen am Kiefer. Es beginnt unwillkürlich, beim Trinken auf der Brust der Mutter herumzubeißen, es weiß ja nicht, daß es seiner Mutter weh tut. Den meisten Babys kann man sehr schnell beibringen, daß sie nicht beißen dürfen, und zwar hält man einen Finger zwischen den Kiefer und sagt energisch: »Nein«. Das Kind ist überrascht und hört für gewöhnlich auf, weiterhin zu beißen. Hilft es nicht, dann wiederholt man die Lektion und hört mit dem Stillen auf. Das Baby fängt ohnehin meist erst gegen Ende der Mahlzeit, wenn es nicht mehr richtig hungrig ist, mit dem Beißen an.

Manuelles Abdrücken oder Abpumpen

189. Die Brust muß abgepumpt oder mit der Hand ausgedrückt werden, wenn das Kind aus irgendeinem Grunde nicht gestillt werden kann, aber die Milch dafür vorhanden ist. Ein zu früh geborenes, überzartes Kind ist oft zu schwach, um selbst zu saugen oder auch nur aus dem Brutkasten genommen zu werden. Dann wird es mit Muttermilch aus der Flasche ernährt. Auch wenn die Mutter krank ist, sich im Krankenhaus befindet oder aus irgendwelchen Gründen nicht in direkte Berührung mit dem Baby kommen darf, muß die Milch gesammelt und dem Kinde auf dem Umweg über die Flasche gegeben werden, bis die Mutter wieder selbst stillen kann.

Wenn die Mutter ihr Milchquantum gleichmäßig groß erhalten will, muß die Brust in regelmäßigen Abständen geleert werden, so, als tränke das Kind selbst.

Am besten läßt man sich die Technik des manuellen Leerens der Brust von der Hebamme oder von einer gelernten Pflegerin schon im Krankenhaus bzw. im Wochenbett zeigen. Auch wenn man es später nicht braucht, d. h. wenn die Ernährung des Kindes ganz normal verläuft und solche Maßnahmen nicht notwendigerweise erforderlich sein werden, ist es gut, daß man für den Notfall Bescheid weiß. Es ist natürlich zuerst eine etwas schwierige und von den Müttern nicht gern praktizierte Angelegenheit, doch nach ein paar Übungen lernt man es, man darf sich nur nicht entmutigen lassen.

Das Gefäß, mit dem man die abgepreßte Milch auffängt, um sie dem Baby aus der Flasche zu geben, muß natürlich sterilisiert, zum mindesten mit heißem Wasser und Seife gründlich ausgewaschen und gut heiß ausgespült sein. Vor allem dann, wenn die Milch eines ganzes Tages gesammelt und ins Krankenhaus gebracht werden muß, wenn das Kind im Brutkasten aufgezogen wird.

190. Mit Finger und Daumen. Zunächst sollten Sie Ihre Hände mit Seife waschen. Dann massieren Sie die Brust, um die Milch in die Milchgänge zu bringen. Diese drückt man dann zwischen Daumen und Zeigefinger aus. Da die Milchgänge weiter hinter dem Warzenhof liegen, müssen Daumen und Zeigefinger jeweils am entgegengesetzten Rand des Warzenhofes plaziert werden, wo die dunklere Haut des Warzenhofes in die normale Körperhaut übergeht. Dann drücken Sie Daumen und Zeigefinger so tief ein, daß Sie die Rippen berühren können. In dieser Lage bewegen Sie Finger und Daumen rhythmisch gegeneinander. Mit der rechten Hand drücken Sie die linke Brust aus, während die linke Hand die Tasse zum Auffangen der Milch hält.

Wichtig ist, tief genug und am äußeren Rand des Warzenhofes zu drücken. Die Brustwarze selbst wird nicht berührt. Sie bekommen mehr Milch, wenn Sie nicht nur Daumen und Zeigefinger aufeinanderzubewegen, sondern gleichzeitig nach außen in Richtung Brustwarze drücken.

Nach kurzer Zeit können Sie im Uhrzeigersinn Daumen und Zeigefinger um den Rand des Warzenhofes versetzen. So werden mit der Zeit alle Milchgänge geleert. Wenn eine Hand müde wird, können Sie zwischendurch zur anderen Brust wechseln.

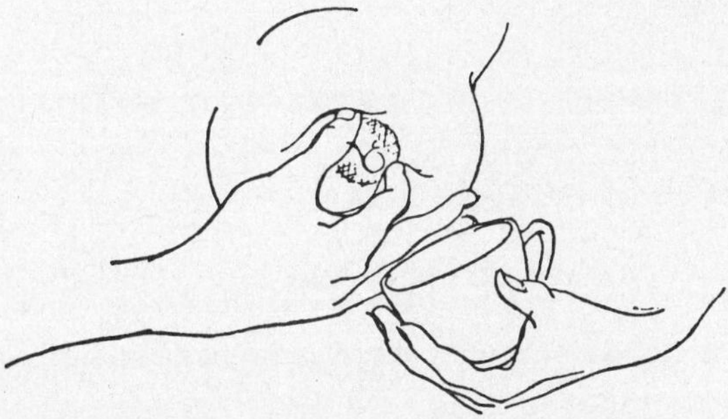

191. Mit Daumen und Tasse. Weniger bekannt, aber sehr wirksam ist eine Methode, bei der man die Milchgänge zwischen dem Daumen und dem abgeschrägten Innenrand einer Tasse ausdrückt.

Waschen Sie zunächst die Hände mit Wasser und Seife. Drücken Sie den unteren Rand der Tasse fest an den unteren äußeren Rand des Warzenhofes und drehen Sie die Tasse mit der linken Hand etwas von der Brust weg. Dann legen Sie den Daumen der rechten Hand auf den äußeren oberen Rand des Warzenhofes. Drücken Sie jetzt den Warzenhof zwischen dem Daumen und dem Tassenrand; der rechte Daumen wird zunächst fest nach innen und unten geführt. Dadurch kommt die Milch über die Milchgänge in die Brustwarze. Wenn Sie in Richtung auf die Brustwarze drücken, fahren Sie bitte nicht mit dem Daumen über die Haut des Warzenhofes, die sich *mit* dem Daumen bewegen soll. Die Brustwarze darf auch hier nicht berührt werden. Mit etwas Übung können Sie die Milch in einem leichten, fein verteilten Strahl auspressen. Vorübergehend wird bei dieser Methode Ihr Daumen müde, fast lahm; aber das gibt sich. Das Leeren einer vollen Brust dauert etwa 20 Minuten, am Anfang sogar mehr. Nach einer Mahlzeit, wenn das Kind gestillt ist, braucht man nur noch wenige Minuten. Bei einer vollen Brust kommt die Milch in fein verteiltem Strahl, bei einer fast leeren in Tropfen. Wenn keine Milch mehr kommt, hören Sie wieder auf (wenn Sie noch etwas warten würden, hätte sich wieder Milch gebildet, aber die brauchen Sie natürlich nicht auszudrücken).

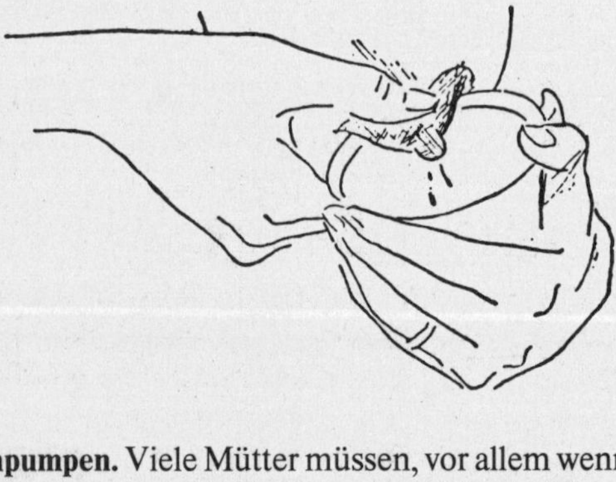

192. Milchpumpen. Viele Mütter müssen, vor allem wenn sie berufstätig sind, die Milch regelmäßig abpumpen. Es gibt sehr unterschiedliche Milchpumpen in verschiedenen Preislagen. Am besten fragen Sie vor der Entbindung einfach Ihren Kinderarzt oder die Schwester, die Ihnen vielleicht die für Sie geeignetste Pumpe empfehlen können. (Die eine Art, die Sie *nicht* nehmen sollten, hat einen Plastikkonus, der auf die Brustwarze und den Warzenhof paßt, mit einem Gummiball. Der Plastikkonus und der Gummiball sitzen auf einem Ring, den Sie auf eine normale Flasche schrauben können. Diese Milchpumpe ist am billigsten, liegt aber unter Umständen zu hart auf der Brustwarze und dem Warzenhof. Auch können sich im Gummiball Bakterien ansammeln.) (Siehe Abschnitt 163 zum Aufbewahren von Muttermilch.)

Das Kombinieren von Brust- und Flaschenmahlzeiten

193. Eine Mutter kann unter besonderen Umständen durchaus einmal eine Flaschenmahlzeit einschieben. Wenn das Baby aus dem Gröbsten heraus ist, darf man ruhig eine Mahlzeit des Tages mit der Flasche geben, oder aber, wenn man diese eine Flaschenmahlzeit am Tag nicht regelmäßig geben will, kann man es doch gelegentlich tun - wenn z. B. die Mutter etwas zu erledigen hat und nicht pünktlich zu Hause sein kann oder wenn sie einmal besonders erschöpft ist oder aus einem anderen bestimmten Grund dem Baby nicht genug Milch geben kann. Eine Flasche zwischendurch tut der Brustnahrung keinen Abbruch. Es wäre nur falsch, regelmäßig bei jeder Mahlzeit zusätzlich zur Brustnahrung auch noch die Flasche zu geben.

194. Die erste Flasche. Ab der dritten oder vierten Woche kann eine Flasche mit Muttermilch oder Fertignahrung ein- oder zweimal in der Woche gegeben werden.

Wenn das Kind an die Flasche gewöhnt werden soll, sollte man ihm ab dem zweiten Lebensmonat einmal wöchentlich eine Flasche zwischendurch geben. Wird es erst später daran gewöhnt, so ist die Entwöhnung vom Stillen nur nach längerem Kampf zu erreichen. Nach sechs Monaten kann das Kind dann völlig auf das Stillen verzichten.

Manchmal hört man die Empfehlung, alle Brustkinder sollten ein- oder zweimal pro Woche die Flasche bekommen. Dahinter steckt die Befürchtung, die Mutter müsse einmal plötzich mit dem Stillen aufhören. Sie müssen selbst entscheiden, ob Sie lieber gelegentlich eine Flasche geben wollen oder einen schwierigen Entwöhnungsprozeß durchleben, wenn das Kind einmal plötzlich auf ausschließliche Flaschenernährung umgestellt werden müßte.

195. Hat eine Mutter nicht genug Milch, so kann sie getrost Brust- und Flaschennahrung nebeneinander geben. In den meisten Fällen geht bei gemischter Ernährung die Brustnahrung allerdings nach und nach zurück.

Das Baby (da es sich aus der Flasche leichter trinkt als an der Brust) wird daher die Flasche vorziehen und Mamas Milchquelle schließlich ganz zurückweisen.

Am vernünftigsten ist es, soweit die Brust die Hälfte der Milch produziert, die das Baby braucht, zu versuchen, das Baby ganz zu stillen. Sollte sich der Milchfluß nicht ausreichend erhöhen, kann Brust- und Flaschennahrung nebeneinander gegeben oder das Baby auch vollkommen auf Flaschennahrung umgestellt werden. Die Mutter weiß dann, daß sie ihr möglichstes getan hat.

Der Arzt wird Sie bei der Aufteilung von Flaschen- und Brustnahrung beraten.

Das Abstillen

Das Abstillen ist nicht nur für das Baby, sondern auch für die Mutter ein wichtiger Punkt, da es körperlich und seelisch eine große Umstellung bedeutet. Eine Mutter, die ihr Kind mit Enthusiasmus gestillt hat, kommt sich leicht nutzlos vor und ist niedergeschlagen, wenn sie auf einmal einer so wichtigen Aufgabe beraubt ist. Man sollte also sein Kind nur nach und nach und sehr vorsichtig abstillen, um Zeit zu haben, sich auf die neue Situation umzustellen. Eine Frau kann noch ein- oder zweimal täglich weiterstillen, bis ihr Kind zwei Jahre alt ist oder auch ganz mit dem Stillen aufhören.

Das Abstillen beginnt mit der Einführung festerer Nahrung im Alter von vier bis sechs Monaten und wird in den folgenden sechs bis 18 Monaten abgeschlossen.

Weitere Einzelheiten zum Entwöhnen sind in den Abschnitten 237 bis 244 enthalten.

196. Früheres Abstillen. Es gibt viele Mütter, die ihr Kind nicht so lange stillen können oder wollen, bis es sich an das Trinken aus dem Becher gewöhnt hat. Gründe dafür gibt es genug. Einer etwa ist der, daß der Milchvorrat der Mutter nicht ausreicht, das Baby vor Hunger schreit und nicht recht zunimmt. Ein hungriges Baby aber hat im allgemeinen nichts dagegen einzuwenden, wenn es die Flasche erhält. Wie schnell oder langsam das Abstillen in diesem Fall vor sich geht, hängt davon ab, wieviel Milch die Mutter hat.

Wenn die Milchmenge sehr schnell abnimmt und das Baby überaus hungrig ist, muß man ihm natürlich Flaschenmilch zugeben, und zwar zu jeder Mahlzeit nach dem Stillen. Man läßt es dann so viel trinken, wie es will. Zuerst läßt man die Brustnahrung um 18 Uhr fort, 2 Tage später die 22-Uhr-Mahlzeit. Die übrigen Mahlzeiten läßt man an jedem zweiten oder dritten Tag in folgender Reihenfolge weg: 14 Uhr, 10 Uhr, 6 Uhr.

Nehmen wir an, es sei genügend Milch vorhanden. Und nehmen wir weiter an, eine Mutter will ihr Baby die ersten paar Monate stillen, um ihm eine gute Grundlage zu schaffen, aber nicht ein ganzes Jahr lang. Wie lange wäre es in diesem Fall wichtig, das Kind zu stillen? Auf diese Frage gibt es natürlich keine absolut richtige Antwort. Die Vorteile der Brustnahrung, ihre Sauberkeit, ihre leichte Verdaulichkeit, die Stoffe, die sie enthält, sind für das Baby zuerst von unschätzbarem Wert. Es wäre aber unmöglich zu behaupten, daß sie von einem gewissen Zeitpunkt an diesen Wert verlöre. Auch die seelischen Vorzüge der Brustnahrung hören nicht zu einem bestimmten Zeitpunkt auf. Man könnte etwa sagen, daß ein vertretbarer Zeitpunkt, das Kind abzustillen und an die Flasche zu gewöhnen, bei drei Monaten läge. Zu diesem Zeitpunkt hat sich des Babys Verdauungssystem gut eingespielt. Es ist über die Anfälligkeit gegenüber Koliken hinaus. Es wird nun gut beisammen sein und schnell an Gewicht zunehmen. Wenn aber eine Mutter das Kind gern bis zum vierten, fünften, sechsten Monat stillen oder aber wenn sie nach dem zweiten Monat damit aufhören will, so ist dagegen auch nichts einzuwenden.

Wenn Sie ausreichend Milch haben, sollte das Abstillen von Anfang an schrittweise erfolgen. Beginnen Sie etwa zwei Wochen vorher. Dazu lassen Sie zuerst eine Brustmahlzeit weg, und zwar die, zu der Ihre Brust am wenigstens gespannt ist, und geben Sie stattdessen die Flasche. Das Baby darf so viel oder wenig trinken, wie es möchte. Nach zwei oder drei Tagen, wenn die Brust sich auf den Wechsel eingestellt hat, ersetzen Sie eine weitere Brustmahlzeit durch die Flasche. Nach weiteren zwei bis drei Tagen führen Sie die dritte Flaschenmahlzeit ein. Jetzt erhält Ihr Baby zwei Brust- und drei Flaschenmahlzeiten. Diese beiden letzten Brustmahlzeiten können dann nach jeweils drei bis vier Tagen auch abgesetzt werden. Sollte Ihre Brust zu sehr spannen, drücken Sie mit der Hand Milch ab oder mit der Milchpumpe, bis der Druck nachläßt.

197. Was tut man, wenn das Kind keine Flasche will? Wenn ein Säugling mit vier Monaten noch keine Flasche gehabt hat, lehnt er sie manchmal völlig ab. Versuchen Sie, dem Kind ein- bis zweimal täglich die Flasche zu geben, bevor Sie es stillen oder feste Nahrung verabreichen. Aber zwingen Sie das Kind nicht, nehmen Sie ihm die Flasche ab, wenn es sie nicht will und geben Sie ihm den Rest der Mahlzeit. Nach wenigen Tagen mag das Kind seine Meinung geändert haben.

Wenn es aber weiterhin hart bleibt, sollten Sie das Stillen um 14 Uhr wegfallen lassen; manchmal hat das Kind dann soviel Durst, daß es die Flasche um 18 Uhr annimmt. Wenn nicht, sollten Sie es um 18 Uhr stillen, um Spannungen in den Brüsten zu vermeiden. Lassen Sie aber auf jeden Fall ein paar Tage lang das Stillen um 14 Uhr wegfallen; nicht immer wirkt dieses »Mittel« gleich am ersten Tag.

In einem nächsten Schritt sollten Sie versuchen, jede zweite Mahlzeit wegfallen zu lassen, bei der gestillt wird. Reduzieren Sie auch die feste Nahrung, oder lassen Sie sie ganz wegfallen, um das Hungergefühl zu wecken.

Weitere Ratschläge finden Sie in Abschnitt 163.

Um das Spannungsgefühl und die Schmerzen in der Brust zu vermindern, kann die Mutter eine Pumpe verwenden oder die Milch manuell ausdrücken (Abschnitt 190 bis 192).

198. Die langsame Entwöhnung im Alter zwischen 9 und 15 Monaten. Wie lange sollte eine Mutter stillen? Ich meine, sie sollte erst damit aufhören, wenn das Kind aus der Tasse trinken kann.

Zwischen 9 und 12 Monaten geben viele Kinder zu erkennen, daß sie nicht mehr gestillt werden wollen. Bei den Mahlzeiten gibt es häufiger Unterbrechungen, während derer das Kind mit der Mutter spielen will. Nur mit viel gutem Zureden saugt es weiter. Das Kind kann jetzt lernen, wie man Milch aus der Tasse trinkt und der Übergang von der Brust zur Tasse geht ohne Schwierigkeiten.

Ich sage dies, weil es Mütter gibt, die ihr Kind so lange stillen wollen, wie dies ein Saugbedürfnis hat. (Die Zwischenstufe Flasche brauchen sie nicht.) Diese Mütter möchten natürlich auch nicht länger stillen als nötig.

Viele Mütter hingegen wollen mindestens ein oder zwei Jahre stillen. Wenn die Mutter und das Kind es möchten, ist dagegen überhaupt nichts einzuwenden.

Im Alter von sechs Monaten sollte man dem Kind etwas Milch aus der Tasse anbieten, so daß es sich daran gewöhnen kann und die Mutterbrust nicht als alleinige Nahrungsquelle ansieht. Wenn das Kind neun Monate alt ist, soll es die Tasse selbst halten dürfen (Abschnitt 239 und 240). Wenn das Kind mit neun Monaten immer weniger gestillt wird, kann es langsam entwöhnt werden. Nun dürfen Sie ihm bei jeder Mahlzeit eine Tasse reichen und deren Füllungsmenge immer mehr werden lassen; am Ende der Mahlzeit sollte das Kind aber weiterhin an die Brust gelegt werden. In einem nächsten Schritt kann bei einer Mahlzeit das Stillen ganz entfallen; bei ihr erhält das Kind nur die Tasse. Dafür bietet sich Frühstück oder Mittagessen an. Eine Woche danach kann das Stillen weiter reduziert werden, bis in der letzten Woche nur noch einmal täglich gestillt wird. Der Entwöhnungsprozeß geht aber nicht stetig voran. Wenn das Kind zahnt oder krank ist, möchte es vielleicht etwas öfter gestillt werden. Das ist natürlich, und Sie dürfen diesen Wunsch erfüllen.

Bei einem langsamen Entwöhnungsprozeß wird die Brust der Mutter nicht belastet. Wenn aber die Brust zu voll ist und stark spannt, dann sollten Sie sie 15 bis 30 Sekunden manuell ausdrücken, um den Druck zu lindern.

Die meisten Mütter geben das Stillen, das für sie eine hohe emotionale Bedeutung besitzt, nur langsam und mit Widerstreben auf.

In seltenen Fällen nimmt das Kind viel weniger Milch aus der Tasse als es beim Stillen erhielt. Die Mutter zögert daher, mit der

Entwöhnung weiterzumachen. In einem solchen Fall würde ich mit dem Stillen aufhören, wenn das Kind 120 Gramm pro Mahlzeit und am Tag 400 bis 500 Gramm Milch zu sich nimmt. Nach Ende des Stillens nimmt die tägliche Milchaufnahme meist auf über 500 Gramm zu. Zusammen mit den anderen Nahrungsmitteln ist das im allgemeinen ausreichend.

199. Gesetzt den Fall, man muß das Kind plötzlich abstillen, sei es, daß die Mutter ernstlich krank wird oder daß sie verreisen muß (es ist für gewöhnlich nicht nötig, das Baby abzustillen, wenn die Mutter eine harmlose Krankheit hat, der Arzt sollte in einem solchen Fall entscheiden).

Vermeiden Sie in diesem Fall das manuelle Abdrücken. Es kann zwar vorübergehend den Druck nehmen, wird aber die Brustdrüsen anregen. Eine Methode besteht darin, die Brust mit engen Bandagen und Eisbeuteln zu behandeln, doch ist dies eine höchst unbequeme Angelegenheit. Der Arzt kann Ihnen entsprechende Medikamente verschreiben, um den Schmerz zu lindern. »Abstill«-Tabletten helfen nichts und sollten auch nicht genommen werden. Sie sind teuer, haben Nebenwirkungen und können sogar den Druck in den Brüsten erhöhen. Wenn Ihr Arzt Ihnen keine anderen Vorschläge macht, sollten Sie die in den Abschnitten 201 und 202 vorgestellten Flaschenrezepte anwenden.

FLASCHENNAHRUNG

Wenn die Wasserversorgung in Ordnung ist, braucht man die Nahrung und die Flaschen nicht routinemäßig zu sterilisieren. In allen Fällen, wenn Sie zum Beispiel Brunnenwasser nutzen, sollten Sie sich mit Ihrem Arzt oder der Gesundheitsbehörde in Verbindung setzen. Nähere Hinweise zur Sterilisation werden in den Abschnitten 216 bis 221 gegeben. Wer nicht sterilisieren muß, kann die Flasche einfach mit Wasser und Seife waschen und dann ausspülen. Lesen Sie dazu Abschnitt 204.

Achtung: Erhitzen Sie die Milchflasche nie im Mikrowellenherd. Die Milch kann kochend heiß sein, obwohl sich die Flasche noch kühl anfühlt. Genauso wenig geeignet sind Mikrowellenherde zum Sterilisieren von Flaschen oder Nahrung.

Die Zusammensetzung der Flaschennahrung

200. Woraus besteht Flaschennahrung? Sie können Fertignahrung verwenden oder Dosenmilch. Ihr Arzt wird Ihnen raten können, welche Flaschennahrung für Ihr Baby am besten geeignet ist. Wenn Sie die Flaschennahrung wechseln, sollten Sie auch dies mit Ihrem Arzt besprechen. In den Abschnitten 211 bis 215 werden Hinweise für die Zubereitung von Flaschennahrung gegeben. Die Abschnitte 222 bis 225 erläutern die Zubereitung von Flaschennahrung, wenn sterilisiert werden muß.

201. Dosenmilch. (Man sollte sie nicht mit der stark gesüßten und für Kinder ungeeigneten *Kaffeesahne* verwechseln.) Dosenmilch ist Kuhmilch, der durch Verdampfen etwa die Hälfte an Wasser entzogen wurde. Sie brauchen nur Wasser und Zucker hinzuzufügen. Durch das Wasser soll wieder die normale Nährstoffkonzentration hergestellt werden. Muttermilch ist viel süßer als Kuhmilch, deshalb kommt Zucker hinzu, damit das Baby genug Kalorien bekommt.

Dosenmilch wird beim Einfüllen sterilisiert, sie ist also keimfrei. Ungeöffnet können Sie sie lange ohne Kühlung aufbewahren. Es gibt viele Marken Dosenmilch, die aber alle die gleiche Zusammensetzung haben, so daß Sie hier ruhig wechseln können. Flaschennahrung auf Dosenmilchbasis ist billiger als Fertignahrung.

Verwenden Sie stets Dosenmilch auf *Vollmilchgrundlage.* Nehmen Sie für Ihr Kind nie fettreduzierte Dosenmilch, es sei denn, Ihr Arzt hat es verordnet. Lesen Sie auch Abschnitt 211 zur Vorbereitung von Flaschennahrung aus Dosenmilch.

202. Fertignahrung wird meistens aus Kuhmilch hergestellt. Es gibt sie in drei Darreichungsformen: sofort verwendbare Lösungen, konzentrierte Lösungen und als Pulver. Um sie der Muttermilch ähnlicher zu machen, wurde der Gehalt an Eiweiß und Salz vermindert, Milchzucker zugesetzt, das Milchfett der Kuh durch Pflanzenöle ausgetauscht und mit den Vitaminen A, C und D angereichert. Über eisenhaltige Flaschennahrung sollten Sie im Einzelfall Ihren Arzt befragen. Lesen Sie die Abschnitte 212 bis 215 zur Zubereitung der Fertignahrung.

203. Milchersatzstoffe für Säuglinge und Kinder, die auf Kuhmilch allergisch reagieren, bestehen meist aus einer Mischung von Nahrungsmitteln, wie zum Beispiel Sojabohnenmehl und Zucker. Diese sollten nur auf Anweisung des Arztes gefüttert werden. Das Loch im Sauger muß bei dieser Nahrung größer sein. Weitere Hinweise zu Milchallergien und besonderen Flaschenzubereitungen finden Sie in Abschnitt 780.

Die Vorbereitung der Flaschen

204. Das Waschen der Flaschen, Sauger, Deckel, Schraubverschlüsse. Man kann sich das Waschen vereinfachen, wenn man Flasche und Zubehör sofort nach der Mahlzeit mit Seife oder einem anderen Reinigungsmittel, Wasser und Bürste säubert, bevor die Milch angetrocknet ist. Oder Sie spülen es nur aus und stellen es in die Geschirrspülmaschine, wenn sie es wirklich sauber wäscht. Sauger sollten immer mit der Hand gewaschen werden. Eine Literflasche zur

Aufbewahrung der Tagesmenge Milch und der Verschluß sind genauso gründlich wie die Babyflaschen zu reinigen.

Mit der Flaschenbürste reinigt man die Innenseite der Flasche, mit der Saugerbürste das Innere des Saugers. Mit einer Nadel oder einem Zahnstocher sticht man durch jedes Saugerloch und preßt Wasser hindurch.

Flasche und Zubehör müssen besonders gut gereinigt werden, wenn Sie auf das Sterilisieren verzichten. Details zum Sterilisieren der Flaschen und des Zubehörs finden Sie in Abschnitt 218. Abschnitt 219 beschreibt die Sterilisation der Literflasche, wenn Sie die Nahrung für den ganzen Tag aufbewahren und jeweils zur Fütterung abfüllen möchten.

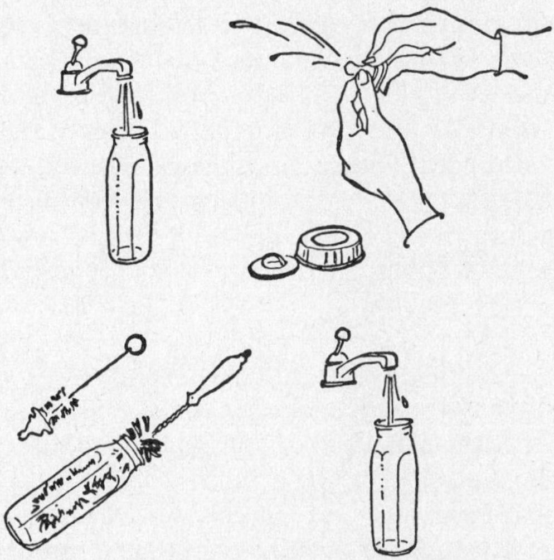

205. Das Abfüllen von Flaschennahrung in sterilisierte Trinkbehälter aus Plastik. Dies ist besonders für Eltern gedacht, die etwas mehr zahlen wollen und sich die Zeit für das Waschen oder Sterilisieren sparen wollen. Sauger und Deckel muß man dennoch fünf Minuten in kochendes Wasser legen, wenn der Arzt Ihnen empfiehlt, das Wasser und das andere Zubehör abzukochen. (Diese Behälter sind auf keinen Fall für eine abschließende Sterilisation geeignet.)

Der Flaschenhalter ist ein Zylinder aus Hartplastik, der an beiden Enden offen ist und Markierungsstriche an den Seiten hat, so daß Sie sehen können, wieviel Milch Sie eingefüllt haben bzw. wieviel Milch das Baby getrunken hat. Zum *Verdünnen* der Milch sind diese Markierungen nicht genau genug.

Sie trennen einen Plastikbehälter von der Rolle, knicken ihn längs etwas ein und stecken ihn in den Halter. Dann fassen Sie die beiden Laschen am Ende, ziehen den Beutel auf und legen die Enden wie eine Manschette um den Halterrand.

Wenn alle Behälter in ihren Haltern sitzen, können Sie die Flaschennahrung einfüllen.

Danach stülpen Sie einen Sauger über den Rand eines jeden Flaschenhalters. Berühren Sie dabei die Innenseite des Saugers und den Teil, den das Kind in den Mund nimmt, nicht. Mit anderen Worten: Fassen Sie den Sauger an den Außenrändern.

Man kann den Sauger mit Halteringen noch stärker an der Flasche befestigen, damit das Baby ihn nicht herunterziehen kann. Vergessen Sie nicht, vor dem Füttern die Endlaschen zu entfernen. Selbst ein kleines Baby könnte sie sonst abreißen und verschlucken. Es gibt auch große Kappen aus Plastik, die bei Reisen oder während der Aufbewahrung im Kühlschrank über den Sauger gestreift werden.

Das Füllen der Flasche

206. Wieviel soll in jede Flasche? Am Anfang möchten besonders kleine Kinder (unter 3,5 kg) häufig gefüttert werden. Flaschenkinder brauchen manchmal sechs, sieben oder acht Mahlzeiten am Tag. Wenn Sie im Krankenhaus Ihr Baby bei sich hatten, werden Sie seine Bedürfnisse wahrscheinlich schon kennen. Seien Sie aber nicht überrascht, wenn Ihr Kind nach drei oder vier Tagen sein Wach- und Eßverhalten ändert.

Die meisten Kinder mit 3,5 kg Gewicht brauchen weniger als 600 ml Flaschennahrung pro Tag. Bei Kindern mit 4 kg Gewicht sind es meist weniger als 700 ml. Die hier beschriebenen Zubereitungen ergeben 800 bis 1000 ml; das sollte in den ersten Lebenswochen reichen. *Schütten Sie Milch, die Sie nach 24 Stunden nicht verbraucht haben, weg.*

Wenn Sie Nahrung aus *Dosenmilch* zubereiten (Abschnitt 211) geben Sie am Anfang etwa 125 ml in jede der (acht) Flaschen und erhöhen die Menge später, wenn Ihr Kind soweit ist.

Nehmen Sie *Fertignahrung* (Abschnitt 214) oder *Milchpulver* (Abschnitt 212), werden Sie etwas mehr als einen Liter erhalten. Geben Sie am Anfang wieder 125 ml in jede der (acht) Flaschen. Erwarten Sie aber nicht, daß das Kind jede Flasche immer leer trinkt. Es sei denn, es ist ein großes Kind mit einem dementsprechenden Appetit. Etwas später braucht das Kind weniger Mahlzeiten, diese müssen jedoch reichlicher sein.

Wenn Sie die Flasche aus *konzentrierter Flüssignahrung* zubereiten (Abschnitt 213), ergeben sich meist 800 ml, die Sie auf die acht Flaschen verteilen. Später werden Sie weniger Flaschen mit mehr Flüssigkeit brauchen.

207. Sie können alle Flaschen auf einmal füllen. Gießen Sie in jede Flasche die richtige Menge Milch. Legen Sie die Sauger umgekehrt in die Flaschenöffnung. Wenn Sie sterilisiert haben, greifen Sie die Sauger mit einer Zange, sonst mit den Fingern am äußeren Rand. Setzen Sie den Deckel auf den Saugerboden und schrauben Sie den Verschluß auf. Haben Sie sterilisierte Milch eingefüllt, dann schrauben Sie den Verschluß nicht so fest, damit beim Abkühlen Luft eintreten kann. Stellen Sie die Flaschen kühl.

Das Kühlen der Flaschennahrung

208. Aufbewahren von Milch. Wenn man weniger als eine Dose Milch, Nahrungskonzentrat oder Fertignahrung benötigt, kann man den Rest für den nächsten Tag in der Dose aufheben; diese sollte jedoch abgedeckt sein und in den Kühlschrank gestellt werden. Verbrauchen Sie sie am nächsten Tag oder schütten Sie sie weg. *Heben Sie eine angefangene Dose nie länger als 24 Stunden auf.*

Das gleiche trifft zu, wenn Sie eine Literflasche mit Milch nehmen oder alle Flaschen auf einmal füllen. Bewahren Sie die Milch im Kühlschrank auf, verbrauchen Sie sie am nächsten Tag bzw. schütten Sie den Rest weg. *Heben Sie abgefüllte Milch nie länger als 24 Stunden auf.*

209. Wie lange darf ein fertig zubereitetes Fläschchen verwendet werden? Solange die Flasche Körpertemperatur hat, also trinkfertig ist, oder während sie in Zimmertemperatur gehalten wird, können sich Bakterien, die in die Nahrung geraten sind, sehr schnell vermehren. Deswegen ist es unklug, einem Kind eine Flasche zu geben, die schon stundenlang im Zimmer oder im Wagen gestanden hat, ob es nun eine volle Flasche war oder ob sie auch nur noch einen Rest enthielt.

Wenn man gezwungen ist, dem Baby mehrere Stunden, nachdem man die Wohnung verlassen hat (also auf Reisen), die Flasche zu geben, ist es besser, die Nahrung eiskalt in einer Thermosflasche mitzunehmen.

Hat das Baby nur die Hälfte seiner Portion getrunken und weiß die Mutter, daß es in zwei bis drei Stunden wieder Hunger bekommt, dann kann man die Flasche, so wie sie ist, in den Kühlschrank stellen und dem Kind später die andere Hälfte geben. Mehr als zweimal sollte man die gleiche Flasche und Nahrung nicht benutzen.

210. Wenn Sie die Flaschennahrung nicht kühlen können, z. B. wenn Ihr Kühlschrank defekt ist oder Sie keinen Strom haben, dann sollten Sie jede Flasche vor der Mahlzeit kurz erhitzen. Dazu schrauben Sie den Deckel los, stellen die Flasche in heißes Wasser und lassen es 25 Minuten kochen; anschließend muß die Flasche auf Körpertemperatur abkühlen. Schütten Sie alle Flaschennahrung, die länger als 12 Stunden ohne Kühlung war, weg.

Sollten Sie diese Probleme oft haben, ist es am einfachsten, fertiges Nahrungspulver zu verwenden und es kurz vor der Mahlzeit mit Wasser zu mischen; dann braucht man nur jeweils eine Flasche vorzubereiten (siehe Abschnitt 212). Sollten Sie sterilisieren, ist es angebracht, eine Flasche destilliertes Wasser, ein paar Wegwerfflaschen und Nahrungspulver bereit zu haben.

Zubereitung der Nahrung ohne Sterilisation

Wenn Sie Fertignahrung verwenden, sollten Sie die Verarbeitungshinweise auf der Packung *genau einhalten.* Zu konzentrierte oder zu dünne Milch kann dem Kind schaden.

211. Dosenmilch gibt es in 0,3-l-Dosen. Zum Süßen können Sie gewöhnlichen Weißzucker nehmen. Kinder unter einem Jahr sollten niemals Maissirup oder Honig bekommen. Sie enthalten Botulinussporen (die zur Lebensmittelvergiftung führen können); das Verdauungssystem der Kleinkinder ist noch nicht ausreichend entwickelt, um diese Sporen abzutöten. Laktose (Milchzucker) kann man für die Flaschennahrung nehmen, sie ist allerdings teuer. 1,5 Eßlöffel Laktose entsprechen 1 Eßlöffel Zucker.

Mischen Sie 600 ml Wasser und 2 Eßlöffel Zucker. Rühren Sie solange um, bis sich der Zucker vollständig aufgelöst hat. Nun waschen Sie den Deckel einer Dose Milch und den Dosenöffner gründlich ab und drücken 2 Löcher in den Dosendeckel. Gießen Sie die gesamte Milch in das Wasser und rühren Sie um. Nun füllen Sie die Nahrung in saubere Flaschen, in Wegwerfbehälter oder in eine saubere 1-Liter-Flasche. Schließen Sie die Flaschen und stellen Sie sie kühl.

Abschnitt 222 behandelt die Zubereitung von sterilisierter Nahrung aus Dosenmilch.

212. Milchpulver gibt es in wiederverschließbaren Behältern mit Meßlöffeln. Sie ist nicht nur die billigste Fertignahrung, sondern auch sehr bequem für eine Mahlzeit zwischendurch beim Brustkind und vermeidet übermäßigen Abfall. Sie eignet sich auch gut für die Reise. Abgemessene Mengen Fertignahrungspulver (und gekochtes oder destilliertes Wasser, wenn notwendig) können mitgeführt und zu den Mahlzeiten jeweils gemischt werden. Dadurch ist keine Kühlung erforderlich. Das Pulver und das Wasser müssen in der richtigen Reihenfolge gemischt werden, damit sich keine Klümpchen bilden. Beachten Sie die Hinweise auf der Packung. Meistens nimmt man 15 gestrichene Eßlöffel Konzentrat auf 1 Liter Wasser. Quirlen Sie die Pulvernahrung mit einem Quirl oder einem Handrührer und gießen Sie die Lösung in saubere Flaschen, Wegwerfbehälter oder eine saubere Literflasche. Verschließen Sie die Flaschen und stellen Sie sie kühl.

Um eine Flasche zu füllen, braucht man 200 ml Wasser und 3 gestrichene Eßlöffel Pulvernahrung. (Die Markierungen auf dem Flaschenhalter für die Wegwerfbehälter eignen sich nicht zum Abmessen – sie sind zu ungenau.) Verschließen Sie die Flasche und schütteln Sie gut. Stellen Sie die Flasche kühl, wenn Sie nicht sofort füttern wollen.

Bitte lesen Sie Abschnitt 223 für die Zubereitung sterilisierter Pulvernahrung.

213. **Konzentrierte Fertignahrung** muß vor Gebrauch mit der gleichen Menge Wasser verdünnt werden. Sie ist zwar etwas umständlicher in der Handhabung, dafür aber billiger und nimmt nicht soviel Platz im Kühlschrank und auf Reisen.

Messen Sie die entsprechende Menge Wasser ab und mischen Sie sie mit dem Flüssigkonzentrat. (Bevor Sie die Löcher in den Dosendeckel drücken, waschen Sie diesen und den Dosenöffner ab.) Gießen Sie die verdünnte Nahrung in saubere Flaschen, die Sie verschließen und kühlstellen. Sie können die zubereitete Nahrung auch in einer sauberen, geschlossenen Literflasche kühl aufbewahren und jeweils eine saubere Flasche zum Füttern abfüllen.

Um eine Flasche zu füllen, geben Sie die gleiche Menge Wasser und Fertignahrung in die Flasche, verschließen und schütteln Sie die Flasche leicht. (Die Markierungen an der Seite von Flaschenhaltern für Wegwerfbehälter sind zum Abmessen ungeeignet, da sie nicht genau genug sind.) Wenn Sie nicht sofort füttern, müssen Sie die Flasche kühlen.

Schlagen Sie in Abschnitt 224 nach, wenn Sie sterilisieren müssen.

214. **Sofort verwendbare Flaschennahrung in 1-Liter-Dosen.** Sie ist bereits sterilisiert. Es muß auch kein Wasser hinzugefügt werden. Das ist besonders für unerfahrene Eltern sehr bequem. Die Kosten betragen bis zum Dreifachen der Zubereitung aus konzentrierter Fertignahrung oder Dosenmilch.

Die Lösung wird direkt in die sauberen Flaschen gefüllt. (Bevor Sie die Dose öffnen, säubern Sie sowohl Dosendeckel als auch Dosenöffner gründlich.) Verschließen Sie die Flaschen und stellen Sie sie bis zum Gebrauch kühl. Möglich ist es auch, nur eine Flasche zu füllen, die Sie dann verschließen und bis zum Füttern im Kühlschrank aufbewahren. Der Rest in der Dose muß ebenfalls kühl gestellt werden.

Abschnitt 225 behandelt das Abfüllen von Flaschennahrung, wenn Sie sterilisieren müssen.

215. Fertignahrung in Wegwerfflaschen verschiedener Größe vermeidet unnötige Arbeit und ist besonders für Eltern mit wenig Erfahrung und für das Brustkind, das nur gelegentlich eine Flasche braucht, sowie für die Reise zu empfehlen. Kühlung ist nicht nötig. Wegwerfflaschen sind etwa 1,5mal so teuer wie Fertignahrung in Dosen, mehr als 2mal so teuer wie konzentrierte Fertignahrung und mehr als 4mal so teuer wie Dosenmilch. Sie nehmen die eigenen Sauger, die Sie, wenn notwendig, sterilisieren müssen.

Es gibt aber auch Wegwerfflaschen mit Wegwerfsaugern zu kaufen.

Das Sterilisieren

216. Es gibt zwei Möglichkeiten zu sterilisieren. Die eine ist die abschließende Sterilisation (Abschnitt 217). Dabei wird die Nahrung mit nicht sterilisiertem Wasser in nicht sterilisierte Flaschen gegeben und gemeinsam sterilisiert. Diese Methode wird nur verwendet, wenn Sie alle Flaschen auf einmal füllen. Sie eignet sich nicht für Wegwerfflaschen oder für die Aufbewahrung der gesamten Nahrung in einer Literflasche, von der man dann immer nur eine Flasche zur Mahlzeit füllt.

Bei der anderen Methode (die manchmal aseptisch genannt wird), werden die Flaschen mit Zubehör sterilisiert und mit bereits sterilisierter Nahrung gefüllt. Hier ist es möglich, alle Flaschen bzw. Wegwerfflaschen auf einmal zu füllen. Sie können auch eine 1-Liter-Flasche verwenden. Die Abschnitte 218 und 219 behandeln das Sterilisieren der Flaschen und des Zubehörs, die Abschnitte 222 bis 225 die Nahrungsmittelzubereitung.

217. Abschließende Sterilisation. Für die Zubereitung der Nahrung befolgen Sie stets die Anweisungen auf der jeweiligen Packung. Sie brauchen kein abgekochtes Wasser und kein sterilisiertes Flaschenzubehör (die Flaschen und die Sauger sind wie gewöhnlich gründlich zu reinigen, siehe Abschnitt 204). Füllen Sie alle Flaschen, setzen Sie den Sauger verkehrt herum ein, legen Sie den Deckel auf und schrauben Sie die Flaschen locker zu, damit die heiße Luft beim Erwärmen der Flaschen entweichen und die kalte Luft beim Abkühlen wieder eintreten kann.

Befolgen Sie die Gebrauchsanweisungen Ihres Sterilisationsgerätes bzw. füllen Sie einen Wassertopf drei bis fünf cm hoch mit Wasser, stellen die Flaschen in einem Gestell ins Wasser und decken den Topf ab. Lassen Sie das Wasser 25 Minuten kochen (Kurzzeitwecker). Der abgedeckte Topf bleibt noch ein bis zwei Stunden bei abgestellter Hitze stehen. Wenn die Flaschen lauwarm sind, schrauben Sie die Deckel fest zu und stellen die Flaschen in den Kühlschrank.

Die Löcher im Sauger verstopfen umso weniger, je langsamer man abkühlt und je weniger man dabei die Flaschen schüttelt. So kann sich nämlich das Häutchen auf der Milch an der Innenseite der Flasche absetzen und wird nicht in kleine Stückchen zerrissen.

218. Das Sterilisieren der Flaschen, Sauger, Deckel und Schraubverschlüsse. Sie haben die Wahl zwischen einem elektrischen Sterilisationsgerät, das sich zur richtigen Zeit selbst abstellt, und einem Sterilisationsgerät, das Sie nur auf Ihren Küchenherd stellen (im Prinzip ein Kochtopf). Meistens gehören zum Sterilisationsgerät gleich das Drahtgestell, die Flaschen, die Deckel, die Sauger, die Schraubringe, Flaschen- und Saugerbürste und Flaschenhalter dazu. Sie können sich aber auch einen Topf kaufen, der groß genug ist für ein Drahtgestell mit den sechs bis acht Flaschen, die Sie in den ersten Wochen täglich brauchen werden, und dazu das restliche Zubehör.

Zusammen mit dem Zubehör sollten Sie auch eine Flaschenzange sterilisieren, damit Sie die noch heißen Flaschen aus dem Drahtgestell heben können. (Mit einem Topflappen können Sie die heißen Griffe der Zange anfassen.) Setzen Sie die Sauger mit der Zange umgekehrt auf die gefüllten Flaschen. Wenn Sie keine Zange benutzen, fassen Sie die Sauger nur am Rand an, nicht an der Spitze, die mit der Nahrung und dem Mund des Säuglings später in Berührung kommt.

Beachten Sie die Hinweise für Ihr Sterilisationsgerät. Bei Verwendung eines gewöhnlichen Kochtopfes stellen Sie die Flaschen umgekehrt ins Drahtgestell, so daß der Dampf besser in die Flaschen gelangt und das Wasser herauslaufen kann. Das gleiche trifft auf den Behälter mit den Saugern und dem anderen Zubehör zu. Füllen Sie den Topf mindestens 5 cm mit heißem Wasser, setzen Sie das Gestell hinein, legen Sie den Deckel auf und lassen Sie das Wasser 5 Minuten gut kochen (Kurzzeitwecker). Danach lassen Sie den Topf abkühlen.

Jetzt kann die Milch in die Flaschen gefüllt werden. Wenn Sie die Flaschen nicht sofort füllen, bewahren Sie sie an einem sauberen Platz auf.

Zum sterilen Ablegen der Sauger, Schraubringe und Kappen, während Sie die Nahrung einfüllen, können Sie den umgedrehten Deckel des Topfes bzw. des Sterilisationsgerätes verwenden.

219. Das Sterilisieren einer 1-Liter-Flasche zum Aufbewahren der Flaschennahrung. Kurz vor der Mahlzeit füllen Sie dann die Milch in eine Trinkflasche um. Dazu können Sie jeden Glasbehälter nehmen. Eine Plastikflasche ist hier nicht zu empfehlen, da sie sich verformen kann, wenn sie zu heiß wird. Wählen Sie einen nicht zu kleinen Topf, damit die Literflasche und der Deckel auf der Seite liegen können. Füllen Sie den Topf mit Wasser und kochen Sie den Behälter etwa 5 Minuten aus. Nach dem Abkühlen lassen Sie den Behälter gut abtropfen und gießen die gesamte zubereitete Nahrung hinein. Schließen Sie die Flasche aber nicht ganz dicht, so daß beim Abkühlen Luft eintreten kann und stellen Sie sie kühl.

Kurz vor der Mahlzeit gießen Sie soviel Nahrung in eine sterilisierte Trinkflasche oder in eine Wegwerfflasche, wie Sie brauchen. Anschließend stellen Sie die Literflasche wieder in den Kühlschrank.

220. Man muß nicht alles abkochen. Selbst wenn Sie die Zubereitung sterilisieren und das Wasser abkochen müssen, ist es nicht notwendig alles andere, mit dem das Baby bei den Mahlzeiten in Berührung kommt, auch abzukochen. Das gilt für die Teller und Tassen und Löffel, da auf dem sauberen und trockenen Geschirr die Bakterien ohnehin keine Chance haben, sich zu vermehren.

Die ersten Spielsachen des Kindes, Beißring, Klapper usw., sollte man, nachdem man sie gekauft hat, mit Seife abwaschen. Späterhin braucht man sie nicht ständig zu waschen, es sei denn, sie fallen auf den Boden.

221. Wann braucht man Flasche und Flaschennahrung nicht mehr zu sterilisieren? Wenn Sie von Anfang an sterilisiert haben, sollten Sie Ihren Arzt oder das Gesundheitsamt fragen, wann die Sterilisation von Flasche und Flaschennahrung nicht mehr notwendig ist.

Im allgemeinen sollten Sie Flaschennahrung, die Wasser enthält und für den ganzen Tag vorbereitet wird, in jedem Fall zusammen mit der Flasche sterilisieren.

Zubereitung der Flaschennahrung beim Sterilisieren

Befolgen Sie bei der Zubereitung von Fertignahrung immer *genau die Hinweise* auf der Verpackung. Eine zu dünne oder zu konzentrierte Nahrung kann dem Kind schaden.

222. Dosenmilchzubereitung. Die Zubereitung erfolgt wie in Abschnitt 211 beschrieben mit 600 ml Wasser, zwei Eßlöffel Zucker und der Dose Milch. Gießen Sie die Nahrung in saubere Trinkflaschen und führen eine abschließende Sterilisation durch, wie in Abschnitt 217 beschrieben.

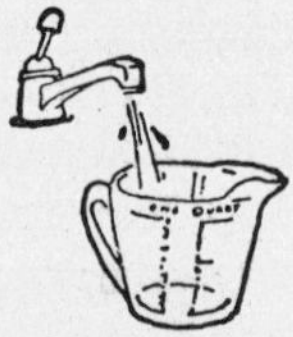

Sie können die Nahrung aber auch mit der aseptischen Methode sterilisieren. Zuerst kochen Sie einen Rührer und ein Litermaß 5 Minuten ab. Dann füllen Sie einen Topf mit mindestens 800 ml Wasser (etwas Wasser wird verdampfen) und lassen fünf Minuten kochen. Nehmen Sie sich zur Sicherheit einen Kurzzeitwecker. Dann stellen Sie den Topf vom Herd und lassen ihn auf etwa 37° C abkühlen. Gießen Sie 600 ml Wasser in die sterilisierte Literflasche und geben Sie zwei Eßlöffel Zucker hinzu. Rühren Sie mit dem sterilisierten Rührer um, bis der Zucker aufgelöst ist. Waschen und spülen Sie den Deckel der Milchdose und den Dosenöffner gut ab und drücken Sie die Löcher in den Deckel. Jetzt gießen Sie die gesamte Dosenmilch in die Zuckerlösung, rühren kurz um und füllen die Zubereitung in sterilisierte Trinkflaschen

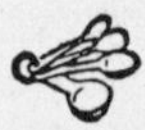

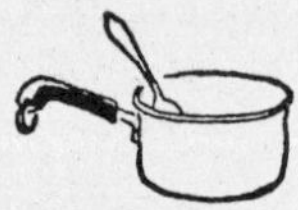

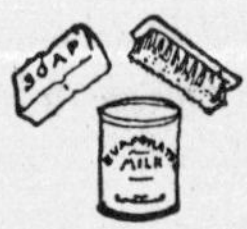

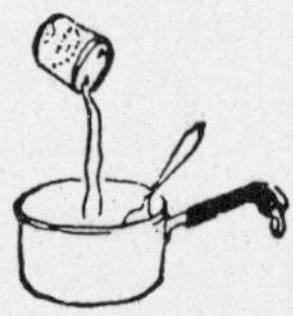

(Abschnitt 218), Wegwerfflaschen (Abschnitt 205) oder eine 1-Liter-Flasche (Abschnitt 219). Schrauben Sie die Flaschen zu und stellen Sie sie kühl.

223. Milchpulver. Die Zubereitung erfolgt wie in Abschnitt 212 beschrieben mit 15 gestrichenen Eßlöffeln Pulver, die mit einem Liter Wasser gemischt werden. Gießen Sie die zubereitete Nahrung in saubere Trinkflaschen und führen Sie eine abschließende Sterilisation durch, wie in Abschnitt 217 beschrieben.

Sie können die Nahrung auch mit der aseptischen Methode sterilisieren. Kochen Sie zuerst den Rührer und ein Litermaß fünf Minuten ab. Dann füllen Sie einen Topf mit mindestens 1,1 Liter Wasser (etwas Wasser wird verdampfen) und lassen fünf Minuten kochen. Nehmen Sie einen Kurzzeitwecker. Dann stellen Sie den Topf vom Herd und lassen ihn auf etwa 37° C abkühlen. Gießen Sie ein Liter Wasser in das sterilisierte Litermaß und geben Sie die 15 gestrichenen Eßlöffel Milchpulver dazu. Quirlen Sie das Pulver mit dem sterilisierten Rührer unter, und gießen Sie die Zubereitung in die sterilisierten Trinkflaschen (Abschnitt 218), Wegwerfflaschen (Abschnitt 205) oder in die sterilisierte 1-Liter-Flasche (Abschnitt 219). Verschließen Sie die Flaschen und stellen Sie sie kühl.

Um eine einzelne Flasche mit 200 ml sterilisierte Milch zu füllen, kochen Sie erst wieder das Litermaß und das Wasser ab, wie oben beschrieben. Auch hier nehmen Sie wieder etwas mehr Wasser, da Wasser verdampfen wird. Gießen Sie 200 ml Wasser in die sterilisierte Trinkflasche bzw. Wegwerfflasche. (Verwenden Sie zum Abmessen nicht die Markierungen an der Seite des Halters der Wegwerfflasche, da sie nicht genau genug sind.) Jetzt füllen Sie drei gestrichene Eßlöffel Pulvernahrung ein, verschließen die Flasche und schütteln sie gut. Wenn Sie nicht sofort füttern, stellen Sie die Flasche kühl.

224. Konzentrierte Fertignahrung. Die Zubereitung erfolgt wie in Abschnitt 213 beschrieben, d. h. Sie verdünnen das Konzentrat mit der gleichen Menge Wasser. Füllen Sie die Zubereitung in saubere Trinkflaschen und befolgen Sie die Hinweise für die abschließende Sterilisation im Abschnitt 217. Bei der aseptischen Methode kochen Sie zuerst den Rührer und das Litermaß 5 Minuten ab. Dann füllen

Sie mindestens 800 ml Wasser (etwas Wasser wird verdampfen) in einen Topf und lassen 5 Minuten kochen. Nehmen Sie zur Sicherheit einen Kurzzeitwecker. Dann stellen Sie den Topf vom Herd und lassen ihn auf etwa 37° C abkühlen. Nun gießen Sie die entsprechende Menge abgekochtes Wasser in das sterilisierte Litermaß. Waschen und spülen Sie den Deckel der Milchdose und den Dosenöffner gut ab. Jetzt drücken Sie zwei Löcher in die Dose, gießen den Inhalt in das abgekochte Wasser und rühren mit dem sterilisierten Rührer um. Abschließend füllen Sie die sterilisierte und verdünnte Nahrung in die sterilisierten Trinkflaschen (Abschnitt 218), die Wegwerfbehälter (Abschnitt 205) oder eine sterilisierte 1-Liter-Flasche (Abschnitt 219). Verschließen Sie die Flaschen und stellen Sie sie kühl.

Um eine einzelne Flasche zu füllen, beachten Sie bitte die oben genannten Hinweise zum Abkochen des Meßbechers, des Rührers und des Wassers. Kochen Sie 300 ml Wasser ab (es wird wieder Wasser verdampfen) und füllen Sie 100 ml abgekochtes Wasser und 100 ml Nahrungskonzentrat in eine sterilisierte Trinkflasche oder eine Wegwerfflasche. (Verwenden Sie die Markierungen an der Seite des Flaschenhalters der Wegwerfflasche nicht zum Abmessen, sie sind zu ungenau.) Verschließen Sie die Flasche und schütteln sie. Wenn Sie nicht sofort füttern, stellen Sie die Flasche bitte kühl. Decken Sie den Rest der konzentrierten Nahrung ab und stellen Sie sie ebenfalls in den Kühlschrank.

225. Fertignahrung in Dosen. Bereiten Sie das sterilisierte Flaschenzubehör wie in Abschnitt 218 beschrieben vor bzw. verwenden Sie Flaschenhalter mit sterilisierten Wegwerfbehältern. Waschen und spülen Sie den Deckel der Dose Milch und den Dosenöffner gut ab, bevor Sie die Dose öffnen. Sie können die Milch aus der Dose direkt in die bereitstehenden Flaschen füllen, die Sie dann verschließen und kühlstellen. Sie können aber auch vor jeder Mahlzeit die Flaschen einzeln füllen. Decken Sie dann den Rest der Fertignahrung ab und stellen Sie sie kühl.

226. Die ersten Tage. Die erste Flasche wird meist vier bis sechs Stunden nach der Geburt gegeben, aber das ist keine allgemein gültige Regel. Bei den ersten Mahlzeiten möchten Säuglinge nur wenig trinken. Selbst wenn sie nur ein paar Fingerhüte trinken, sollten Sie nicht versuchen, mehr in sie hinein zu zwingen. Erst nach drei oder vier Tagen nehmen sie soviel, wie die Eltern erwarten, manchmal aber erst nach einer Woche oder mehr. Machen Sie sich keine Sorgen: für die Verdauung des Kindes ist es besser, wenn es langsam anfängt. Mit der Zeit wird das Kind herausfinden, wieviel es braucht.

227. Wie gibt man die Flasche? Die Flasche braucht nach der Entnahme aus dem Kühlschrank nicht geschüttelt zu werden.

Man weiß, daß Säuglinge keinen Unterschied machen, ob die Flasche gewärmt, bei Raumtemperatur oder direkt aus dem Kühlschrank kommt, solange die Temperatur bei jeder Mahlzeit gleich bleibt. Die meisten Eltern geben die Flaschen deswegen warm, weil sie sich Flaschen nur warm vorstellen können und weil auch die Muttermilch warm sei. Hätten wir heute Kinder, so würde ich die Flasche immer bei Raumtemperatur oder direkt aus dem Kühlschrank geben.

Sie können die Flasche in einem Topf oder einem Becher mit heißem Wasser oder im Waschbecken wärmen. Selbstverständlich können Sie auch einen elektrischen Flaschenwärmer benutzen. Man sollte versuchen, Körpertemperatur zu erreichen; die Mutter kann ein paar Tropfen auf die Innenseite des Handgelenkes schütten. Wenn es zu heiß ist, dann ist es auch zu heiß für das Kind.

Wenn Sie die Flaschennahrung aus Rohrzucker oder Milchzucker herstellen, so sollten Sie vorher die Flasche prüfen, damit Sie nicht aus Versehen Salz oder Backpulver zugesetzt haben. Natürlich können Sie auch den Tropfen Milch auf Ihrem Handgelenk schmecken.

Nun setzen Sie sich auf einen bequemen Stuhl und halten das Kind im Arm. Die meisten Eltern nehmen einen Stuhl mit Lehne und legen ein Kissen unter den Ellbogen, andere finden einen Schaukelstuhl am besten. *Drehen Sie die Flasche so um, daß der Sauger immer gefüllt ist.* Die meisten Säuglinge möchten ständig an der

Flasche saugen, bis sie soviel Nahrung wie sie brauchen zu sich genommen haben. Manche Säuglinge aber schlucken beim Füttern sehr viel Luft und beenden die Mahlzeit vorzeitig, wenn die Luftblase im Magen zu groß wird, und sie schmerzt. Sie sollten dann das Baby aufstoßen lassen (siehe Abschnitt 138) und weiterfüttern. Manche Säuglinge müssen zwei- oder dreimal während einer Flasche aufstoßen; manche Kinder hingegen schlucken gar keine Luft.

Sobald Ihr Kind nicht mehr saugt und satt zu sein scheint, sollten Sie die Mahlzeit beenden. Das Kind weiß am besten, wieviel es braucht (siehe Abschnitt 126).

228. Darf man die Flasche anlehnen? Es ist gut, wenn Eltern ihr Kind beim Füttern in den Armen halten. Die Natur kennt es nicht anders. Kind und Eltern sind dann ganz nahe und können sich betrachten. Essen und trinken macht Kindern am meisten Spaß, und daher tut man gut daran, diese Tätigkeit mit der Anwesenheit und dem Gesicht der Eltern zu verknüpfen.

Andererseits ist es für beschäftigte Eltern manchmal notwendig, die Flasche anzulehnen. Eltern von Zwillingen müssen dies häufig bei einem der Kinder tun. Sie finden, daß sie während des Tages genügend Zeit haben, um zärtlich mit ihren Kindern zu sein, so daß die Kontakte nicht auf die ohnehin hektischen Mahlzeiten fallen müssen. Ich finde auch, daß man dem Kind seine Liebe auf vielerlei Weise zeigen kann und daß keine unverzichtbar ist. Die liebevolle Begegnung von Eltern und Kind leidet nicht, wenn die Eltern die Flasche etwas anlehnen, sofern das Kind liebevoll umsorgt wird. Die meisten Eltern lehnen die Flasche an eine gefaltete Windel an, es gibt aber auch viel bessere Flaschenhalterungen.

229. Wie müssen die Löcher im Sauger beschaffen sein? Wenn die Löcher zu klein sind, erhält das Kind zuwenig und wird quengelig, müde oder vor Ende der Mahlzeit einschlafen. Sind die Löcher zu groß, kann sich das Kind verschlucken, Verdauungsprobleme bekommen und langfristig so wenig Befriedigung beim Saugen haben, daß es mit Daumenlutschen anfängt. Meist ist es am besten, wenn das Kind 20 Minuten braucht, um die Flasche zu leeren. Wenn die Flasche umgedreht ist und die Milch in einem feinen Strahl 1 bis 2 Sekunden herausspritzt und dann zu Tropfen wird, sind die Löcher für ein kleines Kind genügend groß. Wenn die Milch in einem Sprühstrahl herauskommt, sind sie wahrscheinlich zu groß, sind es von Anfang an nur Tropfen, so sind die Löcher wohl zu klein geraten.

Seitlich am Mundstück sind meist kleine Löcher oder Schlitze, um Luft in die Flasche zu lassen und beim Trinken ein Vakuum zu verhindern. Nach gewisser Zeit lernen Säuglinge, wie man einen zusammengepreßten Sauger wieder aufrichten kann. Meist sind die Luftlöcher so gebaut, daß sie kleiner werden, wenn man die Flaschendeckel fest aufschraubt. Dann ist ein Teilvakuum entstanden, und das Kind muß stärker saugen und es braucht länger, um die Flasche zu leeren. Wird der Deckel nur lose aufgeschraubt, so ist das Trinken einfacher. In Abschnitt 381 wird die Beziehung zwischen Fütterungsdauer und dem Daumenlutschen ausgeführt.

Viele neue Sauger sind zwar für ein größeres Kind richtig, für ein kleineres Kind aber zu langsam. Um die Löcher zu vergrößern, stecken Sie das stumpfe Ende einer feinen Nadel in einen Flaschenkorken. Dann erhitzen Sie das spitze Ende der Nadel in einer Flamme, bis es rot glüht. Stecken Sie sie dann kurz in die Spitze des Saugers. Sie brauchen nicht das frühere Loch dafür zu verwenden; nehmen Sie eine nicht allzugroße Nadel und stechen Sie nicht zu tief. Sind die Löcher zu groß, müssen Sie nämlich den Sauger wegwerfen. Sie können auch 1, 2 oder 3 Löcher stechen. Wenn Sie keinen Korken haben, können Sie um das stumpfe Ende der Nadel auch ein Stück Stoff winden oder sie mit einer Pinzette halten.

230. Was tut man, wenn die Löcher im Sauger durch ein Milchhäutchen verstopft sind? Zum einen kann man Sauger kaufen, die keine Löcher, sondern kreuzweise Schnitte haben. Die Milch strömt aber nicht wie erwartet heraus; der Kreuzschnitt bleibt solange geschlossen, bis das Kind saugt. Mit einer sterilisierten Rasierklinge kann man solche Kreuzschnitte selbst in einen Sauger machen. Machen Sie erst einmal einen schmalen Einschnitt und vertiefen Sie diesen dann; anschließend legen Sie einen zweiten Schnitt im rechten Winkel auf den ersten. Sauger mit Kreuzschnitt sollten nicht für die Fütterung von pürierter Nahrung aus der Flasche benutzt werden.

231. Man nötige ein Kind nicht, mehr zu nehmen, als es mag. Bei der Ernährung mit der Flasche ist es durchaus ein Nachteil, daß die Mutter sehen kann, wieviel das Baby übrigläßt. Viele Babys brauchen zu jeder Mahlzeit des Tages das gleiche Quantum, aber es gibt andere, deren Appetit sehr unterschiedlich ist. Es stimmt nicht, daß ein Kind immer das gleiche Quantum zu sich nehmen müsse; es wird eine Mutter vielleicht beruhigen zu wissen, daß ein Kind, das gestillt wird, morgens nahezu 300 Gramm zu sich nimmt, aber vielleicht höchstens 200 Gramm bei der Abendmahlzeit, und daß es damit vollauf zufrieden ist. Wenn man von dem Brustkind weiß, daß es so viel trinkt, wie es braucht, darf man so viel instinktive Klugheit getrost auch dem Flaschenkind zutrauen.

Es ist wichtig, diesen Punkt besonders zu beachten. Eine Anzahl von Kindern macht ihren Eltern mit der Zeit Sorgen, weil sie nicht genügend zu sich nehmen. Sie verlieren den natürlichen Appetit, mit dem sie geboren sind, und nehmen, was ihnen angeboten wird, nur widerwillig zu sich. Was ist der Grund? Diese Probleme tauchen in 9 von 10 Fällen auf, weil die Mutter ihr Kind genötigt hat – und zwar von Anfang an –, mehr zu essen, als es brauchte und deshalb wollte. Wenn eine Mutter es fertigbringt, ihrem Kind drei oder vier Löffel mehr einzutrichtern, als es von sich aus wollte, ist sie stolz und verbucht das als einen Erfolg, aber da täuscht sie sich oft. Bei der nächsten Mahlzeit wird das Kind noch weniger Appetit haben.

Ein Kind kennt instinktiv die Mengen, die es braucht, und selbst die Art der Nahrungsmittel, die sein Körper verlangt. Das Baby zum Essen zu zwingen ist nicht notwendig und fruchtet nichts. Im Gegenteil: es kann schaden, weil Nötigung oder gar Zwang nach und nach den Appetit verringert und das Kind am Ende hindert, so viel zu nehmen, wie seine Natur wirklich benötigt.

Auf die Dauer gesehen, richtet man sogar mehr an, als daß man nur den Appetit zerstört, wenn man sein Kind zum Essen zwingt. Zwang kann unter Umständen einige seiner positiven Gefühle dem Leben gegenüber zerstören. Das Leben eines Babys ist nämlich so eingerichtet, daß es während des ersten Jahres in gleichbleibendem Rhythmus hungrig wird, sein Essen verlangt, es genießt, ein zufriedenes Verdauungsschläfchen macht und wieder hungrig wird. Eine wunderbare Geschichte, die sich mindestens viermal am Tag wiederholt, Woche für Woche. Dadurch wächst sein Selbstvertrauen, seine Lebensgeister erwachen allmählich, und es wächst auch sein Vertrauen zu seiner Mutter. Wenn aber die Mahlzeit jedesmal in einen Kampf ausartet, wenn das Füttern etwas ist, was dem Kind lästig wird, so geht es in die Defensive, es wird ablehnend und mißtrauisch dem Leben und den Menschen gegenüber.

Das soll nun nicht heißen, daß man die Flasche schon bei der ersten Pause wegtut, die das Baby einlegt. Manche Kinder brauchen eine kleine Ruhepause während der Mahlzeit und trinken dann weiter. Doch wenn das Baby gänzlich uninteressiert an der Flasche ist und nicht wieder zu saugen anfängt, sobald man ihm den Sauger in den Mund schiebt, dann ist es satt, und die Mutter sollte damit zufrieden sein. Man könnte natürlich sagen: »Wenn ich 10 Minuten warte, nimmt es dann vielleicht noch etwas mehr.« Lieber nicht!

232. Was tut man mit Kindern, die schnell wieder aufwachen? Wenn ein Kind nach 100 bis 150 ml einschläft und kurz danach wieder aufwacht und zu schreien beginnt, ist meist eine Luftblase, eine Kolik oder ein Reizschreien die Ursache, selten ein weiter bestehendes Hungergefühl. Ein Kind weiß nicht, wieviel 1 oder 10 oder 100 ml Milch sind. Manchmal schlafen Kinder genauso gut ein, wenn sie nur die halbe Menge wie üblich bekommen haben; nur wachen sie etwas früher wieder auf.

Sie dürfen selbstverständlich den Rest der Flasche etwas später geben, wenn das Kind noch Hunger zu haben scheint. In den meisten Fällen aber ist es besser, wenn Sie das Kind mit oder ohne Schnuller wieder einschlafen lassen. Versuchen Sie, die nächste Mahlzeit um zwei oder drei Stunden zu verschieben.

233. Was macht man mit einem kleinen Kind, wenn es nur die halbe Flasche trinkt? Manchmal bemerkt eine Mutter, daß ihr Kind schon einschläft, wenn es erst die halbe Flasche ausgetrunken hat. Im Krankenhaus, so sagt man ihr, habe es die Flasche ganz ausgetrunken.

Die Mutter versucht das Kind wieder aufzuwecken, noch etwas Flüssigkeit in es hineinzuzwingen, aber das ist harte und wenig erfolgreiche Arbeit. Woran liegt es? Manchmal hat das Kind noch nicht seinen Rhythmus gefunden. Man sollte es nicht zwingen, mehr zu trinken als es möchte. Manchmal wird es dann bereits vor der nächsten Mahlzeit wieder hungrig sein, aber das ist nicht automatisch der Fall. Wenn das Kind wieder hungrig ist, geben Sie ihm wieder zu trinken. Nun höre ich den Einwand: »Wenn ich das mache, dann kann ich ihm Tag und Nacht zu trinken geben.« Nun, so schlimm ist es nicht. Wenn man das Kind die Mahlzeit beenden läßt, wann es möchte, und wenn es ein Hungergefühl entwickeln darf, wird es langfristig immer größere Mengen pro Mahlzeit zu sich nehmen. Dann schläft es auch länger. Sie dürfen das Kind auch dazu bringen, länger zu warten und mehr Hunger zu entwickeln, indem Sie die Zeit zwischen den Mahlzeiten auf zwei bis drei Stunden ausdehnen. Nehmen Sie das Kind auch nicht sofort aus dem Bettchen, wenn es anfängt zu quengeln, sondern warten Sie ein wenig; es könnte wieder einschlafen. Erst wenn es zu sehr schreit, sollten Sie es füttern.

Wenn Sie das Kind dazu zwingen, die Flasche leer zu trinken, dann wird das Kind kein eigenes Hungergefühl und keinen eigenen Rhythmus entwickeln.

234. Manchmal quengelt ein Kind gleich am Anfang der Mahlzeit oder schläft sofort ein. Möglicherweise ist das Loch im Sauger schuld, weil es verstopft oder zu klein ist. Beobachten Sie, ob beim Umdrehen die Milch in einem feinen Strahl herauskommt und vergrößern Sie, wenn nötig, das Loch im Sauger (Abschnitt 229).

Wenn ein älteres Kind nicht saugen will, sollten Sie sich Abschnitt 141 durchlesen.

235. Wenn das Baby die Flasche selbst halten möchte. Nach sechs Monaten fühlen sich viele Säuglinge so groß, daß sie nicht immer bei den Mahlzeiten im Arm der Eltern gehalten werden wollen, sondern lieber aufsitzen. Sie möchten auch die Flasche gern selbst halten. Halten Sie es nicht in Ihrem Schoß, wenn es lieber in seinem Babystuhl sitzen möchte.

Für Babys, die im Sitzen ihre Flasche selbst halten möchten, gibt es einen Spezialsauger, bei dem eine Röhre vom Sauger bis zum Boden der Flasche führt. So kann auch Milch vom Boden gesaugt werden, wenn die Flasche aufrecht gehalten wird.

236. Die Flasche im Bett sollte man vermeiden. Nach sechs Monaten möchten viele Babys aufrecht sitzen und die Flasche selbst halten. Praktisch veranlagte Eltern setzen das Kind dann in sein Bett, wo es die Flasche trinken kann und dann auch sofort einschläft. Das scheint natürlich eine sehr bequeme Methode zu sein, kann aber Probleme mit den Zähnen und den Ohren hervorrufen. Es sind bereits Fälle bekannt, wo sich bei Babys schwere Karies entwickelte, weil sie ihre Flasche im Bett getrunken haben und dann mit Milch im Mund eingeschlafen sind.

Wenn ein Kind so einschläft, kann das auch zu einer Ohrinfektion führen. Durch die Eustachische Röhre kann Milch aus dem Rachen in das Ohr hinter dem Trommelfell laufen. Auf der Milch können Bakterien wachsen und eine Infektion auslösen.

Außerdem kann es dazu kommen, daß das Kind ohne Flasche gar nicht mehr einschlafen kann (siehe Abschnitt 238). Wenn die Eltern versuchen, im Alter von 9, 15 oder 21 Monaten die Flasche am Abend wegzunehmen, fangen diese Kinder laut an zu schreien und kommen lange Zeit nicht zur Ruhe. Wenn Sie diesen Problemen aus dem Weg gehen wollen, lassen Sie das Kind die Flasche ruhig selbst halten, setzen Sie es aber auf Ihren Schoß oder - wenn es das vorzieht - in den Babystuhl.

Der Wechsel von der Flasche zur Tasse

237. Wann ist das Baby dazu bereit? Bereits mit fünf oder sechs Monaten machen einige Brust- und auch Flaschenkinder einen gelangweilten Eindruck beim Trinken. Sie trinken nicht etwa wie bisher fleißig 20 Minuten lang, sondern hören nach fünf Minuten auf, schmusen mit der Mutter oder spielen mit der Flasche oder ihren eigenen Händen. Dies sind frühe Anzeichen für die Bereitschaft zum Entwöhnen. Mit 8, 10 oder 12 Monaten werden sie der Flasche oder der Brust gegenüber etwas gleichgültig, obwohl sie sie meistens noch annehmen, solange sie man ihnen eben gibt. Wesentlich lieber nehmen sie ihre Milch aus der Tasse und bleiben dann auch dabei.

238. Wenn das Kind mit sechs, acht oder zehn Monaten die Flasche immer inniger liebt. Sie bestehen einfach auf ihrem Abendfläschchen vor dem Zubettgehen und wollen auf keinen Fall Milch aus dem

Becher oder der Tasse haben, obwohl sie nichts dagegen haben, Saft oder Tee daraus zu trinken. Häufig kann man die Feststellung machen, daß es sich dabei um solche Kinder handelt, die man das Fläschchen selbst halten ließ, sobald es eben ging. Für sie ist es der große Tröster beim Zubettgehen, der sie unbewußt an ihre ersten Monate erinnert, als alles Wohlbehagen und alle Sicherheit von der ganz engen Zugehörigkeit zur Mutter abhingen; die Flasche wird hier sozusagen zum »Muttterersatz«. Hat das Kleine aber auch noch mit fünf oder mehr Monaten die Flasche immer auf dem Schoß der Mutter bekommen, wird die Abhängigkeit davon nicht so groß, da die wirkliche Mutter ja immer dabei ist.

Will man also die Ausbildung einer Abhängigkeit von der Flasche verhindern und das Entwöhnen auch nicht bis zum 18. oder 24. Lebensmonat verschieben, sollte man dem Kind die Flasche nicht ins Bett geben (siehe auch Abschnitt 236). Abschnitt 376 geht auf weitere Beispiele der Abhängigkeit - sei es ein Schnuller oder ein Plüschtier - ein.

239. Man beginne früh damit. Da das Baby es ja doch eines Tages lernen muß, aus dem Becher zu trinken, ist es ratsam, es möglichst früh mit dem Becher bekannt zu machen. Schon wenn es ein halbes Jahr alt ist, kann man es ruhig jeden Tag ein paar Tröpfchen aus einem Becherchen trinken lassen oder es zumindest damit versuchen - das bedeutet nicht, daß man es schon ganz auf den Becher umstellt. Aber all das, was das Kind kennenlernt, bevor es in das Stadium des Bewußtseins tritt und seinen eigenen Willen entdeckt, nimmt es wesentlich leichter auf. Das Umgewöhnen geht dann, wenn es soweit ist, viel einfacher. Einmal am Tage tut man also ein paar Gramm Nahrung in einen kleinen Becher: zuerst wird das Baby nicht mehr als ein Schlückchen nehmen, da es sich mit der Technik des Trinkens erst langsam vertraut machen muß. Vielleicht findet es diese Art zu trinken höchst lästig, vielleicht aber macht es ihm auch Spaß. Auch bei Kindern, die gestillt werden, sollte man mit den Trinkübungen recht frühzeitig einsetzen. Hat sich das Kind erst einmal daran gewöhnt, die Nahrung aus der Tasse zu trinken, bieten Sie ihm auch Wasser und verdünnten Saft in der Tasse an. So wird das Kind lernen, daß alle Flüssigkeiten aus der Tasse getrunken werden können.

240. Wie lernt das Kind, die Tasse zu mögen? Wenn Sie die Tasse eingeführt haben, sollten Sie diese ganz selbstverständlich ein- oder zweimal täglich bei der festen Mahlzeit mit anbieten. Halten Sie die Tasse einfach an seine Lippen. Stellen Sie die Tasse so ab, daß das Kind sie sehen und sich bemerkbar machen kann, wenn es mehr möchte. (Wenn Sie ihm nach der Mahlzeit noch immer die Flasche reichen, müßten Sie die Tasse solange verstecken.) Das Baby wird sich auch für alles interessieren, was Sie trinken, so daß Sie ihm - je nach Inhalt - Ihr Glas zum Kosten an die Lippen halten können.

Wenn Ihr Kind im Alter von sechs Monaten alles anfassen und in den Mund stecken möchte, sollten Sie ihm ein kleines leeres Glas z. B. aus Plastik oder eine Tasse geben, die es gut halten kann und womit es »trinken« übt. Sie können ihm auch eine Kindertasse mit zwei Henkeln geben. Kommt es damit schon gut zurecht, geben Sie ein paar Tropfen Nahrung in die Tasse. Wenn es diese Tropfen gut schluckt, kommt immer mehr zubereitete Milch in die Tasse. Wird es ungehalten oder verliert das Interesse, zwingen Sie das Kind nicht. Setzen Sie für ein oder zwei Mahlzeiten aus und bieten dann wieder die Tasse an. Denken Sie daran, daß es in den ersten Monaten anfangs alles auf einmal schlucken möchte. Erst im Alter von 1 bis 1½ Jahren lernen manche Kinder, wie man mehrere Schlucke hintereinander nimmt. Ein gutes Übungsgelände dazu ist die Badewanne.

Kinder zwischen ein und zwei Jahren, die ihre alte Tasse nicht mehr mögen, freuen sich über eine neue Tasse, die eine andere Form oder Farbe hat. Auch der Wechsel zu kalter Milch kann das Kind motivieren. Einige Eltern haben festgestellt, daß der Zusatz von etwas Cerealien zu der Milch sie für das Kind angenehmer zu trinken macht. Im Laufe von einigen Wochen kann man die Cerealien wieder weglassen.

Für die Zeit der Entwöhnung von der Flasche gibt es Tassen, die ähnlich den Schnabeltassen einen Deckel und eine flache Schniepe haben. So kann die Milch nicht verschüttet werden. Später kann das Kind die Tasse ohne Deckel verwenden. Für viele Eltern ist diese Tassenform am Anfang eine Erleichterung, andere aber fürchten, sie müßten dann ihr Kind wiederum auf eine »richtige« Tasse oder ein »richtiges« Glas umgewöhnen. Es gibt auch Tassen mit zwei Henkeln, die ein Kind leichter halten kann, sowie Tassen, deren Boden beschwert ist, damit sie nicht so leicht umfallen.

241. Der Hauptgrund für das Entwöhnen nach einem Jahr besteht darin, daß zu diesem Zeitpunkt das Baby den Wechsel am schnellsten akzeptieren wird.

Jetzt halten die meisten Babys ihre Flaschen schon selbst. Helfen Sie ihnen nun, noch erwachsener zu werden und beginnen Sie mit der Tasse. Wenn Sie sich daran gewöhnt haben, daß das Kind mit einer Flasche im Bett selbst trinkt und dann einschläft, kann das zu Einschlafproblemen führen. (Siehe Abschnitt 236 zum Vermeiden der Flasche im Bett.)

Außerdem finden manche Eltern den Anblick eines ein Jahr alten Kindes nicht schön, wenn es in der Wohnung herumstapft, mit einer Flasche spielt und dann und wann mal einen Schluck trinkt. Sie finden das zu babyhaft oder »dumm«.

Jede Umstellung braucht Zeit

242. Geduld ist auch dabei der beste Lehrmeister. Wie bei allem Neuen, das ein Kind zu lernen hat, muß man ihm auch zum Trinkenlernen Zeit lassen. Nehmen wir an, Baby hat, seit es sechs Monate alt war, jeden Tag einmal ein Schlückchen aus dem Becher getrunken. Meist bekommt es vom siebten oder achten Monat an ohnehin nur noch zur ersten Mahlzeit ein Fläschchen. Macht es dabei nun einen gelangweilten Eindruck, ist es an der Zeit, aus den Übungsschlückchen aus dem Becher eine ernsthafte Beschäftigung zu machen und nach und nach das Quantum zu vergrößern. Gibt man dem Baby jeden Morgen etwas mehr Milch aus dem Becher, bleibt weniger und weniger für die Flasche übrig. Schließlich – etwa im zehnten Monat – gibt man das Fläschchen ganz auf, und Baby trinkt nun nur noch aus dem Becher oder aus seiner Tasse.

Übrigens können Kinder, die sich schon ganz brav an die Tasse gewöhnt hatten, auch wieder rückfällig werden. Wenn sie z. B. Zähnchen bekommen oder krank sind, erscheint ihnen die geliebte Flasche als Trösterin in der Not, und sie wollen sie wiederhaben. Man sollte sich in solchen Fällen nach dem Baby richten. Wenn es sich wieder besser fühlt, wird es auch an Experimenten und Neuerungen wieder interessiert sein.

243. Ausgesprochene Flaschenkinder. Mit neun Monaten zeigt es, anstatt daß es nun die Sache begriffen hat, eine heftige Abneigung gegen das Trinken aus dem Becher. Es stößt ihn unwillig mit den Händen weg. Ein raffiniertes Baby tut, als wüßte es nicht, was man von ihm erwartet. Wenn seine Mutter ihm die Tasse an den Mund hält, läßt es die Milch an beiden Mundwinkeln herunterlaufen und lächelt unschuldig. Oder es läßt den Becher erst gar nicht in die Nähe seines Mündchens kommen. Babys, die mit neun oder zehn Monaten derart gegen den Becher eingestellt sind, lieben ihre Flasche in besonderem Maße. Sie sind noch nicht soweit, daß sie sie aufgeben können. Hat man das festgestellt, so soll man sie noch gewähren lassen. Man kann dem Baby jeden Tag ein kleines Quantum Milch in einem kleinen leichten Becher anbieten, in der Hoffnung, daß es sich daran gewöhnt und dann eines Tages doch dazu übergeht. Wenn es nur ein Schlückchen nimmt, zwinge man es nicht, auch ein zweites zu trinken. Man tue so, als ob das gar nichts ausmache.

Beginnt das argwöhnische Kind etwas Milch aus der Tasse zu trinken, müssen Sie immer noch viel Geduld zeigen, denn es wird bestimmt noch mehrere Monate dauern, ehe es die Flasche ganz aufgibt. Das betrifft besonders die Flasche zum Mittag oder die zum Abend. Viele ausgesprochene Flaschenkinder bestehen noch im Alter von zwei Jahren auf die Flasche zur Schlafenszeit.

244. Manchmal verzögern die Eltern die Umstellung. Es gibt Mütter, die ihrem Baby die Flasche recht lange lassen, weil sie befürchten, es werde weniger trinken, wenn es die Flasche nicht mehr bekommt. Doch das ist kein echtes Argument. Dem Kind, das weniger Milch trinkt, wenn es seine Flasche nicht mehr hat, gibt man ja das nötige Quantum ohnehin in Form von Breichen oder Süppchen. Einem Kind, das ohne weiteres auf die Umstellung von der Flasche auf den Becher eingeht, sollte man nicht länger als notwendig die Flasche geben.

Wenn nämlich Mütter ihren Kindern die Flasche auch während des zweiten Jahres noch als Trostspender und zur Beruhigung geben, laden sie sich damit unter Umständen viele Schwierigkeiten auf. Kinder, die zwischendurch die Flasche bekommen, haben keinen Appetit auf reguläre Mahlzeiten, und sie werden nicht genug andere Nährstoffe zu sich nehmen. Es ist wichtig, daß das Quantum an Milch und das Quantum an anderer Kost aufeinander abgestimmt sind.

Die tägliche Milchmenge auch im zweiten Lebensjahr soll nicht mehr als einen halben Liter betragen. Von diesem rein ernährungsmäßigen Faktor abgesehen, ist die Umstellung von der Flasche auf Becher oder Tasse auch in erzieherischer Hinsicht sehr wichtig: Das Baby soll spüren, daß es von der Mutter ermutigt wird, nun dem Säuglingsalter zu entwachsen, und hierbei ist der Verzicht auf die Flasche – sobald das Kleine dazu bereit ist – ganz besonders wichtig.

ÄNDERUNGEN IN DER ERNÄHRUNG UND IN DEN MAHLZEITEN

Feste Nahrung

245. Geben Sie dem Kind eine ausgewogene Ernährung. Die qualitative Zusammensetzung der Nahrung bei den meisten Erwachsenen und Kindern ist alarmierend. Immer mehr Süßigkeiten und leicht verdauliche Stärkeprodukte werden gegessen, und sie begünstigen Fettleibigkeit und Karies. Die Entwicklung eines Diabetes wird vor allem bei Patienten mit entsprechender familiärer Belastung durch solche Ernährung begünstigt. Süßigkeiten stillen den Hunger aber so schnell, daß Kinder nur wenig wertvolle Nahrungsmittel wie Gemüse, Obst, Fleisch und Milch zu sich nehmen; sie erhalten zuwenig Vitamine, Spurenelemente, Protein und Faserstoffe.

In früher Kindheit wird der Geschmack für Nahrungsmittel gebildet; er hält sich, und deswegen sollten Sie Ihrem Kind frühzeitig gute Eßgewohnheiten beibringen. Das Bedürfnis nach Kochsalz - ein Verursacher von hohem Blutdruck - wird in früher Kindheit geprägt. Selbstverständlich gibt es auch andere Ursachen des Bluthochdrucks, etwa Rasse und bestimmte Erbfaktoren. Wenn Sie also die Nahrung des Kindes salzen (meist, weil *Sie* gerne Salz mögen), dann begünstigen Sie die Entwicklung eines hohen Blutdrucks und verkürzen sein Leben.

Man vermutet heute, daß viele fettleibige Kinder durch eine zu kalorienreiche Diät dazu gemacht wurden; Hauptschuldige sind Zucker und Stärkeprodukte (Abschnitt 144).

Gesättigte Fette und Cholesterin spielen später eine Rolle bei der Verkalkung der Arterien und bei Herzanfällen, besonders wenn in der Familie bereits eine Veranlagung für die Beschwerden vorhanden ist.

Viele Chirurgen meinen heute, daß Darmkrebs durch eine zu langsame Darmpassage der verdauten Nahrungsmittel hervorgerufen wird; man hat gefunden, daß diese Patienten häufig wenig Faserstoffe zu sich nehmen, daß sie wenig Vollkorncerealien und Vollkornbrot, wenig Obst und Gemüse essen.

Wer weiß, welche anderen Krankheiten von unserer unnatürlichen Ernährungsweise noch verursacht werden?

Als Fertigkindernahrung zum ersten Mal aufkam, bestand sie aus Gemüse, einzelnen Früchten und einer Sorte Fleisch. Seitdem mischen die Hersteller Gemüse und Stärke, Obst und Stärke und auch ganze Mahlzeiten aus Stärke, Gemüse und Fleisch. Oft besteht die Stärke aus gebleichtem Reis, geschältem Mais und Weizen. Reis und Mais sind schlechte Eiweißlieferanten; die Bearbeitung führt zu einem Verlust von Vitaminen, Eiweiß und Faserstoffen.

Da die meisten Kinder zweimal täglich Cerealien bekommen, erhalten sie zuviel Stärkeprodukte, wenn bei den anderen Mahlzeiten diese unter Gemüse, Obst und Fleisch gemischt werden. Hinzu kommt, daß diese Stärkeprodukte meist biologisch wenig wertvoll sind.

Leider fügen die Hersteller ihren Mischungen noch Zucker und Salz dazu; aufgrund der Proteste von Ärzten, Ernährungswissenschaftlern und Eltern wird diese Praxis heute erfreulicherweise wieder verlassen.

Lesen Sie also grundsätzlich auf dem Etikett nach, was dort steht. Wenn z. B. angepriesen wird, daß kein »Zucker« enthalten sei, so kann doch Glukose, nämlich Traubenzucker versteckt sein; das aber finden Sie nur im Kleingedruckten. Am besten kaufen Sie unvermischt Obst, Gemüse und Fleisch; nehmen Sie keinesfalls Fertiggerichte, denen Zucker oder Salz zugesetzt wurde.

Fangen Sie keinesfalls mit stärkemehlhaltigen Puddingen und Desserts auf Gelantinebasis an. Sie enthalten viel Zucker, aber keine Nährstoffe. Stärkemehl ist besonders schlimm.

Am besten versuchen Sie, Ihrem Kind die für es geeigneten Gemüse, Obst und Fleischsorten zu geben, die auch der Rest der Familie ißt. Bei Obstkonserven nehmen Sie nur solches Obst, das im eigenen Saft oder Wasser eingeweckt wurde.

Gegartes Gemüse und Obst verarbeiten Sie in Ihrem Mixer oder passieren es durch ein Sieb. Als Nachtisch geben Sie dem Kind am besten Obst, keine Puddinge, Plätzchen oder Kuchen. Ab dem Alter von sechs Monaten geben Sie dem Kind nur Vollkorncerealien, insbesondere Weizen- und Haferflocken. Wenn Sie Fleisch oder Fisch geben, zerkleinern Sie diese entsprechend. Wenn sie für das

Kind zu trocken scheinen, dürfen sie mit Brühe, Milch, Gemüsesaft oder Joghurt vermischt werden.

246. Wie bereitet man zu Hause Säuglingsnahrung zu? Meist möchten die Eltern heute die Nahrung aus grundsätzlichen und wirtschaftlichen Erwägungen selbst zubereiten. Man hat so die Kontrolle über die Bestandteile, die Zubereitung und die einwandfreie Beschaffenheit der Nahrungsmittel; außerdem ist ein solches Essen viel billiger.

Bücher mit Rezepten gibt es in Hülle und Fülle. Sie brauchen zusätzlich eine kleine Mühle, einen Mixer und eine Küchenmaschine. Kleine Portionen dürfen Sie in einer Pfanne oder im Mikrowellenherd wieder aufwärmen. (Rühren Sie die Nahrung gut um und prüfen Sie vorher, wie warm sie ist, vor allem wenn Sie das Essen in der Mikrowelle erhitzt haben.) Man kann auch Nahrungsmittel in großen Mengen vorkochen und dann entsprechend den Bedürfnissen des Kindes pürieren. Damit die Mahlzeit nicht zu trocken wird, nehme man Wasser oder Milch hinzu. Die fertig vorbereiteten Mahlzeiten kann man portionsweise einfrieren und bei Bedarf wieder auftauen.

Das Essen für Kinder im ersten Lebensjahr sollte nicht gewürzt werden. Wenn Ihr Kind bei Ihnen am Tisch mitißt, müssen Sie eventuell Ihre Würzgewohnheiten umstellen, um zuviel Salz oder Zucker zu vermeiden. Dann können Sie auch die Nahrung sehr schön mit entsprechenden Geräten zerkleinern.

247. Breichen. Wann soll man mit einem zusätzlichen Breichen, also mit festerer Nahrung beginnen? Nun, es gibt da kein genaues Datum und keine exakte Regel. Vor 50 Jahren noch bekam ein Baby erst nach einem Jahr festere Nahrung. Im Laufe der Jahre hat man dann viele Untersuchungen angestellt. Man hat den Kindern die zusätzliche festere Nahrung früher und noch früher gegeben, und siehe da: es bekam ihnen gut, und sie entwickelten sich prächtig. Zwei Vorteile vor allem machen es wünschenswert, schon im ersten halben Jahr mit der festeren Nahrung zu beginnen: einmal gewöhnen sich die Babys an Löffel und Breichen eher, solange sie noch kleiner sind und ihr Eigenwille noch nicht so ausgeprägt ist; zweitens aber kann man den Kindern mit der festeren Nahrung Nährstoffe zuführen, die in der Flaschennahrung nicht enthalten sind, vor allem eisenhaltige Stoffe.

Wenn in der Familie eine besondere Neigung zu Allergien herrscht, wird man unter Umständen erst etwas später mit der Umstellung auf eine andere zusätzliche Ernährungsweise beginnen. Das ältere Baby ist, wenn es eine neue Nahrung aufweist, weniger empfindlich gerade in bezug auf allergische Reaktionen.

Appetit und Verdauung des Babys werden dafür maßgebend sein, *wann* man mit dem Zufüttern eines Breies beginnt. Ein Brustkind von sechs Wochen, das von der Muttermilch nicht ganz satt wird, kann durchaus schon etwas Brei bekommen, damit man die zusätzliche Flaschennahrung umgeht. Andererseits kann bei einem Kind, das mit der Flasche ernährt wird und absolut nicht zunehmen will, der Arzt davon abraten, ein Breichen zuzufüttern, weil dadurch unter Umständen sein Verdauungssystem noch mehr gestört werden kann. Oft ist der Ehrgeiz der jungen Mütter, die - was ja auch ganz verständlich ist - ein »Prachtbaby« haben wollen, die treibende Kraft, und sie geben dem Kind so früh wie möglich schon ein Breichen extra. Doch das sollte eigentlich kein Gesichtspunkt sein, man muß das tun, was für jedes Kind, seiner Konstitution entsprechend, das beste ist.

248. Soll man den Brei vor oder nach der Milch geben? Natürlich sind Babys zunächst daran gewöhnt, daß man ihnen zur Essenszeit entweder Mamas Brust oder das Fläschchen reicht. Sie werden möglicherweise ungnädig, wenn man ihnen statt dessen einen Löffel mit einer festen Angelegenheit darauf anbietet. Sobald sie aber gemerkt haben, daß diese genausogut ist wie Milch, werden sie keine Schwierigkeiten mehr machen und den Brei auch gleich zu Beginn annehmen. Über kurz oder lang entfällt die Frage des Vorher oder Nachher ohnehin, da sie zu der betreffenden Mahlzeit dann nur noch das Breichen essen sollen.

249. Was für einen Löffel soll man nehmen? Ein gewöhnlicher Teelöffel erweist sich in den meisten Fällen als zu groß für die erste Zeit des Fütterns. Als praktisch haben sich flache Eierlöffel erwiesen, die schmaler und auch nicht so tief sind wie Teelöffel. Es gibt auch besondere Kinderlöffel, doch sind auch sie erst für das größere Baby gedacht. Selbst ein kleiner Spachtel täte es in der ersten Zeit des Fütterns, da das Baby aus der Mulde des Löffels zunächst sowieso noch nichts herausbekommt.

250. Es ist nicht wichtig, in welcher Reihenfolge Sie feste Nahrung einführen. Am besten gibt man am Anfang Cerealien. Der Nachteil ist nur, daß diese für das Kind wenig interessant schmecken. Manchmal hilft es, wenn man den Cerealien etwas Obst zusetzt.

251. Das Kind braucht Zeit, um seine Nahrung zu mögen. Es wird empfohlen, mit etwas weniger als 1 Teelöffel zu beginnen und sich langsam auf 2 bis 3 Eßlöffel hochzuarbeiten. So kann das Kind lernen, die neue Nahrung zu mögen, ohne sie gleich abzulehnen. Es muß sich an den Geschmack gewöhnen können und dafür braucht es Zeit.

Wenn Ihr Kind das erste Mal feste Nahrung bekommt, verhält es sich meist ganz seltsam. Es schaut zunächst verwirrt und enttäuscht, rümpft die Nase und zieht die Stirn in Falten. Kein Wunder: das ist ein neuer Geschmack, ein neues Tastgefühl, vielleicht sogar ein neuer Löffel. Wenn das Kind an einem Sauger ist, kommt die Milch fast automatisch in seinen Mund. Es hat noch nicht gelernt, wie man ein Stück Nahrung mit der Zunge aufnimmt und in den Schlund schiebt. Zunächst schiebt das Kind seine Zunge an den harten Gaumen und ein Großteil der Nahrung kommt wieder aus dem Mund heraus; man muß sie geduldig entfernen und wieder in den Mund stecken. Das Spiel wiederholt sich, aber Sie sollten sich nicht entmutigen lassen: am Schluß wird das Kind doch eine Menge gegessen haben. Seien Sie mit ihm noch etwas geduldig.

Es ist nicht wichtig, bei welcher Mahlzeit Sie mit fester Nahrung beginnen. Nehmen Sie aber nicht die Mahlzeit, bei der Ihr Kind am wenigsten Hunger hat. Es funktioniert meistens, wenn man die feste Nahrung ein oder zwei Stunden nach einer Brust- oder Flaschenmahlzeit gibt. Das Baby sollte hellwach, guter Dinge und bereit für so ein Abenteuer sein (Sie natürlich auch). Geben Sie anfangs nur eine feste Mahlzeit, bis Sie sich und das Kind daran gewöhnt haben. Bevor das Kind nicht sechs Monate alt ist, würde ich nicht mehr als zwei feste Mahlzeiten täglich anbieten, denn die Muttermilch bzw.

die Flaschennahrung ist in den ersten Monaten für das Kind besonders wichtig.

Wenn Sie mit Cerealien beginnen, sollten Sie dies mit etwas mehr Flaschennahrung oder mit Milch vermischen als angegeben. So ist der Übergang nicht so hart und das Kind kann es leichter schlucken. Kinder mögen Nahrungsmittel, die etwas klebrig und zäh sind, nicht. Bei einem Flaschenkind kann man einen Teil der Flaschennahrung verwenden, um sie mit den Cerealien zu vermischen. Manche Kinder merken sofort, wenn Nahrung aus der Flasche genommen wurde. In diesem Fall und wenn es sich um ein Brustkind handelt, sollten Sie H-Milch für den Brei nehmen. Wenn Sie keine Frischmilch haben, sollten Sie gleiche Teile von Dosenmilch und Wasser mit dem Brei vermischen. Natürlich können Sie auch reines Wasser nehmen, dies wird dem Kind aber weniger gefallen.

252. Welche Cerealien soll man nehmen? Anfangs geben die meisten Eltern die vorgekochten Cerealien, die speziell für Kinder gemacht werden und von denen eine große Auswahl zur Verfügung steht. Sie können sofort nach dem Mischen gegessen werden. Meist enthalten sie zusätzlich Eisen, das häufig in der Ernährung des Kindes nicht ausreichend vorhanden ist und im ersten Lebensjahr oft zu Anämie (Blutarmut) führt. Man sollte mit einem Nährmittel beginnen und vier bis fünf Tage nur dieses Nährmittel geben. Wenn Allergien in der Familie häufig sind, fängt man mit Cerealien besser etwas später als üblich an. Man beginnt dann mit Reis, Hafer, Mais oder Gerste und läßt Weizen einige Monate lang weg; Weizen verursacht Allergien viel häufiger als die anderen Getreidearten. Mischungen verschiedener Cerealien sollte man solange nicht geben wie sichergestellt ist, daß das Kind die Bestandteile der Mischung einzeln gut verdauen kann.

Sie können dem Kind auch dieselben gekochten Breie wie dem Rest der Familie geben. Sie dürfen dabei mit einem Grießbrei anfangen, der kleine Körner und wenig Faserstoffe enthält. Im Alter von 6 Monaten sollte man zu den wertvolleren Cerealien übergehen – Weizenflocken und Haferflocken – die das beste Protein, die meisten Vitamine und die ergiebigsten Faserstoffe haben.

253. Babys, die Breichen nicht mögen. Zwei bis drei Tage, nachdem man mit dem Zufüttern von einem Nährmittelbreichen begonnen hat, wird man wissen, ob das Baby es gern nimmt oder nicht. Die meisten Babys scheinen zu denken: Es schmeckt zwar seltsam, aber es ist etwas zu essen, und also esse ich. Nach und nach wird es ihnen schmecken, und sie öffnen ihren Mund vor dem nächsten Löffel wie ein kleiner Vogel im Nest seinen Schnabel. Aber es gibt andere Babys, die nach einem Tag feststellen, daß diese Art von Futter eine Zumutung sei, und am dritten Tag mögen sie das Breichen noch weniger als am zweiten. Wenn man merkt, daß ein Baby eine Aversion gegen das Breichen entwickelt, muß man vorsichtig sein. Es hat keinen Zweck, ihm den Brei gegen seinen Willen in den Mund zu stopfen. Es wird nur mehr und mehr rebellieren. Nach ein oder zwei Wochen ist das Kind unter Umständen so mißtrauisch, daß es auch die Flasche nicht mehr freiwillig nimmt. In solchen Fällen wäre es ratsam, dem Kind nur einmal am Tag und auch nur löffelspitzenweise ein Nährmittelbreichen zu geben, bis es sich daran gewöhnt hat. Man kann ein bißchen Zucker obenauf streuen, vielleicht schmeckt es ihm dann besser. Wenn das Kind nach einigen Tagen nur noch stärkere Aversion gegen den Brei zeigt und sich offensichtlich nicht daran gewöhnt, dann ist es besser, man hört für ein paar Tage oder Wochen mit dem Breichen ganz auf. Wenn dann ein neuerlicher Versuch auch wieder fehlschlägt, kann und sollte man den Arzt oder die Beratungsstelle fragen.

Kinderärzte sind der Meinung, daß es falsch sei, wenn man sich mit seinem Kind um der ersten festen Nahrung willen in einen Kampf einließe. Daraus können sich unter Umständen langwierige Ernährungsschwierigkeiten beim Kind entwickeln. Selbst wenn sie nur vorübergehender Natur sind, ist es für Mutter und Baby schlimm genug, wenn sie erst einen unnötigen Kampf ausfechten müssen. Hat man keinen Arzt in der Nähe, der beraten kann, so darf man es ruhig zunächst mit Obst versuchen anstatt mit Nährmitteln. Wenn Babys Obst kriegen (durch ein feines Haarsieb gedrückt), sind sie zuerst auch erstaunt, Aber nach ein bis zwei Tagen entdecken sie fast ohne Ausnahme, daß Obst etwas Gutes ist. Und nach zwei Wochen sind sie bereit, anzuerkennen, daß alles, was mit dem Löffel gefüttert wird, gut schmeckt. Dann kann man es auch wieder mit Nährmitteln versuchen.

254. Obst ist oft die zweite feste Nahrung für das Kind, nachdem es sich an den Brei gewöhnt hat. Einige Ärzte bevorzugen Obst als die erste feste Nahrung, da die Kinder es meist mit Begeisterung aufnehmen.

Apfelsaft (anfangs verdünnt) wird meist angeboten, wenn das Baby die erste feste Nahrung erhält. Ihr Arzt kann Ihnen raten, wann Sie ihn geben sollten. (Zu Orangensaft, der nicht viel später gegeben wird, lesen Sie Abschnitt 263.)

Während der ersten sechs oder acht Monate im Leben eines Babys wird das Obst durch ein feines Haarsieb gedrückt, Äpfel und Birnen werden auf der Glasreibe gerieben. Jede Frucht ist geeignet, besonders zu empfehlen sind für den Säugling Äpfel, Birnen, Bananen und Orangen.

Obst kann zweimal am Tag gegeben werden, es ist gleichgültig, bei welchen Mahlzeiten. Man richte sich nach Babys Appetit und nach seiner Verdauung.

Das Obstquantum kann man nach und nach vergrößern, je nach dem Appetit des Babys. Bananen sollten sehr reif sein, das beste Zeichen dafür ist, daß sie schwarze Flecken auf der Schale haben. Man drückt sie mit einer Gabel sehr fein, und wenn das Breichen noch zu fest ist, gibt man ein bißchen frisch gepreßten Orangensaft dazu.

Von Früchten sagt man im allgemeinen, daß sie abführen. Aber auf die meisten Menschen, Kinder eingeschlossen, haben Früchte keine so aufrührerische Wirkung, es sei denn, sie nähmen Pflaumen oder Pflaumensaft zu sich. Pflaumen wirken leicht abführend auf fast alle Babys. Sie sind deshalb für Kinder, die zu Durchfall neigen, nicht geeignet. Für Kinder, die zu Verstopfung neigen, sind Pflaumen und Pflaumensaft dagegen um so geeigneter, und sie können jeden Tag etwas davon haben. Einem Kind mit einem sehr sensiblen Magen- und Darmapparat gibt man besser keine Pflaumen und Obst überhaupt nur einmal am Tage.

In der zweiten Hälfte des ersten Lebensjahres dürfen Sie anderes Obst hinzufügen: geriebenen Apfel, Birnen und Avocados. (Beerenfrüchte und Trauben sollte man nicht vor Ende des zweiten Lebensjahres geben.)

255. Gemüse. Gegartes und zerkleinertes Gemüse können der Ernährung zugefügt werden, wenn sich das Kind an Cerealien oder Obst gewöhnt hat.

Meist gibt man Bohnen, Erbsen, Möhren, rote Beete und Bataten.

Es gibt auch anderes Gemüse wie Broccoli, Kohl, Blumenkohl, Schalotten und Zwiebeln, die so stark schmecken, daß Kinder sie nicht mögen und Eltern auch keinen Versuch machen. Wenn Ihre Familie aber einige dieser Gemüse gerne mag (und man durch zweimaliges Garen den starken Geschmack etwas nimmt), so könnten Sie einige davon auch durch ein Sieb passieren und Ihrem Kind anbieten. Wegen der Häutchen über den Kernen gibt man Mais kleinen Kindern besser nicht.

Sie dürfen dem Kind frisches oder gefrorenes Gemüse geben, es darf gekocht und passiert oder im Mixer zerkleinert sein; es gibt auch fertig pürierte Gemüse für Kinder zu kaufen. Füttern Sie das Kind nicht aus dem Glas, da der Speichel eventuell übrigbleibende Nahrung verdirbt und ungenießbar macht.

Kleine Kinder sind bei Gemüse viel wählerischer als bei Cerealien oder Obst. Meist gibt es ein oder zwei Sorten, die das Kind überhaupt nicht mag. Zwingen Sie es nicht dazu, sondern machen Sie nach ein bis zwei Monaten einen weiteren Versuch. Bei Gemüsen braucht man sich keine Sorgen zu machen, wenn das Kind das eine oder andere Gemüse nicht essen will: es gibt ja so viele Sorten!

Unverdautes Gemüse erscheint auch als solches im Stuhl. Solange der Stuhl aber nicht dünn ist oder Schleim enthält, ist das kein gefährliches Zeichen. Im anderen Falle müßten Sie das Gemüse weglassen und langsam mit kleinen Mengen versuchen, es wieder in die Ernährung aufzunehmen.

Rote Beete geben dem Stuhl oder Urin eine rötliche Farbe; Sie sollten daran denken, bevor Sie an Blut im Stuhl oder im Urin denken. Grüngemüse färbt auch den Stuhl gerne grün.

Bei Spinat springen manchmal die Lippen und die Gegend um den After auf. In einem solchen Fall sollten Sie den Spinat zunächst ein paar Monate weglassen.

256. Fleisch. Die Ernährungswissenschaft hat gezeigt, daß Säuglinge während der ersten Lebensjahre Fleisch bekommen sollten; manche Ärzte empfehlen sogar, Fleisch bereits im Alter von 6 Monaten zu geben. Fleisch für Säuglinge muß gut zerkleinert werden oder durch den Wolf gedreht worden sein, so daß es ein Kind ohne Zähne gut schlucken kann.

Man kann auch Fleisch aus der Dose nehmen, z. B. Rind, Rinderherz, Leber, Schaf, Huhn, Kalb und Schwein. Füttern Sie das Kind nie aus der Dose oder dem Glas, da Speichel hineintropfen und so den Rest verderben kann, der dann nicht mehr in einer zweiten Mahlzeit gegeben werden darf.

Sie können das Fleisch selbst zubereiten. Am einfachsten ist es, mit einem stumpfen Messer oder einem Eßlöffel das noch rohe Fleisch zu schaben und dieses in eine Tasse zu tun, die in ein fast trockenes Wasserbad gesetzt wird. Kochen Sie das Fleisch, bis sich dessen Farbe ändert. Sie können Milch oder Wasser vor dem Kochen zusetzen, um das Fleisch feucht zu halten. Man kann auch ein Stück vom Rind oder Lamm kurz anbraten, um die Oberfläche abzuschließen und dann mit dem Eßlöffel abschaben; so erhält das Kind nur die noch etwas rötlichen und nicht zu harten Fasern. Man kann auch ein Stück Leber in heißes Wasser geben und kochen, bis die Farbe sich ändert; anschließend passiert man sie durch ein Sieb. Selbstverständlich können Sie auch ein Stück von dem Fleisch nehmen, das der Rest der Familie ißt, und es kleinschneiden.

Wenn Ihr Kind geschabtes Fleisch annimmt, dürfen Sie ihm auch kurz angebratenes Rindfleisch, das Sie im Mixer zerkleinert haben, anbieten. Vom Metzger durch den Wolf gedrehtes Fleisch sollten Sie nicht geben. Oft enthält es viel Fett und unverdauliche Fasern.

Wenn das Kind an Hackfleisch gewöhnt ist, können Sie klein geschnittenes Hühner-, Hammel- und Kalbfleisch oder Leber und Speck geben. Schweinefleisch muß immer durchgekocht werden.

Wenn Ihr Kind Fleisch nicht mag, können Sie auch anfangs das Fleisch in Fruchtsaft marinieren, um es weich zu machen.

257. Fertigmahlzeiten. Es gibt Fertigmahlzeiten, die meist etwas Fleisch, Gemüse und viel Kartoffeln, Reis oder Hafer enthalten. Besser ist es, Fleisch und Gemüse getrennt zu kaufen, da Sie nur so wissen, was Ihr Kind bekommt.

Wenn Ihr Kind zu Allergien neigt, sollten Sie von Mischungen ohnehin Abstand nehmen, wenn das Kind nicht die einzelnen darin enthaltenen Bestandteile reaktionslos vertragen hat.

258. Im Alter von sechs Monaten wird Ihr Kind wahrscheinlich schon ein-, zwei- oder sogar dreimal am Tag Brei und eine Vielzahl von Früchten, Gemüse und auch Fleisch essen. (Lesen Sie im Abschnitt 272, wie man drei feste Mahlzeiten am Tag erreicht.) Häufig bekommt das Baby zum Frühstück einen Brei, Gemüse und Fleisch zum Mittag, Brei und Obst zum Abendbrot. Dafür gibt es jedoch keine festen Regeln. Das hängt von den Umständen, die Sie sich machen möchten, und dem Appetit Ihres Kindes ab. Ist das Kind gar nicht hungrig, reicht etwas Obst zum Frühstück, Gemüse und Fleisch zum Mittag und nur am Abend der Brei. Ist das Kind leicht verstopft, darf man ihm am Abend auch Pflaumen mit seinem Brei geben. Zum Frühstück und Mittag allerdings andere Früchte. Vielleicht möchten Sie auch, daß Ihr Kind zum Abendbrot mit Ihnen zusammen Fleisch und Gemüse ißt und dafür den Brei und das Obst zu Mittag.

Viele Brust- oder auch Flaschenkinder fangen mit sechs Monaten gerade an, feste Nahrung zu sich zu nehmen. Babys Geschmack und die Verdauung sind mit sechs Monaten reifer als noch mit vier Monaten. Diese Kinder werden neue Nahrung schneller akzeptieren, und Sie werden mit ihnen auch schneller erreichen, drei feste Mahlzeiten am Tag zu nehmen.

259. Allein essen. Irgendwann zwischen dem sechsten und neunten Monat ist das Baby soweit, daß es beim Füttern selbst mithelfen möchte. Man kann ihm dann ein Stückchen Brotrinde in die Hand geben, an dem es selbständig nuckelt. Doch sollte man es dabei nicht ohne Aufsicht lassen, da die Gefahr besteht, daß ihm ein größeres Stück in den Hals gerät, und es sich verschluckt. Besonders wenn das Kind zu zahnen beginnt, wird es mit Vergnügen auf einer Brotrinde oder einem Zwieback herumbeißen. Das wenigste davon gerät allerdings in seinen Magen, der weit größere Teil wird auf den Möbeln verstreut, klebt in Babys Gesicht oder Haar. Kekse mit Zucker sollten nicht gegeben werden.

Schon bald können Sie dem Kind Obst oder auch gekochte Gemüse- und Fleischstücke auf das Tablett des Babystuhls legen, damit es selbst mit den Fingern essen kann. Apfelscheiben müssen geschält werden. Die Kinder lieben es, wenn ihnen die Eltern von ihrem Teller Stücke zum Essen anbieten. Einige Kinder nehmen keine Stücke, wenn die Eltern sie ihnen anbieten, sind aber froh, wenn sie sich die gleichen Stücke selbst greifen können. Manchmal steckt ein Kind alles auf einmal in den Mund, so daß Sie besonders am Anfang ihm nur jeweils ein Stück geben dürfen.

Das Durchschnittskind bekommt seinen ersten Zahn um den siebenten Monat herum. Wenn es ein Jahr alt ist, kann es schon vier bis sechs kleine, scharfe Zähne haben. Seinen ersten Backenzahn aber wird es nicht vor etwa 15 Monaten haben. Trotzdem gelingt es ihnen schon am Ende des ersten Jahres mit den meisten Nahrungsmitteln zurechtzukommen, so daß kaum noch ein Kind die vorbereitete Babynahrung braucht, sondern sich mit den Fingern am Familienessen beteiligt.

260. Festere Nahrung. In der Zeit nach dem sechsten Monat geht man im allgemeinen daran, das Baby an etwas festere Nahrung zu gewöhnen. Je später man damit anfängt, desto schwieriger wird es, das Kind von der breiigen Kost auf die festere umzugewöhnen. Es ist eine irrige Meinung, daß ein Kind, das noch nicht alle Zähne hat, mit seinem Essen nicht fertig wird, wenn es nur mit der Gabel zerkleinert ist. Es kann mit seinen Kiefern sehr gut gekochtes Gemüse, Obst, selbst Toast und auch Vollkornbrot schon bewältigen.

Natürlich reagieren die Babys verschieden auf die nicht passierte, d. h. die nur mit der Gabel zerdrückte Mahlzeit. Doch die meisten Babys oder Kinder, die beim Essen mäkeln und am liebsten alles in Breiform essen, haben sich das angewöhnt, weil ihre Mutter sie zu spät oder zu gewaltsam umgestellt hat.

Zwei wichtige Punkte sind zu beherzigen, wenn man das Kind auf gröbere Kost umstellt: Man gehe langsam vor und gewöhne das Baby behutsam daran, daß es anfangen muß, zu kauen. Zuerst muß man Gemüse, Kartoffeln und Früchte mit der Gabel verhältnismäßig kleindrücken und darf auch dem Kind keine zu großen Bissen in den Mund schieben. Wenn es sich an die neue Art seines Essens gewöhnt hat, kann man nach und nach das Essen weniger kleindrükken. Ein Baby mag auf keinen Fall, daß man ihm den ganzen Löffel voll ungenügend zerkleinerter Nahrung in den Mund stopft.

Mit etwa sechs Monaten kann man mit dem Wechsel beginnen, indem man dem Kind Nahrung anbietet, die es selbst mit den Fingern greift. Sie nehmen das gekochte Gemüse und frisches Obst sowie Kompott, das Sie für die Familie vorbereiten und zerkleinern es, oder Sie kaufen die zerkleinerte Kindernahrung in Gläsern.

Es ist nicht notwendig, nur noch festere Nahrung zu füttern. Das Kind soll sich nur daran gewöhnen, mehrmals am Tag etwas festere Nahrung zu sich zu nehmen.

Fleisch sollte weiterhin grob oder fein durchgedreht werden. Viele Kinder mögen es nicht, auf Fleischstückchen lang herumzukauen. Sie trauen sich jedoch nicht, ein größeres Stück herunterzuschlukken, wie es die Erwachsenen tun. Das kann zum Würgen führen und zumindest dem Kind den Appetit auf das Fleisch verderben.

Das Würgen wird in Abschnitt 478 besprochen.

261. Alle Babys verschlucken sich, wenn sie sich daran gewöhnen, festere Nahrung zu essen, genauso wie sie hinfallen, wenn sie lernen zu gehen. Neun von zehn Kindern verschlucken sehr leicht die Nahrung oder würgen sie auch wieder hoch und brauchen keinerlei Hilfe. Wenn sie es nicht schaffen, müssen Sie versuchen, die Nahrung mit Ihren Fingern herauszunehmen, wenn Sie diese sehen können. Ist diese nicht zu sehen, legen Sie das Kind mit dem Kopf nach unten auf Ihren Schoß. Klopfen Sie kräftig mehrere Male mit der flachen Hand zwischen die Schulterblätter. Damit wird das Problem fast immer behoben und das Kind kann weiter essen. (In Abschnitt 854 finden Sie Hinweise zur Notbehandlung bei Würgen.) Einige Eltern sind so besorgt, wenn das Kind sich verschluckt, daß sie das Geben festerer Nahrung immer weiter hinausschieben, obwohl das Baby eigentlich schon alt genug ist.

Meistens verschlucken sich die Kinder unter fünf Jahren, wenn sie Hot Dogs, Bonbons, Erdnüsse, Weintrauben, Kekse, Fleischstückchen, rohe Möhrenstückchen, Erdnußbutter, Apfelstückchen und Popkorn essen. Das Problem besteht nicht darin, daß die kleinen Kinder nicht in der Lage wären, diese Nahrung zu kauen und herunterzuschlucken, sondern darin, daß ein Kind, wenn es lacht, schreit oder überrascht wird, ganz plötzlich tief einatmet. Dadurch kann die Nahrung vom Mund direkt in die Lunge gesogen werden, die Lunge blockieren oder zu ihrem Kollaps führen.

Das heißt natürlich nicht, daß Kinder unter fünf Jahren solche Nahrung nicht erhalten dürfen. (Hot Dogs und Bonbons würde ich ohnehin in keinem Alter empfehlen.) Das Kind sollte aber immer am Tisch sitzen und vom Erwachsenen beaufsichtigt werden.

262. Kartoffeln und andere stärkehaltige Nahrungsmittel können Sie hinzugeben, wenn Ihr Kind sie mag und sie braucht. Durch ihren Stärkegehalt ist die Kartoffel für ein hungriges Kind eine gute Mittagsmahlzeit bzw. kann auch die Cerealien zum Abendbrot ersetzen. Sie enthalten außerdem noch Eisen, andere Mineralstoffe, Vitamin C und sind ein wertvolles Nahrungsmittel.

Besonders wenn das Mittagessen zeitlich lange von der nächsten Mahlzeit entfernt liegt, ist so ein Kartoffelbrei mit seinem Sättigungswert angebracht.

Aber trotzdem: Vorsicht mit Kartoffeln! Die Babys lehnen sich zuerst viel mehr gegen Kartoffeln auf als gegen jedes andere Nahrungsmittel. Wenn die Kartoffeln zu trocken sind oder nicht richtig zerquetscht, ärgern sich die Kinder darüber und verweigern das Essen. Man muß sie also am Anfang durch ein feines Sieb streichen und mit genügend Milch einen dünnen Brei herstellen. Man darf auch ein paar Körnchen Salz daran tun, damit es gut schmeckt. Es hat keinen Zweck, dem Baby Kartoffelbrei einzutrichtern, wenn es ihn zuerst ablehnt. Nach ein paar Tagen oder einem Monat kann man es wieder versuchen. Wenn ein Baby sehr gut genährt ist, wenn es dick und rund und zufrieden mit einer Mittagsmahlzeit aus Gemüse, Fleisch und Obst ist, kann man die Kartoffeln weglassen. Sie sind nicht unbedingt nötig. Später kann man dann anstelle der Kartoffeln Makkaroni, Spaghetti, Nudeln oder Reis geben. Auch all diese Nährmittel müssen zuerst durch ein Sieb gedrückt werden.

263. Orangensaft. Man gibt heute Orangensaft erst ab dem Alter von 9 bis 12 Monaten, da einige Kinder damit nicht zurechtkommen und sogar Allergien entwickeln. Kinder bekommen in ihrer Flaschennahrung oder in Vitamintabletten genügend Vitamin C. Orangensaft kann man frisch gepreßt, als gefrorenes Konzentrat, in Flaschen, Kartons oder Dosen verwenden. Man mischt ihn am besten mit der gleichen Menge Wasser, um den Geschmack zu mildern. Man fange mit einem Teelöffel Orangensaft und einem Teelöffel Wasser an, und erhöhe am nächsten Tag auf zwei Teelöffel; am dritten Tag nehme man drei Teelöffel usw., bis etwa 30 ml Orangensaft erreicht sind. Dann darf man den Wasseranteil reduzieren, bis am Ende das Kind etwa 60 ml unverdünnten Orangensaft erhält. Wenn Sie den Orangensaft frisch auspressen, sollten Sie das Fruchtfleisch entfernen, damit es die Löcher des Saugers nicht verstopft. Das ist selbstverständlich nicht nötig, wenn das Kind schon aus der Tasse trinken kann. Orangensaft gibt man gerne vor dem Baden, da das Kind dann meist noch eine Stunde bis zur nächsten Mahlzeit hat. Man kann Orangensaft kalt, bei Zimmertemperatur oder leicht erwärmt geben; würde man ihn erhitzen, würde das Vitamin C zerstört.

Orangensaft ist nicht lebensnotwendig und ist bedeutend teurer als Vitamin-C-Tabletten; der einzige Vorteil ist sein angenehmer Geschmack. Wenn das Kind Orangensaft nicht mag, geben Sie ihm einfach Vitamin-C-Tabletten.

264. Eier. Heute gibt man Eier erst im Alter von 9 bis 12 Monaten der Nahrung bei; erst dann können Eigelb und Eiweiß vom kindlichen Körper gut aufgenommen werden. Keinesfalls sollte man mehr als drei bis vier Eier pro Woche verabreichen. Wie bei allen neuen Nahrungsmitteln fängt man am besten klein an. Wenn das Kind den Geschmack nicht mag, darf man das Ei mit Cerealien, Obst und Gemüse mischen. Wenn das Kind Ei ablehnt, sollten Sie nicht darauf bestehen. Eier kann man zum Frühstück, Mittag- oder Abendessen geben.

Lange glaubte man, Eigelb sei eine wichtige Quelle für Eisen in der Nahrung. Forschungen haben ergeben, daß das Eisen aus Eigelb vom Darm des Säuglings schlecht aufgenommen wird. Man weiß auch, daß es die Aufnahme von Eisen aus anderen Nahrungsquellen vermindert, wenn es nicht mit Vitamin C zusammen genommen wird. Außerdem enthält Eigelb viel Cholesterin, das vor allem bei entsprechender familiärer Belastung die Entwicklung einer Arteriosklerose und von späteren Herzinfarkten begünstigen kann. Man wußte auch seit langem, daß Eiweiß bei entsprechend belasteten Kindern häufig unangenehme Allergien auslöst.

265. Die meisten Puddinge und die im Handel erhältlichen Süßspeisen für Kinder enthalten Maisstärke und Zucker und sind daher für Kinder nicht geeignet. Sie stellen keine Bereicherung der Ernährung dar. Obst ist hier vorzuziehen.

Will man unbedingt Puddinge kochen, sollte man sie aus Milch und Quark, Milch und Eiern (nicht roh) oder Milch und Reis zubereiten.

266. Fisch. Vom 10. Monat an kann man dem Kind weißen mageren Fisch geben: Flunder, Scholle oder Steinbutt – vorausgesetzt, daß das Kind Fisch mag, was natürlich erst ausprobiert werden muß. Fisch muß sehr sorgfältig von den Gräten gelöst werden; am besten tun Sie das mit den Fingern, damit Baby ja keine Gräte verschluckt. Manche Kinder mögen Fisch gern, und das ist dann eine große Hilfe. Doch viele Babys ziehen auch ein Gesicht. Es ist besser, sie nicht zum Essen zu zwingen.

Fettes Fischfleisch wie etwa Schleie oder Aal ist für Kinder nicht zu empfehlen.

267. Was ißt das Kind am Ende des ersten Lebensjahres? Hier möchte ich die vorher gegebenen Empfehlungen noch einmal zusammenfassen. Am Ende des ersten Lebensjahres ist es oft so, daß die Kinder weniger essen als ihre Eltern für gut halten – und trotzdem gedeihen.

Frühstück: Cerealien (warme Speise aus Weizen- oder Haferflokken oder ungesüßte kalte Cerealien), Toast, Eierkuchen, französisches Weißbrot, Eier (weich- oder hartgekocht oder Rühreier), Obst, Obstsäfte und Milch.

Mittagessen: grünes oder gelbes Gemüse (in Stückchen), Kartoffeln, Fleisch oder Fisch, Obst, kleine Sandwiches (z. B. bestrichen mit Erdnußbutter, die mit Milch verdünnt und mit prürierten Bananen verrührt wird), Käsewürfel, Toast, Milch.

Abendessen: Cerealien, Obst und Milch bzw. das Abendessen der Familie.

Es ist auch möglich, daß sie ihre »große« Mahlzeit am Abend zusammen mit der Familie einnehmen. Die Mittagsmahlzeit sollte dann etwas kleiner sein, wie zum Beispiel Kartoffeln oder Cerealien mit Obst oder Gemüse.

Normalerweise wird zwischen den Mahlzeiten keine Milch gegeben, da sie drei bis vier Stunden im Magen bleibt und so den Appetit für die nächste Mahlzeit nimmt.

Obst, Saft (einschließlich Orangensaft) gibt man täglich zwischen den Mahlzeiten oder beim Frühstück. Weizen- und Roggenvollkornbrot kann man bei oder zwischen den Mahlzeiten mit etwas Butter oder Margarine anbieten.

Tiefgekühltes Obst ist für Kinder genauso gesund wie frisches Obst und Obstkonserven.

Zu den Nahrungsmitteln, die bei Raumtemperatur leicht verderben, gehören Milch, Milchprodukte (Puddinge, Tortenkrem und Salatkrem), Gemüse und Geflügel- und Fleischfüllungen.

Umstellung auf ein anderes Nahrungsschema

268. Wann soll man mit der 22-Uhr-Mahlzeit aufhören? Das wird weitgehend davon abhängen, wann das Kind dafür bereit ist. Zwei Punkte sind dabei zu berücksichtigen.

Erstens: Ist das Baby schon soweit, daß es während der Nacht durchschläft? Wenn man es zur letzten Mahlzeit um 22 Uhr oder um 23 Uhr einmal hat wecken müssen, so ist das noch kein Zeichen dafür, daß es nun ganz auf diese Mahlzeit verzichten könnte, es kann durchaus auch sein, daß das Baby ohne die letzte Flasche um Mitternacht aufwacht. Wenn es allerdings wochenlang hintereinander bis 23 Uhr nicht aufgewacht ist, kann man versuchen, die Mahlzeit wegzulassen, und ausprobieren, ob es durchschläft. Wacht es mitten in der Nacht auf und schreit vor Hunger, dann muß man ihm die 22-Uhr-Mahlzeit noch ein paar Wochen länger gönnen.

Bei einem Baby, das sehr zart und schwächlich ist, nur langsam zunimmt und Schwierigkeiten mit der Verdauung hat, ist es besser, man behält die späte Mahlzeit noch etwas länger bei, auch wenn das Kind nicht hungrig zu sein scheint und durchhält.

Zweitens: Wenn ein Kind sehr viel am Daumen lutscht, kann das ein Zeichen dafür sein, daß es bei der Flasche oder beim Stillen nicht genügend »Sauggymnastik« hat. Hört man mit der 22-Uhr-Mahlzeit auf, dann hat das Baby noch weniger Gelegenheit zum Saugen. Wenn es jedoch trotz beibehaltener Spät-Mahlzeit das Nuckeln am Daumen nicht läßt, hat es keinen Sinn, ihm für alle Zeiten um 22 Uhr noch etwas zu geben.

Man kann also mit der 22-Uhr-Mahlzeit aufhören, wenn das Kind ruhig durchschläft und im übrigen mit den restlichen Mahlzeiten des Tages zufrieden ist. Im allgemeinen wird eine Mutter schon selbst merken, wenn es soweit ist: dann nämlich, wenn das Kind keine Lust mehr hat, um 22 Uhr richtig aufzuwachen, und kein Interesse mehr an der Flasche zeigt. Im allgemeinen wird es irgendwann zwischen dem dritten und sechsten Monat soweit sein. Die meisten Babys gewöhnen sich die 22-Uhr-Mahlzeit so schnell wie möglich ab. Gelegentlich wird das eine oder andere Kind sehr lange daran hängen, vor allem, wenn die Mutter bei jeder kleinsten Bewegung aufspringt und ihm gleich die Flasche holt. Um den siebten oder achten Monat herum sollte man spätestens versuchen, ihm die 22-Uhr-Mahlzeit abzugewöhnen. In diesem Alter ist ein normales Kind soweit, daß es abends nichts mehr braucht, wenn es den Tag über genügend gegessen hat und ordentlich zunimmt. Auch wenn es zunächst etwas zu vermissen scheint, sollte man ruhig 20–30 Minuten abwarten, bis es von selbst wieder einschläft.

Wenn man mit der Abendflasche aufhört, kann es sein, daß das Kind bei den anderen Mahlzeiten mehr trinken möchte. Dagegen ist nichts einzuwenden.

269. Wenn das Baby plötzlich seinen Appetit verliert. Es kann vorkommen, daß ein Kind die feste Nahrung zwei oder drei Monate lang sehr eifrig nimmt und dann plötzlich nur noch sehr wenig Appetit hat. Es kann natürlich sein, daß das Baby von nun an nicht mehr so viel zuzunehmen braucht wie in der ersten Zeit seines Lebens. Während der ersten drei Monate hat es vielleicht eineinhalb bis zwei Pfund im Monat zugenommen, mit sechs Monaten beträgt seine natürliche Gewichtszunahme nur noch ein Pfund, andernfalls würde das Baby zu dick werden. Auch die Zähnchen können ein Grund dafür sein, daß sein Appetit nachläßt. Im übrigen ist das eine Baby mehr auf Milch eingestellt, das andere wieder ist gegen Milch und zieht seine feste Nahrung vor.

Wenn also ein Baby sichtbar an Appetit einbüßt, zwinge man es dennoch nicht zum Essen. In diesem Falle kann man zweierlei tun. Man kann nach und nach den Zucker der Flaschennahrung weglassen. Zucker hat während der ersten Monate seines Lebens vornehmlich den Zweck, genügend Kalorien zuzuführen. Es braucht nun diese Zuckerkalorien nicht mehr unbedingt, wenn es dreimal am Tage Brei oder Gemüse bekommt. Die Süße der Flaschennahrung kann unter Umständen seinen Appetit auf ungesüßte Nahrungsmittel verderben. Zweitens könnte man die Anzahl der Mahlzeiten am Tag auf drei reduzieren, egal ob man die späte Abendmahlzeit noch gibt oder nicht (Abschnitt 272).

Wenn der Appetit des Babys trotz dieser beiden Maßnahmen nicht besser wird, ist es ratsam, zum Kinderarzt zu gehen, um sich zu vergewissern, ob das Kind auch wirklich ganz in Ordnung ist.

270. Wann sollte man Frischmilch geben? Heute erhalten die Kinder nicht vor dem ersten Lebensjahr Frischmilch. Wir wissen, daß viele Babys das Eiweiß in der frischen Kuhmilch nicht richtig verdauen, so daß dies zu Magen-Darm-Reizungen und kleinen Blutungen führen kann. Diese Blutungen sind so gering, daß man sie im Stuhlgang des Kindes nicht erkennt. Auf die Dauer kann es aber zu Blutarmut kommen. Wenn Sie also mit der Vollmilch warten, bis das Kind ein Jahr alt ist, gehen Sie diesem Problem aus dem Weg.

271. Welche Milch ist zu empfehlen? Bis zum Alter von zwei Jahren, sollten die Kinder *pasteurisierte, homogenisierte Vitamin-D-haltige Vollmilch* trinken. Pasteurisiert heißt, daß die Milch so hoch erhitzt wurde, daß die Bakterien, die dem Menschen schaden könnten, abgetötet wurden, aber wiederum nicht hoch genug, um sie zu sterilisieren (das heißt alle Keime abzutöten). Dann würde die Milch wie abgekocht schmecken. Homogenisiert bedeutet, daß die Fetttröpfchen aufgespalten wurden und so für das Kind leichter verdaulich sind, und das Fett sich auch nicht in der Milch absetzen kann. Vitamin-D-haltige Milch enthält meist 400 Einheiten Vitamin D. Vollmilch ist Milch mit einem Fettgehalt von 3,5 %. So erhält das Kind die Kalorien und das Fett, das es für eine ausgewogene Entwicklung benötigt.

Kinder, die sich an Dosenmilchzubereitungen gewöhnt haben, können auch weiterhin verdünnte *Dosenmilch* erhalten. Sie vermischen vor der Mahlzeit einfach Dosenmilch und Leitungswasser (oder abgekochtes Wasser, wenn Sie sterilisieren) zu gleichen Teilen in der Tasse oder Flasche. Sie können auch gleich eine ganze Dose Milch mit der entsprechenden Menge Wasser (abgekocht, wenn nötig) mischen und sie dann bis zur Mahlzeit abgedeckt in den Kühlschrank stellen. Dosenmilch ist steril, leichter aufzubewahren, leichter verdaulich, verursacht weniger Allergie und die Zubereitung macht nur wenig mehr Umstände. Medizinische Gründe für einen Wechsel weg von der Dosenmilch bestehen also nicht.

Es gibt verschiedene Sorten *fettreduzierter Milch* in flüssiger und auch Pulverform. Für Kinder unter zwei Jahren ist sie dennoch nicht geeignet, es sei denn, Ihr Arzt verschreibt Ihnen fettreduzierte Milch als Teil eines besonderen Diätplanes für Ihr Kind.

Rohe, unpasteurisierte Milch, wie sie von der Kuh kommt, muß abgekocht werden, nicht nur für Säuglinge, sondern auch für ältere Kinder, damit die Gefahr einer Infektion durch in der Milch enthaltene Krankheitserreger vermieden wird. Lassen Sie die Milch schnell aufkochen und nehmen Sie den Topf dann sofort vom Herd. Dadurch werden die Bakterien abgetötet, ohne daß zuviel Wasser verkocht und die Milch zu konzentriert wird. Manchmal ist rohe Milch fetthaltiger als normale Milch und kann so zu Verdauungsstörungen führen. Deshalb sollten Sie den Rahm abschöpfen. *Am sichersten ist es natürlich, überhaupt keine rohe Milch zu verwenden.*

272. Ab wann kann man dem Kind drei Mahlzeiten täglich geben? Das hängt davon ab, ob das Kind dazu bereit ist; die Zeit schwankt zwischen dem vierten und zehnten Lebensmonat. Wenn Ihr Kind eine Stunde vor der nächsten Mahlzeit bereits Hunger hat und nach Nahrung schreit, dann ist es für drei Mahlzeiten am Tag noch nicht reif genug. In jedem Fall wird ein Kind, das gerade anfängt, sich auf drei Mahlzeiten am Tag einzustellen, zwischendurch immer noch eine Kleinigkeit essen bzw. die Brust oder Flasche bekommen.

Im Alter von vier bis sechs Monaten beginnen die Kinder einmal täglich festere Nahrung zu erhalten. Wie schnell sie drei Mahlzeiten täglich erreichen, ist von Kind zu Kind unterschiedlich. In dieser Eingewöhnungsphase werden sie früh morgens immer noch die Brust oder die Flasche haben wollen. Dann wird es für eine Stunde weiterschlafen (zusammen mit seinen dankbaren Eltern). Im Anschluß steht die ganze Familie auf und macht Frühstück. Vor dem Vormittagsschlaf werden kleinere Babys noch einmal eine Brust- oder Flaschenmahlzeit benötigen, ältere eventuell eine Zwischenmahlzeit. Versucht das Kind, seinen Vormittagsschlaf aufzugeben, können Sie die Mittagsmahlzeit etwas vorverlegen, so daß es den Schlaf am Nachmittag nachholt. Jüngere Kinder werden vor dem Nachmittagsschlaf vielleicht noch eine Brust- oder Flaschenmahlzeit benötigen, die älteren eine Zwischenmahlzeit nach dem Schlaf. Abendbrot gibt es meist frühzeitig, ältere Kinder können auch mit der Familie zusammen Abendbrot essen. Die Mahlzeit vor dem Schlafengehen werden viele Kinder noch beibehalten wollen, bis sie ganz entwöhnt sind. Haben Sie mit dem Entwöhnen angefangen, werden die Mahlzeiten am frühen Morgen und spät nachts die letzten sein, die das Kind aufgibt.

Manchmal zeigt Ihr Kind sehr deutlich, daß es jetzt mit drei Mahlzeiten täglich auskommt. Wenn es nur bei jeder zweiten Mahlzeit viel ißt, sollte nur dreimal täglich gefüttert werden, damit es bei den Mahlzeiten ordentlich Hunger hat. Ansonsten können sich leicht Ernährungsprobleme ergeben.

Natürlich muß auch sichergestellt sein, daß dies in den Plan der Eltern paßt. Nehmen wir einmal an, sie müßten noch für ältere Kinder Mahlzeiten zubereiten und das Kleine sei in der Lage, mehr als vier Stunden zwischen den Mahlzeiten auszuhalten. Natürlich möchten diese Eltern das Kleinkind auch auf drei Mahlzeiten täglich setzen, und es gibt keinen Grund für sie, das nicht zu tun. Es gibt auch andere Eltern, denen der Vier-Stunden-Rhythmus besser in den Tagesablauf paßt. Dann sollte er nicht geändert werden. In anderen Worten: Ob man drei oder vier Stunden oder mehr verstreichen läßt, ist keine wesentliche Frage. Versuchen Sie, zwischen den Bedürfnissen des Kindes und Ihrem Tagesablauf einen vernünftigen Kompromiß zu finden.

Die Planung der drei Mahlzeiten hängt weitgehend von den Gewohnheiten der Familie und etwas vom Hunger des Kindes ab. Mit der Zeit werden Sie erkennen, wann es eine Zwischenmahlzeit braucht, wieviel Sie ihm geben, so daß es weder zu hungrig noch zu satt zwischen den Mahlzeiten ist. Normalerweise gibt man Milch nicht zwischen den Mahlzeiten, da sie drei bis vier Stunden im Magen verbleibt und den Appetit auf die nächste Mahlzeit nimmt.

Wenn das Kind nur dreimal täglich Milch trinkt, erhält es wahrscheinlich etwas weniger als vorher, da es nicht nach mehr verlangt. Versuchen Sie aber nicht, irgendwie dem Kind seinen Liter Milch zukommen zu lassen. Es ist vollkommen in Ordnung, wenn das Kind nur etwa 750 ml Milch am Tag trinkt. Wenn das Kind aber dennoch 300 bis 400 ml pro Mahlzeit mag, sollten Sie ihm die Milch nicht verweigern.

BABYS TÄGLICHE PFLEGE

Die Fontanelle

273. Die weiche Stelle auf dem Scheitel des Babys rührt daher, daß die vier Teile des Schädels, die die Schädeldecke bilden, noch nicht zusammengewachsen sind. Die Größe der Fontanelle bei der Geburt ist nicht bei jedem Kind gleich. Ist sie verhältnismäßig groß, braucht man sich dennoch keine Sorgen zu machen, es dauert nur etwas länger, bis sie sich geschlossen hat. Bei einigen Kindern schließt sich die Fontanelle bereits bis zum neunten Monat. Bei anderen dauert es zwei Jahre lang. Der Durchschnitt liegt bei etwa 12 bis 18 Monaten. Bei richtigem Licht kann man deutlich erkennen, wie die Fontanelle gleichzeitig mit dem Herzschlag pulsiert.

Oft glauben junge Mütter, es könne dem Baby schaden, wenn man die Fontanelle berührt, doch die Natur hat Vorsorge getroffen. Die Fontanelle ist mit einer derben Membran überzogen, die Gefahr einer Verletzung ist nicht allzu groß.

Der Schlaf

274. Wieviel Schlaf sollte ein Baby haben? Diese Frage beschäftigt die Mütter sehr, doch beantworten kann sie eigentlich nur jedes Baby selbst. Ein Kind braucht mehr, das andere weniger Schlaf. Solange das Kind mit gutem Appetit ißt, genug frische Luft hat und in einem kühlen Zimmer schläft, läßt man es so viel und so lange schlafen, wie es selbst will.

Die meisten Kinder schlafen während der ersten Monate ihres Lebens von Mahlzeit zu Mahlzeit, vorausgesetzt, daß sie genügend zu trinken bekommen und ihre Verdauung in Ordnung ist. Es gibt indessen Babys, die von Geburt an verhältnismäßig lebendig und wach sind, ohne daß ihnen etwas fehlt. Es ist eben ihre Natur.

Je älter das Baby wird, desto weniger Schlaf braucht es. Zunächst wird es am Nachmittag länger wach bleiben, dann auch zu anderen

Zeiten des Tages. Jedes Baby hat seinen eigenen Rhythmus von Schlaf- und Wachzeiten, dem es jeden Tag ziemlich pünktlich folgt. Gegen Ende des ersten Lebensjahres wird es nur noch zweimal am Tag ein Schläfchen halten und zwischen dem ersten und zweiten Jahr wird eines davon auch noch wegfallen, dann bleibt nur noch der Schlaf nach dem Mittagessen übrig. Dem Säugling kann man es überlassen, wieviel Schlaf er braucht, doch wenn das Kind älter wird, 1 ½–2 Jahre etwa, können äußere Einflüsse es davon abhalten, seinen notwendigen Schlaf zu bekommen. Dann muß die Mutter allerdings dafür sorgen, daß das Kind sein genügendes Quantum Schlaf am Tag erhält.

275. Das Zubettgehen. Man sollte sein Kind von Anfang an daran gewöhnen, daß es gleich nach der Mahlzeit zu Bett geht und schläft. Es gibt Babys, die nach dem Füttern spielen oder unterhalten sein wollen, doch das sollte man ihnen abgewöhnen. Es ist auch ratsam, ihm gleich beizubringen, daß es allein und in sein eigenes Bettchen geht. Wenn gutmütige Mütter das Kind zunächst mit in ihr Bett nehmen, weil sie meinen, dann schlafe es schneller ein, ziehen sie sich unter Umständen eine arge Plage heran. Von solchen Gewohnheiten lassen Kinder nur ungern wieder ab.

Im übrigen gewöhnen sich die meisten Babys von Anfang an entweder an eine sehr ruhige Umgebung oder an eine durchschnittlich belebte Geräuschkulisse. Man braucht also nicht auf Zehenspitzen herumzuschleichen und sich nur flüsternd zu unterhalten, wenn das Baby schlafen soll. Das Kind muß sich an die normalen Geräusche des Haushalts gewöhnen, tut es auch meistens sehr schnell und schläft dann ruhig, auch wenn nebenan gelacht, geredet, Radio gehört wird. Selbst wenn jemand das Zimmer betritt, wacht ein gesundes Baby nicht so schnell auf.

276. Wie soll ein Baby liegen? Auf einer Seite, auf dem Rücken oder auf dem Bauch? Die meisten Babys scheinen von Anfang an eine Vorliebe dafür zu haben, auf dem Bauch zu schlafen. Wenn ein Baby zu Koliken neigt, ist es wohl auch auf alle Fälle besser, weil die Blähungen dann leichter abgehen. Anderen Babys wieder scheint es gleichgültig zu sein, ob sie nun so oder so liegen. Das Schlafen auf dem Rücken hat zwei Nachteile, wenn das Baby bricht, besteht

Gefahr, daß das Erbrochene wieder in seinen Hals läuft und das Baby daran erstickt. Das Baby neigt außerdem dazu, sein Köpfchen immer in die gleiche Richtung zu drehen, meist zur Zimmermitte hin, und dadurch kann diese Kopfseite angeflacht werden. Das wird ihm nun zwar keinen Schaden am Gehirn einbringen, und früher oder später wird sich auch der Schädel wieder richtig formen. Legen Sie deshalb das Baby nach jeder Mahlzeit auf die jeweils andere Seite; sollte das Baby einen bestimmten Gegenstand oder eine bestimmte Blickrichtung bevorzugen, drehen Sie einfach den Wagen oder Korb in die entsprechende Richtung - einmal so herum, das nächste Mal um 180 ° entgegengesetzt.

Im allgemeinen hat das Kleine innerhalb weniger Wochen eine ausgesprochene Vorliebe für eine bestimmte Lage - Bauch- oder Rückenlage - entwickelt, und dann wird es schwierig, eine Änderung durchsetzen zu wollen. Auf alle Fälle scheint es aber besser zu sein, ein Kind von vornherein an die Bauchlage beim Schlafen zu gewöhnen. Von einigen orthopädischen Fachärzten wurde nun gegen die Bauchlage der Einwand erhoben, daß sie die Angewohnheit einiger Kinder, die Beinchen zu stark ein- oder auch auswärts zu drehen, noch verstärken könne. Wieder andere sind jedoch der Ansicht, daß sich dieses Ein- oder Auswärtsdrehen auf alle Fälle verliert, wenn das Kind erst eine Zeitlang läuft. Fragen Sie am besten Ihren Kinderarzt, was gerade für Ihr Baby am besten ist.

Manchmal wird auch empfohlen, das Baby mit Hilfe fester Kissen an die Seitenlage zu gewöhnen. Dies ist aber ein recht schwieriges Experiment, denn das Kleine rutscht immer wieder vom Kissen herunter und wird schließlich doch auf dem Rücken oder Bauch liegen. Allerdings gibt es auch Kinder, die von etwa einem halben Jahr ab mit Vorliebe auf der Seite schlafen. Von Anfang an sollte ein Baby ohne Kopfkissen schlafen. Das gilt besonders, wenn es die Bauchlage bevorzugt, weil bei Bauchlage mit Kopfkissen die Gefahr besteht, daß es erstickt.

277. Probieren Sie aus, ob das Kind lieber früher einschläft oder lieber morgens im Bett liegt. In der Mitte des ersten Lebensjahres fangen Kinder oft an, etwas länger als bis 5 oder 6 Uhr morgens zu schlafen. Die meisten Eltern hören unbewußt auf ihr schlafendes Kind und springen beim kleinsten Geräusch schon aus dem Bett; so können die Kinder nicht mehr einschlafen oder müssen sich daran gewöhnen, noch etwas wach zu liegen. Die Folge ist, daß viele Eltern auch noch vor 7 Uhr aufstehen, wenn das Kind zwei oder drei Jahre alt ist. Denn wenn man es an diese frühen Stunden einmal gewöhnt hat und es sich freut, daß da noch jemand anders wach ist, fällt die Umstellung schwer.

Wenn Sie also bis 7 oder 8 Uhr schlafen möchten, sollten Sie Ihren Wecker stellen, nicht aber auf Ihr Kind hören. Stellen Sie die Klingel so, daß sie fünf Minuten später weckt als das Kind normalerweise aufwacht. Rücken Sie innerhalb von wenigen Tagen den Wecker jeweils um fünf Minuten vor. Wacht das Kind vor dem Klingeln auf, so kann es wieder einschlafen oder lernen, wie man wach liegt, ohne daß sofort jemand herbeikommt. Wenn das Kind quengelt, sollten Sie etwas warten, bis es sich wieder beruhigt. Nur wenn es schreit und nicht damit aufhören will, müssen auch Sie aufstehen. Versuchen Sie aber Ihr Glück nochmal in ein paar Wochen.

278. Mit sechs Monaten sollte das Baby, wenn möglich, das elterliche Schlafzimmer verlassen. An sich kann ein Kind von seiner Geburt an in einem Raum für sich schlafen, solange die Eltern nahe genug sind, um zu hören, wenn es schreit. Wenn es jedoch sein Leben im Schlafzimmer der Eltern beginnt, sollte man mit zwei oder drei Monaten daran denken, es ins Kinderzimmer zu bringen. Sie schlafen dann schon meist durch und brauchen nicht mehr soviel Betreuung. Im Alter von 6 Monaten ist es auf jeden Fall besser, wenn es nicht mehr im Zimmer der Eltern schläft. Es geschieht zu leicht, daß das Kind sich daran gewöhnt, es dann Angst hat und sich sträubt, woanders zu schlafen. Je älter das Kind ist, desto schwerer fällt ihm die Umgewöhnung.

Der Geschlechtsverkehr der Eltern kann kleine Kinder sehr verwirren. Sie wissen nicht, was da geschieht, und können sehr erschrecken. Manche Eltern meinen, man sollte warten, bis das Kind sicher eingeschlafen ist. Kinderpsychiater aber kennen Fälle, in denen das Kind aufwachte und sehr verstört war, ohne daß die Eltern jemals davon erfuhren.

Ob Kinder allein oder mit einem Geschwister in einem Zimmer schlafen, ist in erster Linie eine praktische Frage. Wenn möglich, sollten Kinder ein eigenes Zimmer haben, insbesondere wenn sie älter sind und ihre Privatsphäre ausbauen möchten. Wenn zwei kleine Kinder im gleichen Raum sind, wecken sie sich leider oft zu den unglücklichsten Zeiten gegenseitig auf.

279. Es ist besser, das Kind nicht mit ins Bett zu nehmen. Manchmal haben Kinder Zeiten, in denen sie nachts erschreckt aufwachen, entweder schreien oder sogar in das Schlafzimmer der Eltern gelaufen kommen. Viele Eltern nehmen das Kind dann in ihre Betten, damit es wieder einschläft. Das scheint im Augenblick eine praktische Maßnahme zu sein, doch für gewöhnlich stellt sich am Ende heraus, daß es ein Fehler ist. Das Kind wird sich schließlich nur noch im elterlichen Bett sicher fühlen, und es ist sehr schwer, es wieder an das eigene Bettchen zu gewöhnen. Inkonsequenz kommt die Eltern gerade in solchen Fällen teuer zu stehen. Man tut gut daran, das Kind sofort und sehr bestimmt in sein eigenes Bettchen zurückzubringen.

Trösten Sie das Kind in seinem Zimmer: Setzen Sie sich im Dunkeln an seine Wiege oder sein Bett, sagen Sie ihm, daß Sie da sind und daß es nichts zu fürchten hat. Bleiben Sie solange sitzen, bis das Kind fest eingeschlafen ist. Das werden Sie vielleicht ein paar Nächte wiederholen müssen.

Manchmal legt sich die Mutter mit zum Kind ins Bett, um es zu trösten, was aber zu weiteren Problemen führen kann. Für diese Nacht ist das Kind beruhigt. Ihm wird diese Extrakuschelzeit jedoch so sehr gefallen, daß es keine Nacht darauf verzichten möchte. Nach ein oder zwei Nächten wird es schließlich aufwachen, wenn die Mutter aufstehen will. Auf die Dauer ist es also wirklich besser, sich in einen bequemen Stuhl neben das Bett zu setzen.

Vernünftige Eltern nehmen ihre Kinder überhaupt nicht zum Schlafen mit in ihr Bett, auch nicht zum »Trost«, wenn der Vater auf Reisen ist.

Die einzige Ausnahme wäre eine akute Erkrankung des Kindes, zum Beispiel eine Magengrippe mit häufigem Erbrechen. Wenn es dann im Bett der Eltern liegt, zusammen mit einem großen Handtuch und einer Schüssel, können sich die Eltern viel schneller um das Kind kümmern. Es wird nicht so viel Wäsche schmutzig, und sie können zwischendurch immer etwas schlafen. Oder es ist sehr krank und unruhig mit hohem Fieber. Im selben Bett können die Eltern ihm dann zu Trinken anbieten, es trösten und trotzdem beruhigt selbst noch etwas schlafen. Das dauert unter Umständen ein oder zwei Tage, bis das Kind sich wieder etwas erholt hat. Dann legen die Eltern es konsequent wieder in sein eigenes Bett und verhindern so, daß das Kind sich an das Schlafen bei den Eltern gewöhnt.

Eine andere Frage ist, ob man das Kind morgens zum Kuscheln ins Bett nehmen sollte. Auf diese Weise haben Eltern und Kinder eine gute Zeit zusammen, solange die sexuelle Sphäre unangetastet bleibt. Wenn ein Kind, besonders im Alter zwischen drei und sechs Jahren, sexuelle »Annäherungsversuche« macht, dann können Vater oder Mutter sich im Bett etwas anders legen oder das Bett verlassen, als gingen sie zur Arbeit. Keinesfalls sollten Sie diese Sache hochspielen.

Das Wickeln

Siehe Abschnitte 90 und 91 zu Windeln, Windeltüchern und Windelhöschen.

280. Wie die Windeln gefaltet werden, das hängt von der Größe des Babys und der Windeln ab. Das Wichtigste ist, daß man den meisten Stoff da hat, wo am meisten aufzufangen ist und daß man nicht zuviel Windeln zwischen die Beinchen stopft. Für ein normal großes neugeborenes Baby faltet man eine normal große Windel etwa so, wie auf der Skizze gezeigt ist: das Quadrat wird über Eck zu einem

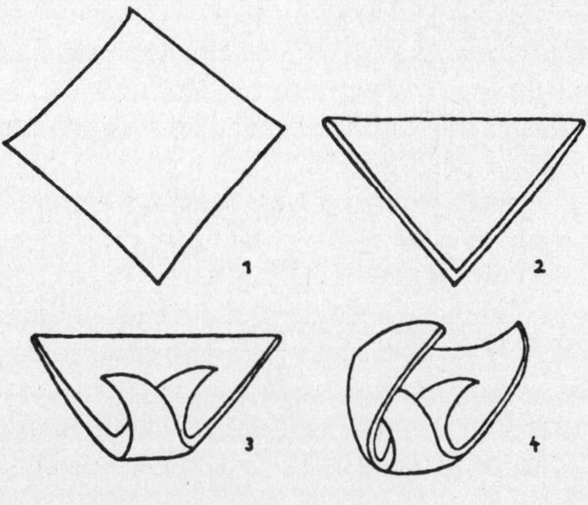

doppelten Dreieck gefaltet, das Baby wird daraufgelegt, die beiden unteren Zipfel werden zwischen den Beinchen hindurchgezogen und der eine rechts, der andere links herumgelegt. Dann führt man den einen der Seitenzipfel von oben zwischen den Beinchen hindurch nach unten, den zweiten Seitenzipfel wickelt man um die Hüften des Kindes herum.

In Amerika legt man sie anders, und zwar wird die Windel zweimal in der Längsrichtung gefaltet, so daß der Stoff in drei Lagen übereinanderliegt. Dann wird ein Drittel des langen Rechtecks eingeschlagen, so daß die eine Hälfte des Pakets aus sechs Lagen, die andere aus drei Lagen Mull besteht. Ein Junge braucht die doppelte dicke Packung vorn, ein Mädchen braucht sie vorn, wenn es auf dem Bauch liegt. Sie können auch vorgefaltete Windeln kaufen. Wenn man die Windeln mit der Patentsicherheitsnadel zusteckt, muß man die Finger zwischen den Körper des Babys und die Windel halten, damit man das Baby nicht sticht. Die Nadel gleitet besser, wenn Sie sie vorher in eine Seife stechen oder Sie ziehen die Nadel einfach durch Ihr Haar.

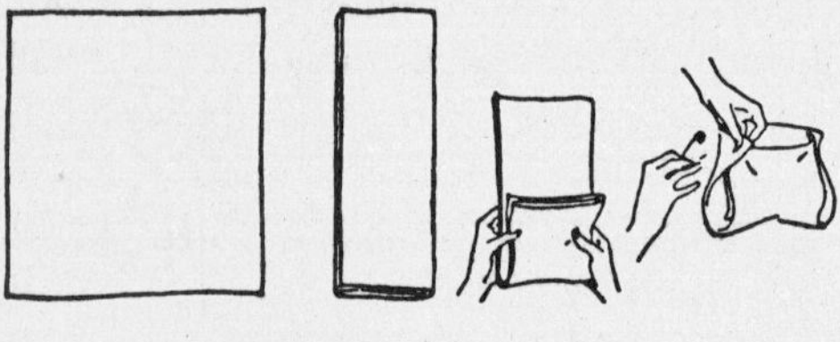

Die meisten Eltern wechseln die Windeln, wenn sie das Baby zum Füttern aus dem Bettchen nehmen und noch einmal, wenn sie es wieder zurücklegen. Sie können aber Zeit und Wäsche sparen, wenn Sie das Baby nur einmal – nach dem Füttern – windeln, da es meist bei der Mahlzeit noch Stuhlgang haben wird. Vielen Kindern macht es nichts aus, naß zu sein.

Nur bei einigen sehr empfindlichen Babys ist es nötig, sie öfter trockenzulegen. Wenn ein Kind genügend zugedeckt ist, wird es von nassen Windeln nicht kalt, denn nur wenn nasses Zeug der Luft ausgesetzt ist, erzeugt die Verdunstung Kälte. Bei einem Baby, das sich und das Bettchen immer sehr durchnäßt, ist es geraten, zwei Windeln auf einmal zu nehmen. Es wird dem Baby unbequem sein, wenn man sie beide in der gleichen Weise faltet, darum kann man die zweite Windel wie einen Schutz um seine Hüften wickeln.

Sie können auch eine dritte Windel nehmen. Wenn Sie das Baby nach dem Stuhlgang säubern, können Sie dazu entweder ein feuchtes Baumwolltuch oder einen Waschlappen mit Wasser, eine Babylotion oder Windeltücher verwenden. Mädchen wischen Sie immer von vorn nach hinten ab (Abschnitt 584). Wenn Sie eine feuchte Windel wechseln, müssen Sie das Kind nicht unbedingt abwaschen. Beim Wechseln der Windeln bei einem Jungen sollten Sie eine extra Windel lose über seinen Penis legen, bis Sie die Windeln fest machen, damit Sie nicht naßgespritzt werden, wenn er plötzlich uriniert. *Nach dem Wechseln der Windeln müssen Sie sich unbedingt die Hände mit Wasser und Seife waschen.* Dadurch verhindern Sie ein Übertragen von Krankheitserregern.

Wegwerfwindeln gibt es in verschiedenen Größen und Arten. Obwohl sie teurer und auch ökologisch bedenklich sind, werden sie noch viel verwendet. Besonders wenn man auf Reisen ist, sind sie bequem. Spülen Sie den Stuhl immer in die Toilette und entsorgen Sie die Windeln ordnungsgemäß.

281. Windeln waschen. Sie brauchen einen Eimer mit Deckel (zur Hälfte mit Wasser gefüllt), in den man die gebrauchten Windeln nach dem Wechseln sofort hineinlegt. Wenn das Wasser Seifenpulver enthält, lassen sich Flecken später besser entfernen. Den Stuhl in der Windel kratzt man mit einem Messer in die Toilette oder man spült ihn ab, indem man die Windel in die Toilette hält und die Spülung drückt (halten Sie die Windel gut fest). Den Windeleimer säubern Sie immer, wenn Sie die Windeln waschen.

Man kocht die Windeln mit einem nicht zu scharfen Seifenpulver und spült sie drei- bis viermal. Je empfindsamer die Haut des Baby ist, desto sorgfältiger muß man spülen. Hat Baby eine unempfindliche Haut, dann genügt es, die Windeln zweimal zu spülen.

Wenn Ihr Kind zu einer Windeldermatitis neigt, müssen Sie weitere Vorkehrungen treffen. Lesen Sie Abschnitt 352 über Windeldermatitis.

Werden die Windeln und andere Kleidungsstücke hart und nehmen sie keine Feuchtigkeit mehr auf oder färben sie sich durch Seifenrückstände grau, so können Sie sie durch einen Wasserenthärter wieder weich und sauber bekommen. Nehmen Sie bitte keinen Weichspüler, da dieser auf der Oberfläche des Gewebes einen Film zurückläßt, der die Wasseraufnahme behindert.

Der Stuhlgang

282. Reflektorische Vorgänge. Bei den meisten Menschen fangen die Eingeweide bald nach einer Mahlzeit an zu arbeiten, weil durch die Füllung des Magens auch die daruntergelegenen Darmabschnitte zur Tätigkeit angeregt werden. Dieser Vorgang ist nach dem ersten Frühstück und der vorausgegangenen, langen Nachtruhe meist besonders ausgeprägt.

In den ersten Lebensmonaten kann dieser reflektorische Vorgang nun besonders stark in Erscheinung treten, vorwiegend bei Brustkindern, wo er sich manchmal sogar nach jeder Mahlzeit auswirkt. Unangenehmer ist er allerdings bei Babys, die schon bald nach dem Beginn des Fütterns anfangen zu pressen, so daß sie nicht weitertrinken können, dabei aber nicht einmal etwas hervorbringen. Lassen Sie in solchem Fall dem Darm des Kindes eine Ruhepause und versuchen Sie es kurze Zeit später nochmals.

283. »Kindspech« oder Mekonium wird vom Baby am ersten Tag nach der Geburt entleert, es sieht grünschwarz aus und ist von geschmeidiger, dabei aber zäher Beschaffenheit. Später dann sieht der Stuhl braun bis gelb aus. Hat das Neugeborene bis zum zweiten Tag nichts entleert, muß der Arzt benachrichtigt werden.

284. Das Brustkind kann viel, aber auch wenig Verdauung haben. Ein Brustkind hat während der ersten Wochen seines Lebens für gewöhnlich mehrmals täglich Verdauung. Einige Kinder haben nach jedem Füttern etwas in der Windel. Der Stuhl hat eine hellgelbe Farbe. Er ist eher dünn als fest, die Verdauung bei Brustkindern ist niemals zu fest. Im Laufe der ersten zwei bis drei Monate ändert sich dann meist der Verdauungsrhythmus bei Brustkindern, sie haben wesentlich weniger Stuhlgang, einige einmal am Tag, manche sogar nur jeden zweiten Tag. Das kann eine Mutter, die in der Überzeugung aufgewachsen ist, daß jeder Mensch einmal am Tag Verdauung haben muß, beunruhigen. Das ist kein Grund, sich Sorgen zu machen, wenn das Baby im übrigen gesund ist und sich wohl zu fühlen scheint. Der Stuhl des Brustkindes bleibt weich, auch wenn das Kind nur alle zwei bis drei Tage Verdauung hat.

Einige Brustkinder mit nur gelegentlichem Stuhlgang müssen nach zwei oder drei Tagen sehr stark »drücken«. Dennoch ist der Stuhl sehr dünn. Man kann dies damit erklären, daß er durch seine Beschaffenheit keinen ausreichenden Druck auf die Innenseite des Afters ausüben kann. Wenn man etwas pürierte Pflaumen oder Zukkerwasser in den Speisezettel aufnimmt, bessert sich dieser Zustand meist. Zwei bis drei Teelöffel Pflaumen täglich sind ein erprobtes Mittel. Abführmittel allerdings müssen vermieden werden. Auch Zäpfchen oder Einläufe sollten nicht verwendet werden, um das Kind nicht davon abhängig zu machen. Versuchen Sie, das Problem mit Pflaumen oder Zuckerwasser zu lösen.

285. Die Verdauung des Flaschenkindes. Das Baby, das mit der Flasche ernährt wird, hat für gewöhnlich zwischen ein- und viermal am Tag Verdauung. Wenn es älter wird, verringert sich die Anzahl der Stühle auf ein bis zwei am Tag. Die Anzahl indessen ist unwichtig, wenn der Stuhl die richtige Beschaffenheit hat, und das Baby gut gedeiht.

Der Stuhl des Flaschenkindes ist überwiegend teigig und von hellgelber bis braungelber Farbe. Sehr junge Säuglinge können auch Stühle haben, die fast wie Rührei aussehen. Wenn sie sich dabei aber offensichtlich wohlfühlen und gut gedeihen, hat das weiter keine Bedeutung.

Die am meisten verbreitete Verdauungsstörung bei Flaschenkindern besteht in der Neigung zu Verstopfung, auf die wir in Abschnitt 347 noch zu sprechen kommen. Einige Säuglinge zeigen in ihren ersten Monaten eine Neigung zu grünlichen, wie geronnen aussehenden Stühlen.

Sieht der Stuhl immer ein klein wenig locker aus, müssen Sie sich keine Sorgen machen, wenn sich das Kind ansonsten normal entwikkelt und der Arzt auch nichts Krankhaftes feststellt.

286. Veränderungen der Stühle. Es ist ganz natürlich und hat nichts zu bedeuten, daß die Verdauung des einen Babys anders ist als die des anderen, solange sich beide gut entwickeln. Es hat allerdings etwas zu bedeuten, wenn sich die Verdauung des gleichen Babys plötzlich ändert. Dann sollte der Arzt um Rat gefragt werden. Grünlicher Stuhl kommt zum Beispiel bei Brust- und auch Flaschenkindern durchaus vor. Ist der Stuhl immer grünlich und fühlt sich das Baby wohl, ist das kein Anlaß zur Sorge. Wenn der Stuhl vorher breiig war, auf einmal aber etwas flockig, etwas dünner und etwas häufiger wird, so kann das von einer leichten Verdauungsstörung oder einer leichten Infektion herrühren. Wird der Stuhl aber plötzlich sehr dünn, kommt sehr häufig, ist sehr grünlich und riecht auch anders, so ist dies fast immer ein Zeichen dafür, daß es sich hier um eine - leichte oder auch schwere - Darminfektion handelt. Allgemein gesagt sind Veränderungen in der Häufigkeit und Festigkeit des Stuhls wichtiger als Veränderungen in der Farbe.

Schleim im Stuhl hat das Baby für gewöhnlich bei Durchfall. Auch das ist ein Zeichen dafür, daß der Darm nicht ganz in Ordnung ist. Er kann aber seine Ursache auch in anderen Übeln haben, etwa in einer Halsentzündung oder einem Bronchialkatarrh. In den ersten Wochen ihres Lebens haben Babys oft auch ohne besonderen Grund schleimige Stühle.

Wenn der Nahrung des Babys ein *neues Gemüse* hinzugefügt wird, kann es vorkommen, daß ein Teil davon ebenso wieder zum Vorschein kommt, wie es hineingewandert ist. Wenn sich außerdem Darmstörungen bemerkbar machen, wenn also der Stuhl dünner oder schleimig wird, gibt man weniger von diesem Gemüse oder läßt es zunächst ganz weg. Treten aber keine weiteren Störungen auf, kann man das Gemüse ruhig weiterfüttern und die Menge ganz langsam erhöhen, bis das Verdauungssystem des Babys gelernt hat, damit fertig zu werden. Stühle, die dem Licht ausgesetzt sind, können braun oder auch grün werden - das hat nichts zu sagen.

Kleine Blutflöckchen an der Außenseite des Stuhles rühren gewöhnlich von einem leichten Riß des Afters her, den zu fester Stuhl verursacht hat. An sich ist das nicht weiter gefährlich, aber man kann den Arzt doch um Rat fragen, wie die Verstopfung zu beseitigen ist. Das ist aus psychologischen Gründen ebenso wichtig wie aus physiologischen (siehe Abschnitt 577). Größere Mengen Blut im Stuhl sind sehr selten und können von Darmmißbildung, schwerem

Durchfall oder auch von einer sogenannten »Invagination«, wo sich ein Darmabschnitt in den nächstunteren einstülpen und damit zu einem Darmverschluß führen kann, herrühren (Abschnitt 760). In diesem Fall muß der Arzt sofort gerufen oder das Kind in ein Krankenhaus gebracht werden. Die *Durchfallerkrankungen* werden später noch besprochen (350 und 351).

Das Baden

Nach ein paar Wochen Erfahrung genießen fast alle Babys das Bad in der Wanne. Nehmen Sie sich also ruhig etwas Zeit dafür. Genießen Sie es mit Ihrem Baby.

287. Man badet ein Baby vor dem Füttern. Im allgemeinen ist es üblich, das Baby vor der 10-Uhr-Mahlzeit am Vormittag zu baden, doch an sich könnte es auch vor jeder anderen Mahlzeit geschehen – auf keinen Fall *nach* dem Füttern, weil das Kind ja dann schlafen soll. Wenn der Vater dabeisein möchte, kann man das Baby auch um 18 oder 22 Uhr baden. Ist das Kind soweit, daß es auf weniger Mahlzeiten umgestellt wird, ist es vielleicht richtiger oder bequemer, es vor seiner Mittags- oder Abendmahlzeit zu baden. Von einem Jahr an darf man das Kind dann auch nach dem Abendbrot baden, vor allem dann, wenn es seine letzte Mahlzeit sehr früh bekommt. Die Temperatur im Raum muß gut warm sein, damit es sich nicht erkältet.

288. Gründliches Waschen genügt auch. Obwohl es üblich ist, das Baby jeden Tag in einer großen Schüssel oder einer Wanne zu baden, ist es doch nicht absolut notwendig, es öfter als ein- bis zweimal in der Woche zu baden, wenn man den Säugling sauber genug um die Windelgegend und um den Mund herum hält. Bei großer Kälte z. B. oder auch, wenn die Räume nicht warm genug sind, wäre es ratsam, das Baby nicht so oft zu baden. Gründlich waschen allerdings muß man es jeden Tag. Unerfahrene Mütter haben zuerst Angst davor, ihr Baby in der Wanne zu baden – das kleine Wesen scheint so hilflos und zerbrechlich, und es könnte einem so leicht aus den Händen gleiten, besonders, wenn es eingeseift ist! Und das Baby mag sich zuerst auch ungemütlich in der Wanne fühlen, weil es die Unsicherheit der Mutter spürt. Während der ersten Wochen genügt es tatsächlich, das Kind gründlich zu waschen. Man kann das Baby auf dem Wickeltisch oder auf dem Schoß waschen, es empfiehlt sich, eine wasserdichte Unterlage zu benutzen. Gesicht und Kopf werden mit einem weichen Waschlappen und klarem warmen Wasser gewaschen – das Köpfchen kann ein- bis zweimal in der Woche mit Seife gewaschen werden. Dann wird der Rest des Körpers leicht mit dem Lappen oder der Hand eingeseift. Die Seife mit dem gut ausgespülten Lappen mindestens zweimal abspülen, besonders auf die Hautfalten achten! Mit dem Baden fängt man erst an, wenn der Nabel geheilt ist.

289. Das Bad in der Wanne. Bevor man mit dem Baden beginnt, sollte man sich vergewissern, daß alles griffbereit ist, was man braucht. Denn wenn man etwas vergißt, muß man mit dem nassen Baby im Arm unnötig herumlaufen. Armbanduhr abnehmen. Eine Schürze oder ein weißer Kittel schont die Kleider.

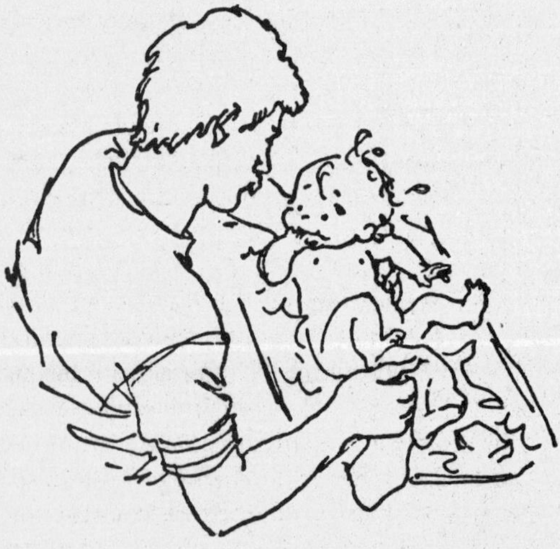

Man hält das Baby so, daß sein Kopf auf dem linken Handgelenk liegt, und die Finger das Kind an Schultergelenk und Achselhöhle halten.

Zum Baden braucht man: Seife (milde, überfettete Babyseife), Waschlappen, Badetuch, Watte zum Reinigen von Nase und Ohren, Babyöl und Puder, Hemdchen, Jäckchen, Windeln, Wickeltuch oder, etwas später, Strampelhöschen.

Das Kind kann praktisch in jeder größeren Schüssel gebadet werden, in die man genügend Wasser tun kann, auch im Abwaschtisch oder im Handwaschbecken, wenn es groß genug ist (siehe Abschnitt 92). In der großen Badewanne wird man es lieber nicht baden, weil das für die Mutter viel zu anstrengend wäre, und sie hätte dann das Baby auch nicht so sicher im Griff. Spezielle Babybadewannen werden von den Müttern natürlich sehr geschätzt, vorausgesetzt, daß man sich die Mehrausgabe leisten kann und genügend Platz dafür vorhanden ist. Die Mutter sollte sich das Bad des Babys so bequem wie möglich einrichten, damit sie Rücken, Arme oder Beine nicht unnötig anstrengt. Das Wasser muß etwa Körpertemperatur haben, ein Badthermometer ist für die unerfahrene Mutter eine Beruhigung, doch nötig ist es nicht. Man kontrolliert die Wärme des Wassers mit dem Handgelenk oder dem Ellenbogen, es sollte sich angenehm warm anfühlen. Bei den ersten Malen nehme man besser nicht allzuviel Wasser, da man das Baby noch nicht so sicher im Griff hat; hat man dann genügend Übung, dann kann man ihm ein richtiges Vollbad geben. Die Wanne ist weniger schlüpfrig und glatt, wenn man sie mit einer Windel auslegt. Man nimmt das Baby so, daß sein Kopf auf dem linken Handgelenk liegt und die Finger der Hand das Kind fest an Schultergelenk und Achselhöhle halten. Zuerst wird das Gesicht gewaschen, ohne Seife, mit einem weichen Waschlappen, dann das Köpfchen, das jedoch nur zweimal in der Woche eingeseift zu werden braucht. Die Seife wird vorsichtig, aber gründlich wieder abgespült, der Lappen sollte nicht zu naß sein, damit dem Baby nicht Wasser und Seife in die Augen laufen. (Es gibt Shampoos für Kinder, die nicht so stark in den Augen brennen.) Dann wird der ganze Körper eingeseift, das kann man mit der Hand oder mit dem Lappen tun. Seien Sie vorsichtig bei den äußeren Schamlippen. Abschnitt 295 gibt Hinweise zum Waschen des beschnittenen und unbeschnittenen Penis. (Wenn Sie Seife nehmen, ist es einfacher, Ihre Hand einzuseifen als den Waschlappen, wenn Ihre andere Hand das Kind hält.) Wird die Haut des Kindes trocken, ist es besser, ein- oder zweimal in der Woche auf Seife zu verzichten.

Wenn man zuerst Angst hat, man könnte das Baby nicht sicher halten, seift man es auf dem Wickeltisch oder Schoß ein und spült es in der Wanne ab, indem man es sicher mit beiden Händen festhält.

Zum Abtrocknen benutzt man ein weiches Badetuch oder ein großes Handtuch. Man tupft mehr, als daß man rubbelt. Ist der Nabel noch nicht vollständig abgeheilt, muß er nach dem Baden sorgfältig mit sterilem Mull trockengetupft und abgedeckt werden.

290. Ohren, Augen, Nase, Mund und Nägel. Von den Ohren wird nur die Ohrmuschel und der Eingang zum Gehörgang gereinigt. Nehmen Sie dafür nur einen Waschlappen, keinen Baumwolltupfer. Reinigen Sie nie den Gehörgang selbst! In ihm wird das sogenannte Ohrenschmalz gebildet, das den Gehörgang schützt und ihn auch reinigt.

Die Augen werden automatisch durch die Tränen gereinigt, gesunde Augen braucht man niemals zu baden, und man braucht auch keinerlei Tropfen hineinzutun.

Der Mund braucht keine besondere Pflege.

Die Nägel schneidet man am besten, wenn das Baby schläft, mit einem Knipser unter Umständen leichter als mit einer Nagelschere.

Auch für die Nase hat die Natur ein vorzügliches Reinigungssystem ersonnen: kleine unsichtbare Härchen befördern Nasenschleim und Staub die Nasengänge hinab und auf die Öffnung zu, wo sich das Zeug in den größeren, sichtbaren Härchen sammelt. Das aber kitzelt, Baby muß niesen, oder es reibt mit dem Fäustchen – auf diese Weise wird die Nase freigehalten. Beim Baden oder Waschen kann man dann das Näschen vorsichtig mit einem weichen Lappenendchen säubern.

Wird das Baby dadurch zu ärgerlich, sollten Sie diese Säuberung nicht zu lange dauern lassen.

Wenn allerdings die Nase des Babys verstopft ist, so daß es nicht frei atmen kann, dann muß man die Nase säubern, auch wenn es ihm nicht gefällt. Man feuchtet mit einem Wattepfröpfchen das Naseninnere etwas an, damit der Schleim sich lösen kann, und holt ihn dann vorsichtig heraus.

291. Öl oder Puder? Es macht zwar Spaß, das Baby nach dem Baden mit Öl oder Puder sozusagen kosmetisch zu behandeln, aber wirklich notwendig ist es in den wenigsten Fällen. (Wenn es nötig wäre, hätte die Natur es anders eingerichtet.) Puder ist zu empfehlen, wenn das Kind leicht wund wird. Hautfalten und kleine Speckrillen müssen manchmal mit Puder trockengehalten werden. Man gehe mit der Puderbüchse vorsichtig um, es wäre falsch, Baby in Wolken von Vasenol-Puder zu hüllen, den es dann in die Nase bekommt und einatmet. Am besten ist es, man streut ein wenig Puder in die eigene Hand und verreibt ihn dann zart auf die empfindsamen Stellen, so daß auch keine Puderklümpchen in den Hautfalten sitzenbleiben können. Wenn das Baby eine sehr trockene Haut hat oder eine Neigung zum Wundsein zeigt, kann man Babyöl oder Babycreme benutzen.

Der Nabel

292. Das Heilen des Nabels. Solange das Baby im Mutterleib ist, wird es durch die Blutbahnen der Nabelschnur ernährt. Gleich nach der Geburt wird die Nabelschnur getrennt, und zwar nicht am Körper des Babys. Das Stümpfchen, das zurückbleibt, trocknet ein oder fällt ab. Das dauert etwa eine Woche, braucht es etwas länger, dann ist es auch kein Grund, sich Sorgen zu machen. Wenn das Nabelstümpfchen abfällt, bleibt eine kleine wunde Stelle, und es dauert ein paar Tage, manchmal auch Wochen, bis sie geheilt ist. Die kleine wunde Stelle muß nur sehr sauber- und trockengehalten werden, damit sie sich nicht entzünden kann. Wenn man den Nabel trockenhält, bildet sich eine Schorfschicht, die ihn schützt, bis er ganz geheilt ist. Der Nabel muß nicht abgedeckt werden, er bleibt so trockener. Baden darf man das Baby erst, wenn der Nabel abgefallen ist. Trocknen Sie den Nabel danach mit einem Handtuchzipfel oder einem sterilen Mulltupfer ab, bis er ganz verheilt ist. Manchmal blutet er auch noch ein klein bißchen oder wässert bis zur vollständigen Abheilung noch etwas.

Es empfiehlt sich, das Baby so zu wickeln, daß der noch nicht verheilte Nabel frei bleibt, damit die Nässe der Windeln nicht daran kommt. Wird der noch nicht verheilte Nabel feucht und sondert Flüssigkeit ab, ist er besonders aufmerksam vor ständiger Feuchtigkeit durch die Windeln zu schützen und die Hautfalten um den

Nabel herum jeden Tag mit einem mit Alkohol befeuchteten Mulltupfer zu reinigen. Wenn sich die Heilung verzögert, kann der Nabel ein kleines Geschwülstchen, das sogenannte »Granulationsgewebe« aufweisen. Das ist aber kein Grund zur Besorgnis. Der Arzt wird dies mit antiseptischen Mitteln behandeln, die das Trocknen und das Abheilen beschleunigen werden.

Wenn der Nabel und die nähere Umgebung sich röten, ist es ein Zeichen für eine Entzündung, und man sollte sofort den Arzt konsultieren. Bis man ihn erreichen kann, mache man ständig feuchte Umschläge.

Manchmal wird der Schorf des noch nicht ganz verheilten Nabels durch die Reibung der Windeln abgerissen, es kann dann vorkommen, daß der Nabel ein wenig blutet. Das braucht die Mutter nicht zu beunruhigen.

Der Penis

293. Die Vorhaut ist die Hautfalte, die die Peniseichel bei der Geburt bedeckt. Die Öffnung in der Vorhaut ist bereits groß genug, um den Urin hindurchzulassen, aber auch klein genug, um die Öffnung des Penis vor Windeldermatitis zu schützen. (Lesen Sie Abschnitt 776 über wunde Flächen auf der Peniseichel.) Wenn das Baby älter wird, beginnt sich normalerweise die Vorhaut von der Eichel zu trennen, so daß man sie jetzt zurückziehen kann. Dieser Prozeß wird etwa im Alter von drei Jahren abgeschlossen sein. Bei einigen Jungen dauert es länger, manchmal bis zum Jugendalter, bis sich die Vorhaut vollständig zurückziehen läßt. Das muß dem Kind keine Sorgen bereiten, denn auch ohne die Vorhaut zurückzuziehen kann man den Penis durch regelmäßiges Waschen sauber halten.

Wenn Sie die Vorhaut des Babys ganz vorsichtig so weit zurückziehen, bis Sie einen Widerstand spüren, werden Sie eine weißliche käsige Flüssigkeit, das Smegma, auf der Peniseichel bemerken. Das ist ganz normal. Das Smegma wird von den Zellen der Vorhautinnenseite gebildet und vermeidet, daß die Vorhaut und die Peniseichel aufeinander scheuern. (Es befeuchtet auch die Peniseichel beim Geschlechtsverkehr.)

294. Beschneidung. Bei der Beschneidung wird die Vorhaut entfernt, so daß die Peniseichel nicht mehr bedeckt wird. Das geschieht meistens in den ersten Tagen nach der Geburt. Die genaue Herkunft der Beschneidung ist nicht bekannt, man weiß aber, daß sie seit mindestens 4000 Jahren in vielen Teilen der Welt aus den verschiedensten Gründen durchgeführt wird. Bei den Juden und Mohamedanern sind es religiöse Gründe. In einigen anderen Kulturen ist es ein Ritual der Pubertät, um den Übergang ins Erwachsenenalter deutlich zu machen.

In der Bundesrepublik Deutschland ist die Beschneidung sehr selten. Viele Ärzte nehmen an, daß die normale Ansammlung von Smegma unter der Vorhaut unter Umständen zu leichten Entzündungen oder Infektionen führen kann. Es ist aber so, daß regelmäßiges Waschen diese Probleme genauso verhindert wie eine Beschneidung es tun würde.

Wissenschaftler waren der Meinung, daß die Frauen nicht beschnittener Männer häufiger Karzinome des Muttermundes entwikkeln als Frauen von beschnittenen. Diese Auffassung ist durch jüngste Forschungsergebnisse widerlegt worden. In den späten 80er Jahren deuteten Studien an, daß nicht beschnittene Jungen im Kindesalter häufiger Entzündungen der Harnwege erleiden. Die Studien haben aber nicht untersucht, ob diese Jungen den Penis regelmäßig gewaschen haben, so daß es also keinen eindeutigen Beweis dafür gibt, daß die Beschneidung solche Infektionen verhindert. (Auch bei beschnittenen Jungen kommen Infektionen der Harnwege vor.) Bei frühzeitiger Diagnose kann man diese Infektionen leicht mit Antibiotika behandeln. Eine gute Hygiene im Genitalbereich (regelmäßiges Waschen beim Baden) ist von größerer Bedeutung für die Gesundheit Ihres Babys als die Beschneidung.

Wenn Sie sich doch für eine Beschneidung entscheiden, müssen Sie wissen, daß es eine relativ harmlose Operation ist. Es kann kleinere Komplikationen geben, wie z. B. Blutungen oder eine Infektion, die jedoch leicht zu behandeln sind. Da bei Neugeborenen aufgrund des Gesundheitsrisikos noch keine Betäubung eingesetzt wird, ist die Beschneidung schmerzhaft. Die meisten Babys brauchen etwa 24 Stunden, um sich von der Anstrengung dieser Operation zu erholen. Fühlt sich Ihr Baby noch länger danach unwohl, blutet es am Penis oder schwillt dieser an, melden Sie sich sofort beim Arzt.

Meiner Meinung nach gibt es keinerlei medizinischen Grund für eine generelle Beschneidung bei Jungen. Bei einigen Eltern werden religiöse Gründe eine Rolle spielen. Wenn dies bei Ihnen nicht der Fall ist, würde ich Ihnen doch empfehlen, darauf zu verzichten.

295. Die Pflege des Penis ist von Geburt an wichtig. Dabei spielt es keine Rolle, ob das Baby beschnitten ist oder nicht. Eine gute Hygiene im Genitalbereich ist Teil der allgemeinen Erziehung der Kinder zu einer guten Hygiene.

Erfolgte keine Beschneidung, ist der Penis bei jedem Baden des Babys zu waschen. Schon die äußere Waschung der Vorhaut wird überflüssige Ansammlungen von Smegma entfernen. Manche Eltern wollen ganz sicher sein, daß die Vorhaut und die Peniseichel wirklich sauber sind. In diesem Fall können Sie die Vorhaut sehr vorsichtig, nicht zu weit, zurückziehen. Spülen Sie die Seife gut ab. *Ziehen Sie die Vorhaut niemals mit Gewalt zurück.* Das könnte zu Infektionen und anderen Komplikationen führen. Wenn das Kind älter wird, wird sich auch die Vorhaut leichter zurückziehen lassen.

Ist das Baby beschnitten worden, müssen Sie seine Windeln häufiger wechseln, bis die Wunde verheilt ist. Das vermindert das Risiko einer Reizung oder Infektion der Wunde durch Urin oder Stuhl. In der nächsten Woche, die bis zur Heilung vergeht, befolgen Sie den Rat des Arztes zur Pflege des Penis: Wie sollten Sie verbinden, baden und abtrocknen, welche Salbe oder Lotion sollten Sie nehmen. Ist die Wunde abgeheilt, können Sie den Penis ganz normal beim Baden mitwaschen.

296. Warum ist die Beschneidung nach dem Säuglingsalter gefährlich? Die Frage der Beschneidung wird manchmal später in der Kindheit nochmals gestellt, wenn das Kind eine Infektion unter der Vorhaut hat oder wenn es masturbiert. Früher, als man die Masturbation noch nicht als einen natürlichen Vorgang anerkannt hatte und auch die Bedeutung der Gefühle des Kindes leugnete, wurde in solchen Fällen einfach beschnitten. Das bedeutet aber, das Pferd von hinten aufzuzäumen. Wir wissen heute, daß ein Junge besonders im Alter von drei bis sechs Jahren oft viel Angst hat, sein Penis könnte verletzt werden (dies wird in Abschnitt 615 erklärt). Daher befühlt er den Penis und kann ihn dabei reizen. Eine Operation würde in einem solchen Fall seine Angst bestärken.

Eine Beschneidung nach dem Säuglingsalter ist in emotionaler Hinsicht bedenklich, da Kinder die Vorstellung haben, daß der Penis als Bestrafung abgeschnitten werden könnte (siehe Abschnitt 618). Im Alter zwischen ein und sechs Jahren besteht das größte Risiko einer psychischen Schädigung durch die Beschneidung. Selbst bis ins Jugendalter hinein bestehen psychische Risiken.

Sollte es aus medizinischen Gründen einmal notwendig sein, einen älteren Jungen zu beschneiden, müssen Sie das mit ihm vorher besprechen. Zeigen Sie ihm die Vorhaut und vergewissern Sie sich, daß er verstanden hat, daß auch nach der Operation sein Penis noch vollständig und unverletzt ist. Sagen Sie ihm, daß am Anfang der Penis etwas wund sein wird, jedoch schnell heilt. Geben Sie ihm viel Zeit, über die Beschneidung nachzudenken und Fragen zu stellen. Viele Fragen werden mehrmals gestellt werden oder auch nur anders formuliert - so lange, bis Ihr Junge mit der Antwort zufrieden sein wird. Haben Sie also Geduld und machen Sie ihm klar, daß die Operation keine Bestrafung ist.

297. Erektion. Kleine Jungen haben gelegentlich Erektionen, wenn die Blase voll ist oder während sie Wasser lassen. Diese Erscheinung ist ohne Bedeutung.

Kleidung, frische Luft und Sonnenschein

298. Die Zimmertemperatur. Die Frage, wie man ein Baby im Zimmer zudecken soll, kann natürlich nur mit allgemeinen Richtlinien beantwortet werden, da es immer von den gegebenen Umständen abhängt. Bei einem Neugeborenen unter fünf Pfund ist die eigene Wärmeregulation des Körpers noch nicht recht ausgebildet, und es muß daher vorerst in einem Brutschrank aufgezogen werden. Zwischen fünf und acht Pfund braucht es im allgemeinen keine zusätzliche Wärmezufuhr von außen; bei einer angenehmen Zimmertemperatur von etwa 20–22 ° kann es dann also bereits für sich selbst aufkommen. Wiegt es erst einmal acht Pfund und darüber, ist seine

Wärmeregulation bereits gut in Gang gekommen, und nach und nach bekommt es ja nun auch ein kleines Fettpolster, das ebenfalls schützt. Jetzt kann auch sein Schlafraum etwas kühler beschaffen sein; unter 16 ° sollte die Temperatur aber nicht liegen.

Babys und Kleinkinder sollten nicht direkt vor einer Klimaanlage schlafen, da dadurch ihre Körpertemperatur auf gefährliche Weise absinken könnte. Das gleiche gilt für Heizlüfter oder Heizkörper.

Das Zimmer, in dem man das Kleine aus dem Bettchen nimmt und füttert oder sich sonst mit ihm beschäftigt, sollte etwa 20–22 ° warm sein, eine Temperatur also, bei der sich auch ältere Kinder und Erwachsene wohl fühlen.

Bei kaltem, klaren Winterwetter enthält die Luft weniger Feuchtigkeit. Wenn diese Luft nun im Hause geheizt wird, ist sie noch viel trockener. Besonders, wenn die Temperatur auf 23–24 ° steigt. Trokkene, heiße Luft aber dörrt und verhärtet den Nasenschleim in Babys kleiner Nase und verstopft die Atemwege. Dadurch fühlt sich das Baby höchst unbehaglich. Und es wird sich viel eher anstecken.

Junge, noch unerfahrene Eltern neigen dazu, ihr Baby in zu warmem Raum und, weil sie glauben, sie müßten es vor Erkältung schützen, auch zu warm zugedeckt zu halten. Die Folge sind manchmal sogar Hitzepickelchen – das sicherste Zeichen, daß es des Warmen zuviel war.

Ich finde, daß selbst erfahrene Eltern Kinder meist zu dick anziehen. Auch Kinder haben einen hervorragenden eingebauten »Thermostaten«, den man nur nicht unter soviel Kleidung verstecken darf; denn dann arbeitet er nicht richtig.

Wenn Baby bei kühlem Wetter im Zimmer schläft, sollte man das Fenster öffnen, damit genügend frische Luft im Raum ist. 14–15 ° schaden ihm nichts, wenn es warm genug angezogen ist. Ist das Kind wach und spielt, dann sollte es in normaler Zimmertemperatur gehalten werden. Überheizte Räume sind äußerst ungesund für Kinder, es ist zu empfehlen, ein Zimmerthermometer im Raum zu haben, damit man die Temperatur kontrollieren kann, falls kein Thermostat vorhanden ist, der die Temperatur regelt.

299. Kleidung. Säuglinge und Kleinkinder, die mit »Babyspeck« gepolstert sind, brauchen im allgemeinen weniger dick angezogen zu sein als ältere Kinder und Erwachsene. Man kann immer wieder beobachten, daß viele Babys eher zu warm als zu dünn angezogen sind. Das aber ist nicht gut für sie. Wenn jemand zu warm angezogen ist, verliert sein Körper die Fähigkeit, sich auf Temperaturunterschiede einzustellen. Er wird sich viel eher erkälten. Es ist also besser, das Kind eher etwas leichter als zu dick anzuziehen, und es dann gut auf seine Reaktion hin zu überwachen. Die Händchen sind kein geeignetes Thermometer, da die meisten Babys auch kalte Hände haben, wenn sie warm genug angezogen sind. Man befühle seine Beinchen, die Arme oder den Hals. Der beste Wärmemesser ist aber seine Gesichtsfarbe. Wenn einem Baby kalt wird, werden seine Bäckchen blaß, und außerdem wird es merklich unruhig werden.

Wenn man Hemdchen oder Pullover mit kleiner Kopföffnung überzieht, muß man auch daran denken, daß der Kopf des Babys eher eiförmig als kugelförmig ist! Man muß das Pulloverchen also erst über den Hinterkopf und von dort nach vorn streifen, es dabei gleichzeitig etwas nach vorn ziehen, damit man es ohne Quälerei über Stirn und Nase bekommt. Will man es dann später wieder ausziehen, müssen erst Babys Arme von den Ärmeln befreit werden, anschließend erfolgt die Prozedur dann in umgekehrter Reihenfolge wie beim Anziehen: erst über Nase und Stirn und zuletzt über den Hinterkopf.

Will man dem Baby bei kühler Zimmertemperatur auch zum Schlafen ein Mützchen aufsetzen, so sollte dies locker aus Wolle gestrickt oder gehäkelt sein, damit das Kind notfalls dadurch gut Luft bekommt, falls es ihm wirklich einmal über das Gesicht rutschen sollte!

300. Das Bettzeug. Wie schon gesagt, ist es besser, ein Kind mit Wolldecken zuzudecken als mit Federbetten. Sie sind am wärmsten und dabei am leichtesten. Sehr praktisch sind gestrickte Decken und große Wollschals, in die man das Kind auch hineinwickeln kann. Da sie verhältnismäßig dünn sind, kann man die Zahl dieser Decken der Zimmertemperatur genauer anpassen, als es bei dicken Decken möglich wäre. Ungeeignet als Zudecke für das Baby sind Baumwollsteppdecken.

Alle Decken, Daunendecken, Bettlaken sollten so groß sein, daß man sie fest unter die Matratzen stecken kann, da Babys gerne strampeln. Wasserdichte Unterlagen und Flanellunterlagen sollten gleichfalls so groß sein, daß sie gut befestigt werden können und nicht hin und her rutschen. Die Matratze muß fest und flach sein, das Baby darf nicht in einer Mulde liegen. Die Matratze des Kinderwagens muß genau in den Wagen passen, damit kein Zwischenraum entsteht, in dem Füßchen oder Händchen eines Babys eingeklemmt werden könnten. Kopfkissen in Wiege, Bett oder Wagen sind überflüssig, sogar ungesund.

301. Frische Luft. Wechsel in der Lufttemperatur sind durchaus nicht schädlich, sondern sogar zu empfehlen, weil der Körper des Babys es lernen muß, sich umzustellen und Kälte ebenso wie Hitze zu ertragen. Ein Bankangestellter z. B. wird sich bei kaltem Wetter viel eher erkälten als ein Landarbeiter, der jedes Wetter gewohnt ist. Kalte oder kühle Luft erhöht den Appetit, bringt Farbe in die Wangen und regt Menschen jeden Alters an. Ein Baby, das fortwährend in einem warmen Zimmer gehalten wird, sieht meist blaß und nach Stubenluft aus und hat nur geringen Appetit.

Es ist deshalb gut für ein Baby (wie für jeden anderen Menschen auch), zwei bis drei Stunden am Tage an der frischen Luft zu sein. Vor allem während der Heizperiode des Jahres.

Ich bin im nordöstlichen Teil der Vereinigten Staaten aufgewachsen und habe auch dort als Kinderarzt gearbeitet, wo die Eltern es für richtig halten, wenn ihre Kinder bei jedem einigermaßen erträglichen Wetter zwei oder drei Stunden täglich draußen sein sollten. Kinder freuen sich, wenn sie draußen sind, sie bekommen rote Wangen und entwickeln einen gesunden Appetit. Ich mag diese Tradition.

Wenn es draußen über 20 ° C warm ist, darf ein Kind von vier Kilogramm gerne nach draußen. Die Lufttemperatur ist nicht der einzige Faktor; feuchte, kalte Luft kühlt viel mehr aus als trockene Luft der gleichen Temperatur; auch der Wind entzieht viel Körpertemperatur. Selbst wenn die Temperatur unter dem Gefrierpunkt ist, kann ein sechs Kilogramm schweres Kind an einem sonnigen windgeschützten Ort ein bis zwei Stunden im Freien bleiben.

Im Winter ist es gut, wenn das Kind mitten am Tag draußen ist. Ist das Wetter gut, so dürfen Sie es auch länger als 3 Stunden im Freien lassen.

Wenn die Kinder älter werden und längere Zeit wach sind, würde ich sie nicht alleine draußen lassen. In der zweiten Hälfte des ersten Lebensjahres möchten Kinder andere Menschen um sich haben, auch wenn sie sich mit sich selbst beschäftigen können. Sie sollten zwei oder drei Stunden täglich mit ihren Eltern im Freien sein.

Wenn Sie in einer Stadt wohnen, und es gibt keinen Hof oder Park in der Nähe, können Sie das Kind auch in einen Wagen setzen oder es in einem Tragesitz auf Brust oder Rücken tragen. Das ist sportliches Training für Sie und dem Baby wird der enge Kontakt gefallen, es wird sich die Welt ansehen oder einfach schlafen. Und wenn Sie selbst gern draußen sind und auch die Zeit dafür finden, dann ist es für Sie und Ihr Kind am besten.

Wenn es im Sommer im Hausinneren drückend heiß wird, und Sie finden einen kühlen Ort draußen, dann ist es gut, wenn das Kind draußen etwas schlafen kann. Bleibt das Haus kühl, so würde ich das Kind dennoch ein paar Stunden täglich nach draußen lassen, jedoch dafür den frühen Morgen oder den späten Nachmittag auswählen.

Wenn Ihr Kind gerade anfängt, dreimal täglich seine Mahlzeiten einzunehmen, so können Sie die draußen zugebrachten Stunden so legen, daß der Tagesablauf nicht durcheinandergebracht wird. Allgemein aber gilt, daß das Kind zwei bis drei Stunden im Freien zubringen sollte. Später, im Alter von etwa einem Jahr, interessiert es sich für seine Umgebung; es schläft nicht ein, wenn es zu Mittag gegessen hat und sollte dann auch nicht herumgeschoben werden, sondern die Gelegenheit zu einem Schläfchen in seinem Bett haben, das bedeutet allerdings, daß für die Zeit im Freien, besonders im Winter, nur wenig Zeit bleibt. Sie können daher das Kind auch morgens ein bis zwei Stunden und nachmittags eine Stunde draußen lassen. Einige Kinder schlafen nach dem Frühstück gleich wieder ein, andere halten erst gegen Ende des Vormittags ein Schläfchen. Wenn Ihr Kind draußen nicht schlafen kann, müssen Sie mit ihm dann nach draußen gehen, wenn es wach ist.

302. Sonne und Sonnenbaden. Das Sonnenlicht enthält ultraviolette Strahlen, die in der Haut Vitamin D erzeugen. Früher, als noch nicht alle Babys das Vitamin D, das sie benötigen, durch ihre Nahrung oder als Vitamintropfen erhielten und bevor die schädlichen Auswirkungen der ultravioletten Strahlung erkannt wurden, habe ich das Sonnenbaden für Babys empfohlen. Jetzt, da man nachgewiesen hat, daß übermäßige Sonneneinwirkung in früher Kindheit mit der Entwicklung von Hautkrebs im Erwachsenenalter in Verbindung steht, rate ich dringend vom Sonnenbaden in jedem Alter ab.

Dermatologen empfehlen, die Haut durch eine Creme oder Lotion mit einem Sonnenschutzfaktor zu schützen. Dieser Faktor sollte mindestens 15 betragen, wenn das Baby oder Kind (oder auch der Erwachsene) sich direkt dem Sonnenlicht aussetzt oder den reflektierten Sonnenstrahlen am Strand oder in einem Boot. *Alle* nicht bedeckten Körperteile müssen eingecremt werden. Höhere Lichtschutzfaktoren bieten keinen größeren Schutz. Sie schützen nur länger. Am Strand sollten Babys einen Hut aufgesetzt bekommen und unter einem Sonnenschirm liegen. Kinder mit heller Haut sind empfindlicher gegenüber Sonnenstrahlen und müßten bei sonnigem Wetter immer eingecremt werden.

Der Sonnenschutz wird durch drei Wirkungsbestandteile erreicht: PABA-Ester, Cinnemate, Benzophenone. Überprüfen Sie, ob mindestens einer dieser drei Bestandteile in Ihrer Sonnencreme enthalten ist.

Das Sonnenbaden ist bei uns zur Gewohnheit geworden und eine gebräunte Haut gilt als »gesund«, schön und anziehend. Aus diesem Grund ist es natürlich schwer, sich zu einem solchen Sonnenschutz durchzuringen. Da man damit jedoch Hautkrebs verhindern kann, lohnt er sich schon.

Spielzeiten

303. Ruhige Freundlichkeit sollte den Umgangston mit kleinen Babys bestimmen. Das Baby bekommt sehr schnell ein Gefühl dafür, wieviel es seinen Eltern bedeutet. Dieses Gefühl wird gefestigt, jedesmal, wenn die Mutter es badet, anzieht, füttert, es im Arm hält, mit ihm spielt oder auch nur im gleichen Raum mit ihm ist. Wenn man es liebkost oder eine kleine lautmalerische Unterhaltung mit ihm führt, wenn man ihm zeigt, daß es das reizendste, das allerliebste Baby auf der Welt ist, so ist das Nahrung für seinen kleinen Geist, ebenso wie die Milch Nahrung für seinen Körper ist. Das ist wohl auch der Grund, warum wir Erwachsenen ganz instinktiv in eine

Babysprache verfallen, kleine Grimassen schneiden oder mit dem Kopf wackeln, wenn wir ein Baby begrüßen, auch Erwachsene, die sonst als würdig und gesetzt gelten. Unerfahrene Eltern indessen nehmen ihre neue Aufgabe manchmal so ernst und schwer, daß sie es aus pädagogischen Gründen für falsch halten, ihr Baby zu genießen. Beide Teile, die Eltern und das Kind, vermissen dann etwas.

Natürlich soll damit nicht gesagt sein, daß man nun jedesmal, wenn das Baby aufwacht, eine Unterhaltung in Babysprache mit ihm beginnen oder kindische Spiele treiben soll. Das würde das Kind nur ermüden und schließlich ein gereiztes oder unleidliches Kind aus ihm machen. Bei neun von zehn Malen braucht man keine Unterhaltung zu beginnen, wenn man zu dem Kind kommt. Es ist die freundliche, selbstverständliche Art der absoluten Gemeinsamkeit, die gut für die Mutter und gut für das Kind ist. Es ist das behagliche Gefühl, das man in den Armen spürt, wenn man sein Baby hält, das liebevolle und freundliche Gesicht, das man dem Baby zeigt, wenn es einen anschaut, und der sanfte und freundliche Ton in der Stimme der Mutter.

304. Verwöhnen darf man das Kind nicht. Es ist psychologisch gut für ein Baby, wenn es während der Spielzeit des Tages in der Nähe der Mutter und, wenn welche da sind, in der Nähe der Geschwister ist, so daß es sie sehen kann und sprechen hört und die Mutter ihm gelegentlich zeigen kann, wie man ein Spielzeug anfaßt oder wie man damit umgeht. Es ist aber nicht nötig und auch nicht vernünftig, das Kind ständig auf dem Schoß oder auf dem Arm zu halten und sich die ganze Zeit mit ihm zu beschäftigen. Das Baby kann die Gegenwart der Mutter genießen und doch lernen, sich selbst zu unterhalten. Wenn eine junge Mutter von ihrem Baby so entzückt ist, daß sie es einen Großteil seiner Spielzeit am Tag auf dem Arm herumträgt und Spielchen mit ihm treibt, wird es von diesen Unterhaltungen abhängig werden und die Zeit seiner Mutter mehr und mehr beanspruchen (siehe Abschnitte 334 und 335).

305. Dinge, auf die man aufpassen muß, und Dinge, die zum Spielen da sind. Im Laufe der Monate wacht das Baby nach seinen Mahlzeiten früher und früher auf, besonders am Nachmittag. Dann will es etwas zu tun und will Gesellschaft haben. Mit zwei, drei und vier Monaten lieben es die Babies, auf leuchtende Farben zu gucken und auf Dinge, die sich bewegen. Im Freien finden sie es wunderbar, sich bewegende Blätter und Schatten zu beobachten. Liegen sie in ihrem Bettchen oder im Zimmerwagen, studieren sie ihre Hände und Finger. Man kann um diese Zeit Streifen von helleuchtendem bunten Plastikmaterial quer über das Bettchen von der einen Seitenwand zur anderen spannen, und zwar so, daß es mit den Händen gerade daranreichen kann. Man kann auch buntbeklebte Pappkringel und -kegel herstellen, die man an einem dünnen Bindfaden von der Decke herabhängen läßt, so daß sie sich leicht bewegen. Das Kind kann sich lange damit beschäftigen, ihnen zuzusehen. Oder aber man bindet ein Eierlöffelchen, einen kleinen Plastikbecher oder dergleichen an ein Bändchen, auch davon ist das Kind fasziniert und versucht, danach zu greifen. Mit einem halben Jahr ist es nämlich sein größtes Vergnügen, nach allen möglichen Dingen zu greifen und sie in den Mund zu stecken. Es gibt genügend Spielsachen für diese erste Zeit: Klappern, Beißringe, Tiere und Puppen aus Gummi, Haushaltsgeräte, an denen es sich nicht weh tun kann. Man gebe dem Baby oder dem kleinen Kind jedoch nichts zum Spielen, was mit Farbe angestrichen ist, keine dünnen Zelluloidspielsachen, die es unter Umständen zerbeißen kann, nichts aus Glas oder Porzellan und überhaupt nicht so kleine Dinge, die es in den Mund stecken und dann verschlucken kann; bei Gummitieren und Gummipuppen sollte man die kleinen Quietschen und Pfeifen aus Metall herausnehmen.

Jeden Nachmittag, wenn das Baby in seinem Bettchen sich zu langweilen anfängt, sollte man es herausnehmen, in den Wagen legen und zu sich in den Raum holen, in dem man gerade beschäftigt ist.

Wenn man beabsichtigt, das Baby später in ein Ställchen (Laufgitter) zu setzen, sollte man es möglichst früh daran gewöhnen, sogar schon bevor es anfängt zu krabbeln, um die Freiheit auf dem Fußboden kennenzulernen. Andernfalls wird es das Ställchen von Anfang an als ein Gefängnis betrachten. Wenn es anfängt zu sitzen und zu krabbeln, wird es danach trachten, Dinge, die es in einiger Entfernung sieht, zu erlangen. Beliebte Spielzeuge sind dann hölzerne Kochlöffel, leichte Aluminium-Kochtöpfe, Topfdeckel und ähnliche Dinge. Wenn der Aufenthalt im Ställchen ihm zu langweilig geworden ist, kann man das Kind noch für ein Weilchen in ein Kinderstühlchen setzen. Es ist gut, wenn man ihm am Ende seiner täglichen Spielzeiten ein bißchen Freiheit zum Herumkrabbeln gewährt.

306. Das Ställchen (Laufgitter). In Abschnitt 76 bin ich bereits auf die unterschiedlichen Meinungen zum Ställchen eingegangen. Gewöhnlich empfehle ich ein Ställchen aus praktischen Gründen, da es ab einem Alter von drei Monaten besonders für die stark beschäftigte Mutter eine große Hilfe ist. Ställchen mit einem Netzgitter werden jetzt den Holzgittern vorgezogen, sie sind besser zu handhaben. Am Nachmittag, wenn das Baby sich in seiner Wiege langweilt, können Sie es zu sich in ein Ställchen bringen. Damit sollte man in einem Alter von drei oder vier Monaten beginnen, bevor es sitzen und krabbeln kann. Sonst würde es sich im Ställchen eingesperrt fühlen. Langweilt es sich im Ställchen, können Sie es in eine Babyhopse oder einen sicheren Babystuhl mit Tischchen setzen. Zum Abschluß sollten Sie das Baby aber noch etwas frei herumkrabbeln lassen.

Kinder sollten, selbst wenn sie es mögen, nicht die ganze Zeit im Laufställchen zubringen. Sie sollten auch herumkrabbeln dürfen, während die Eltern auf sie aufpassen. Sie sollten mindestens jede Stunde einmal geknubbelt oder von den Eltern etwas herumgetragen werden. Wenn Kinder 12, 15 und 18 Monate alt werden, möchten sie immer weniger Zeit im Ställchen zubringen.

307. Schaukel und Laufstuhl. Eine Schaukel ist schön, wenn das Kind sitzen, aber noch nicht stehen kann. Das Kind hat seinen Spaß daran, übt sich und setzt sich weniger Gefahren aus, als wenn es herumkrabbelt. Auf einer Schaukel sollten Kinder aber nicht ihre gesamte Zeit zubringen. Sie müssen auch die Möglichkeit haben, herumzukrabbeln, das Haus oder die Wohnung zu erkunden, zu stehen und zu gehen.

Es gibt Schaukeln für drinnen oder draußen, und Schaukeln mit Federn, bei denen sich das Kind abstoßen kann. Die Federn müssen so ummantelt sein, daß das Kind seine Finger auf keinen Fall verletzen kann.

Laufstühlchen sind sehr beliebt, da man das Kind dort gut aufgehoben glaubt, und einige Eltern nehmen sogar an (fälschlicherweise), daß das Kind so früher laufen lernt. *Laufstühle sind gefährlich und haben schon bei vielen Kindern zu Verletzungen geführt.* In einem Laufstuhl kann das Kind viel höher reichen, so daß es jetzt an Gegenstände herankommt, die es verletzen könnten. Außerdem liegt der Schwerpunkt höher und sie kippen leicht um. Das Kind kann sich im Laufstuhl erstaunlich schnell vorwärtsbewegen. Die schwersten Verletzungen gab es, wenn Kinder mit ihren Laufstühlen von Treppen gefallen sind. Ich stimme mit denen überein, die fordern, daß die Produktion von Laufstühlen eingestellt werden sollte.

IMPFUNGEN

Was Sie beachten sollten

308. Legen Sie ein Impfbuch an! Es ist gut, wenn man ein vom Arzt abgezeichnetes Dokument über alle Impfungen (Impfbuch) und Überempfindlichkeiten (Allergiepaß) zu Hause hat und auf Reisen mit sich führt. Das ist auch wichtig, wenn die Kinder in die Tagesstätte aufgenommen werden, in die Schule kommen oder wenn man umzieht bzw. den Arzt wechselt. Natürlich kann man auch den Arzt, der die Impfung durchführte, anschreiben oder am Telefon fragen, aber in einem medizinischen Notfall ist das oft unmöglich. Dieser Notfall ist meist eine Verletzung, wegen der ein Schutz gegen Tetanus (Wundstarrkrampf) notwendig wird. Der behandelnde Arzt muß sicher wissen, ob das Kind gegen Tetanus geimpft wurde. Bei vollständiger Impfung ist ein zusätzlicher Schutz nur in seltenen Fällen nötig.

309. Bereiten Sie Ihr Kind vor. Die beste Vorbereitung besteht darin, dem Kind ehrlich und mit einfachen Worten die Impfung zu erklären. Sagen Sie ihm, daß die Impfung weh tut, daß sie aber vor Krankheiten schützt, die viel schmerzhafter wären als die Spritze. Sagen Sie ihm auch, daß es ruhig weinen und Angst haben darf. Selbst kleine Babys, die Ihre Worte noch gar nicht verstehen, werden sich durch den Ton Ihrer Stimme beruhigt fühlen, wenn Sie sie halten und Ihnen die Notwendigkeit der Impfung erklären.

310. Von Zeit zu Zeit wurden Eltern durch Berichte in Zeitungen und im Fernsehen über Kinder beunruhigt, die auf eine bestimmte Impfung mit schweren Impfschäden reagierten. Einige dieser Eltern beschließen daraufhin, ihre Kinder überhaupt nicht impfen zu lassen, da sie fürchten, durch die Impfung würde das Kind kränker als durch die Erkrankung, gegen die der Impfstoff schützen soll. Das ist ein Fehler. Denn wir wissen, daß in den meisten Fällen die Erkrankung für die große Mehrzahl der Kinder viel gefährlicher ist als die seltene schwere Impfreaktion. Wenn Sie durch einen solchen Bericht beunruhigt sind, dann sollten Sie mit Ihrem Arzt sprechen.

Die Impfstoffe

Ihr Kinderarzt wird Sie über mögliche Nebenwirkungen der einzelnen Impfungen aufklären und Ihnen sagen, wie Sie sich dann verhalten müssen. Abschnitt 317 enthält einen Impfplan, wie er derzeitig empfohlen wird.

311. Diphtherie, Tetanus, Pertussis (Keuchhusten), (DTP). Die Impfung gegen diese drei Erkrankungen wird kombiniert gegeben (drei Impfstoffe in einer Spritze). Die erste Impfung sollte etwa im Alter von zwei Monaten erfolgen. Insgesamt werden drei Injektionen gegeben. Der Abstand zwischen den Impfungen sollte zwei Monate betragen.

Der Impfschutz nimmt nach einigen Monaten ab. Daher gibt man etwa ein Jahr nach der dritten Impfung und nochmals im Alter von vier bis sechs Jahren eine Auffrischungsimpfung. Weitere Impfungen gegen Tetanus und Diphtherie werden im Abstand von zehn Jahren wiederholt.

Verletzt sich Ihr Kind schwer an einem schmutzigen Gegenstand, kann eine weitere Tetanus-Impfung erforderlich sein, besonders wenn mehr als fünf Jahre seit der letzten Injektion vergangen sind. Fragen Sie Ihren Arzt.

Nach der Impfung kann es zu Schmerzen an der Injektionsstelle und auch zu Fieber kommen. Diese Nebenwirkungen lassen sich durch die vorbeugende Verabreichung von Acetaminophen bei der Impfung verringern. Entwickeln sich Fieber, Griesgrämigkeit, Appetitlosigkeit oder Schmerzen an der Injektionsstelle, wird Ihr Arzt Ihnen Arzneimittel zur Bekämpfung der Symptome verschreiben. Am nächsten Tag fühlt sich das Kind besser. Geht das Fieber nicht zurück, ist es nicht der Impfung anzulasten, sondern Folge einer neuen Infektion. Die Impfung löst keinen Husten oder Erkältung aus.

Meist bleibt an der Injektionsstelle mehrere Monate lang eine Verdickung in der Haut; sie hat nichts zu bedeuten.

312. Die Polio-Schluckimpfung (Sabin-Impfung) sollten alle Säuglinge im Alter von zwei Monaten, spätestens aber kurz danach erhalten. Es handelt sich um ein lebendes Virus, das im Labor gezüchtet wurde, und das geschluckt werden kann. Es gibt drei Virustypen, die Polio auslösen können; bei der Impfung müssen alle drei geschluckt werden, um ausreichenden Schutz zu gewährleisten.

Es wird empfohlen, daß ein Kind eine Dreifachimpfung erhält; die erste Dosis soll im Alter von zwei Monaten, die zweite im Alter von vier Monaten und die dritte im Alter von sechs Monaten gegeben werden. Eine vierte Dosis wird ein Jahr später, d. h. im Alter von 18 Monaten, eine fünfte bei Schulbeginn, d. h. zwischen vier und sechs Jahren gegeben. Der Impfstoff ist geschmack- und geruchlos und wird auf die Zunge geträufelt beziehungsweise mit einem Zukkerstückchen eingenommen.

Kommt es bei der Auffrischungsimpfung zu einer Verzögerung, so besteht während der überfälligen Zeit ein reduzierter Impfschutz; nach Abschluß der gesamten Impfungen ist der Schutz allerdings genauso hoch, als wenn die Impfungen in regelmäßigem Abstand gegeben worden wären, sofern insgesamt alle Impfungen gegeben worden sind. Die Polio-Impfung darf gleichzeitig mit der DPT-Impfung verabreicht werden.

Inaktivierte (abgetötete) Polio-Impfstoffe (Salk-Impfstoffe) gibt man Kindern, deren Eltern dies möchten, die gegenüber Infektionen wenig widerstandsfähig sind oder die mit Menschen leben, die eine solche herabgesetzte Widerstandsfähigkeit infolge chronischer Krankheiten oder medikamentöser Behandlung derselben haben. Bei der Schluckimpfung werden einige Polio-Viren mit dem Stuhlgang des geimpften Kindes ausgeschieden und können auf andere Familienmitglieder übertragen werden. Das ist beim inaktivierten Impfstoff nicht möglich. Ihr Arzt wird Ihnen raten, ob der Salk-Impfstoff für Sie geeigneter ist.

313. Röteln, Mumps und Masern. Vor diesen drei Viruserkrankungen werden die Kinder durch eine einzelne Kombinationsimpfung geschützt. Sie erfolgt meistens im Alter von 15 Monaten. Die Reaktion auf den Masernimpfstoff ähnelt einer ganz leichten Maserninfektion. Etwa jedes zehnte Kind hat 38 ° C Fieber, das eine Woche nach der Impfung beginnt und ein bis zwei Tage andauert; einen leichten Hautausschlag haben etwa 10 % der Kinder.

Die Regelungen zur Auffrischimpfung sind in den einzelnen Bundesländern verschieden. Erkundigen Sie sich bei Ihrem Arzt.

314. HIB: Haemophilus influenzae Typ B. Diese Krankheit wird durch das Haemophilus-Bakterium hervorgerufen und hat nichts mit dem Grippe-Virus (Influenza-Virus) gemein. In den meisten Fällen ähneln die Symptome denen einer Erkältung. Nimmt die Krankheit einen schweren Verlauf, führt sie zur Meningitis mit ihren schweren Folgen, wie Gehirnschädigung, Taubheit oder Tod.

Die Impfung gegen diese Erkrankung besteht aus drei Injektionen, die im Abstand von zwei Monaten gegeben werden. Die Erstimpfung erfolgt im zweiten Lebensmonat, eine Auffrischimpfung im Alter von 15 Monaten.

315. Varizellen-Impfstoff (Windpocken). In mehreren Ländern ist ein Impfstoff für Kinder gegen Windpocken entwickelt und erprobt worden. Er ist jedoch noch nicht zugelassen.

316. Eine Impfung gegen Pocken wird nicht mehr empfohlen, da die Erkrankung weltweit als ausgerottet gilt.

317. Empfohlener Impfplan.

Alter	Impfung
2 Monate	1. DTP, HIB und Kinderlähmung
4 Monate	2. DTP, HIB und Kinderlähmung
6 Monate	3. DTP und HIB
15 Monate	kombinierte Masern-Mumps-Rötelnimpfung, HIB-Booster
18 Monate	4. DTP und Kinderlähmung
4–6 Jahre	5. DTP und Kinderlähmung
10–12 Jahre	Masern-Boosterimpfung
14–16 Jahre	Tetanus-Diphtherie (nach dem Alter von 6 Jahren wird keine Keuchhustenimpfung mehr gegeben) und Rötelnimpfung (für Mädchen)

PROBLEME IM KINDERZIMMER

Schreien in den ersten Lebenswochen

318. Was bedeutet es? Beim ersten Kind ist es oft eine wichtige Frage. Wird es älter, ist das Schreien kein so großes Problem mehr: man macht sich weniger Sorgen, man weiß, wie sich das Kind zu den verschiedenen Tageszeiten verhält, man kann verschiedene Schreie voneinander unterscheiden - und das Kind schreit auch weniger.

Einige Fragen kommen Ihnen beim Schreien in den Sinn: hat das Kind Hunger? Ist es naß? Ist es krank? Hat es Verdauungsprobleme? Wird es von einer Nadel gepieckt? Wird es etwa verwöhnt? Eltern denken oft nicht an Müdigkeit, obgleich ein Kind deswegen am meisten schreit. Wir wollen diese Fragen eine nach der anderen beantworten.

Vieles beim Weinen und Schreien läßt sich nicht erklären. Wenn Kinder ein paar Wochen alt sind, fangen sie oft an zu quengeln. Kommt das nur morgens oder nachmittags vor, so nennen wir es eine Kolik (wenn Schmerzen, Blähungen und Winde vorkommen) oder periodisches Schreien (wenn keine Blähungen vorkommen). Schreit das Kind hin und wieder, mal am Tage und mal bei Nacht, dann können wir beruhigt sein: es ist eben ein quengeliges Kind. Ist das Kind ungewöhnlich verspannt und wirft sich umher, nennt man es ein hypertones Kind. Die Bedeutung dieser Verhaltensmuster kennen wir nicht. Wir wissen nur, daß sie nicht selten sind und daß sie, meist im Alter von drei Monaten, langsam verschwinden. Vielleicht handelt es sich um verschiedene Ausprägungen einer Grundstörung. Wir können nur vermuten, daß in der Zeit von der Geburt bis zum Alter von drei Monaten sich das unreife Nerven- und Verdauungssystem des Säuglings an die Außenwelt anpaßt; einige Säuglinge tun sich dabei schwerer als andere. Wir sollten uns daran erinnern, daß Schreien in den ersten Lebenswochen meist eine vorübergehende Sache ist, über die man sich keine Gedanken zu machen braucht.

319. Hunger? Ob man nun das Baby nach einem genauen Stundenplan füttert oder immer dann, wenn es Hunger zu haben scheint – man wird sehr bald herausfinden, wie der Lebens- und Verdauungsrhythmus seines Kindes beschaffen ist und zu welcher Zeit des Tages es den meisten Hunger hat. Das hilft einem zu entscheiden, ob das Kind Hunger haben könnte, wenn es zu ungewöhnlichen Zeiten schreit. Hat das Baby bei seiner letzten Mahlzeit weniger als die Hälfte der sonst um diese Zeit üblichen Mahlzeit genommen, so könnte es Hunger haben, wenn es aufwacht und schreit, bevor seine Zeit herangekommen ist. Es könnte, es muß nicht der Grund sein. Ein Baby, das sehr viel weniger als seine übliche Portion genommen hat, schläft ebensooft ruhig und friedlich seine vier Stunden durch.

Wenn das Kind bei der letzten Mahlzeit sein Durchschnittsquantum genommen hat, nach zwei Stunden aber wieder aufwacht und schreit, kann es kaum Hunger sein (wacht es schon innerhalb der ersten Stunde nach der Mahlzeit wieder auf, besonders am Nachmittag oder Abend, dann leidet es unter Blähungen); hat es nach dem Füttern bereits drei bis vier Stunden geschlafen, kann man zuerst einmal annehmen, daß es schon wieder Hunger hat.

Könnte es sein, daß das Baby mit seiner Flaschenkost oder der Brustnahrung nicht mehr zufrieden oder daß nicht mehr genügend Muttermilch vorhanden ist? Diese Sorgen braucht man sich nicht zu machen. Ein Kind zeigt nicht von einem Tag zum anderen seine Unzufriedenheit mit der Art der Ernährung oder dem Quantum. In dem Fall, daß es nun größere Portionen braucht, würde es sein Fläschchen bei jeder Mahlzeit bis zum letzten Tropfen leeren und sich fordernd umgucken, weil es mehr haben möchte. Es fängt an jedem Tag ein *bißchen* früher an aufzuwachen und sich zu melden. In den meisten Fällen wird das Kind erst dann, wenn es tagelang hintereinander vor Hunger früher aufgewacht ist und nicht genügend Nahrung erhalten hat, *nach* der Mahlzeit schreien.

Normalerweise erhöht sich das Quantum der Muttermilch, wenn das Baby es braucht. Je gewissenhafter das Kind die Brust leert, desto mehr wird die Milchproduktion angeregt. Es kann natürlich vorkommen, daß die Mutter, wenn sie sehr ermüdet ist oder Sorgen hat, vorübergehend dem Baby nicht genügend Nahrung bietet.

Kurz zusammengefaßt wäre also folgendes zu sagen: Wenn ein Baby zwei Stunden oder später nach der letzten Mahlzeit hartnäckig schreit (oder früher als zwei Stunden nach einer sehr kleinen Portion), so bietet man ihm etwas an. Ist es dann zufrieden, legt man es schlafen - dann weiß man den Grund. Hat es eine ausreichende Mahlzeit zu sich genommen und fängt an zu schreien, bevor zwei Stunden um sind, ist nicht anzunehmen, daß es Hunger hat. Man lasse es 15-20 Minuten schreien (wenn man es aushalten kann), gebe ihm auch mal den Schnuller und warte ab, ob es nicht von selbst wieder einschläft. Wird das Gebrüll schlimmer, kann es nicht schaden, ihm zum Trost etwas zu trinken zu geben (man gebe es aber nicht gleich beim erstenmal, wenn man fürchtet, das Baby könne nicht genügend Muttermilch bekommen haben. Vor der Flasche immer zuerst die Brust geben!).

320. Ist es krank? Während der ersten Monate ihres Lebens sind Babys schnell einmal erkältet, oder sie holen sich eine leichte Darminfektion. Doch merkt man das meist daran, daß das Kind hustet, eine laufende Nase hat oder einen zu dünnen Stuhl. Andere Infektionen kommen sehr selten vor. Wenn ein Baby nicht nur schreit, sondern *Aussehen* und *Gesichtsfarbe* sich plötzlich verändern, messe man die Temperatur und setze sich mit dem Arzt in Verbindung.

321. Schreit das Kind, weil es naß ist oder die Windeln voll hat? Sehr wenige Kleinkinder stören sich daran. Den meisten macht es nichts aus. Trockenlegen sollte man sie dennoch.

322. Ist eine Sicherheitsnadel daran schuld? Auch wenn das nur einmal in hundert Jahren passiert, ist es besser, wenn man nachschaut.

323. Sind es Verdauungsprobleme? Man kann das Kind noch einmal ein Bäuerlein machen lassen. Verdauungsprobleme mit dünnen, schleimigen, grünen Stühlen werden im Abschnitt 352, Koliken in Abschnitt 336 besprochen.

324. Ist das Kind verwöhnt? Auch wenn ältere Säuglinge verwöhnt sein können (Abschnitt 333), kann man doch davon ausgehen, daß dies kein Grund ist, wenn ein Kind in den ersten drei Lebensmonaten schreit.

325. Übermüdung? Ein kleines Baby kann sehr sensibel sein. Ist es ungewöhnlich lange wach geblieben oder hat man sich mehr als gewöhnlich mit ihm beschäftigt (weil vielleicht Besuch im Hause war, weil man mit ihm auswärts gewesen ist, oder auch nur, weil die Eltern Lust hatten, mit ihm zu spielen), kann es vorkommen, daß es überreizt und ärgerlich wird. Anstatt daß es nun schnell einschläft, kann es überhaupt keinen Schlaf finden, und wenn Eltern oder Besucher versuchen, das Kind zu trösten und zu beruhigen, indem sie weiterhin mit ihm spielen oder ihm gut zureden, machen sie die Sache nur noch schlimmer.

Es gibt Kinder, die *niemals* friedlich und ohne daß sie erst über einen kritischen Punkt hinwegkommen müssen, einschlafen. Sie sind nach jeder Mahlzeit und dann später, wenn sie längst wach sind, so übermüdet, daß sie sich in den Schlaf schreien müssen. Manche tun das sogar mit wütendem Gebrüll. Dann plötzlich ist es still, und die Mutter weiß, nun ist Baby eingeschlafen.

Man lasse ein solches Kind etwa 15–30 Minuten schreien, wenn es das braucht. Manche Babys schlafen schneller ein, wenn man sie ruhig in ihrem Körbchen läßt, und das ist langfristig auch die beste Methode. Andere Kinder, die vor Übermüdung schreien, beruhigen sich eher, wenn man sie in sanfter Bewegung hält – man kann sie auf dem Arm ein bißchen wiegen (obwohl man ihnen das eigentlich gar nicht erst angewöhnen sollte), oder aber man fährt den Wagen oder das Körbchen, in dem sie liegen, ein bißchen hin und her.

Ich würde gelegentlich mit dem Kind herumgehen oder es in den Schlaf wiegen, wenn es sich überhaupt nicht beruhigen kann, aber ich würde das nicht wochenlang tun. Das Kind würde immer abhängiger davon und immer mehr diesen Zuspruch verlangen. Als Eltern würde Ihnen das früher oder später zuviel werden.

326. Quengelige Kinder. Vor allem Erstgeborene quengeln in den ersten Lebenswochen öfters. Einige gehen besonders auf die Nerven – an ganzen Tagen oder dem überwiegenden Teil des Tages. Die quengelige Zeit wird oft von Schlafenszeiten gefolgt, in denen das Kind wie ein Murmeltier schläft und sich kaum aufwecken läßt. Den Grund kennen wir nicht: vielleicht ist es die Verdauung durch ein noch nicht voll entwickeltes Verdauungssystem, vielleicht ist es die Reizbarkeit und Labilität des noch unreifen Nervensystems. Die quengelige Zeit ist nichts Schlimmes; sie verschwindet wieder, aber vorher haben die Eltern darunter zu leiden. Für die Eltern gibt es verschiedene Tricks: ein Schnuller zwischen den Mahlzeiten; oder das Kind fest in eine Decke einwickeln. Einige Eltern und erfahrene Hebammen meinen, daß quengelige Kinder am besten auf kleinstem Raum schlafen - einem kleinen Korb, einer Autotragetasche oder sogar einem kleinen Karton, der mit Kissen und Decken weich gepolstert ist. Haben Sie einen Kinderwagen oder eine Wiege, so können Sie beobachten, welche Bewegung Ihr Kind am besten beruhigt. Eine Fahrt mit dem Auto ist bei vielen quengeligen Kindern ein Wundermittel, aber Ärger gibt es, wenn Sie wieder zu Hause ankommen - oder bereits an jeder Ampel. Eine Wärmflasche kann ein Trost sein (Abschnitt 329). Auch mit Musik kann man es versuchen. Und für die Nerven der Eltern gibt es in Abschnitt 330 einige Hinweise.

327. Hypertone Kinder sind solche, die in den ersten Lebenswochen ungewöhnlich verspannt und ruhelos sind. Ihr Körper entspannt sich nicht gut. Ein solches Kind schreckt beim kleinsten Geräusch oder bei einer schnellen Lageänderung sofort hoch. Legt man sie zum Beispiel auf den Rücken und dreht sie nach der Seite, hält man sie locker auf dem Arm, bewegt man sich plötzlich mit ihnen, so fahren sie fast aus der Haut. Manchmal lassen sie sich monatelang nicht baden. Hypertone Kinder haben oft Koliken oder schreien regelmäßig. Ruhe ist für sie die beste Behandlung. Ein ruhiger Raum, wenige Besucher, leise Stimmen, langsame Bewegungen, ein fester Griff, wenn man sie trägt, ein großes wasserdichtes Kissen, auf das man sie legt, wenn Windeln gewechselt oder sie mit dem Schwamm gewaschen werden. Auch hilft es, sie in einer Decke gut einzupacken, sie im Bett auf den Bauch zu legen und in einem kleinen Körbchen unterzubringen (Abschnitt 326 und 329).

328. Koliken und periodisches Schreien im Alter von drei Monaten. In diesem Abschnitt beschreibe ich zwei ähnliche Erscheinungen, die miteinander in Verbindung stehen. Die erste ist die Kolik, d. h. scharfe Schmerzen im Darmbereich. Der Bauch bläht sich mit Gas, das Kind hebt oder streckt die Beine, schreit durchdringend und läßt Winde. Die zweite Erscheinung nenne ich das periodische Schreien. Auch wenn diese Kinder genügend zu essen haben, schreien sie regelmäßig täglich stundenlang erbärmlich, ohne daß sichere Hinweise für Schmerzen oder Blähungen vorliegen. Solange man sie hält und herumträgt, geben sie Ruhe. Ein Kind hat Koliken, ein anderes schreit periodisch, und ein drittes ist eine Mischung von beidem. Beide Erscheinungen sind verwandt, sie beginnen im Alter von zwei bis vier Wochen und sind meist nach drei Monaten vorüber. Beliebt ist die Zeit zwischen 18 und 22 Uhr. Häufig läuft es so ab: im Krankenhaus war das Kind unauffällig und ruhig, aber nach wenigen Tagen zu Hause schrie es täglich drei bis vier Stunden lang. Die Eltern wechseln die Windeln, drehen es vom Rücken auf den Bauch und umgekehrt, geben ihm etwas zu trinken, aber die Wirkung ist nur von kurzer Dauer. Nach ein paar Stunden fragen sich die Eltern, ob das Kind Hunger hat, weil es versucht, alles in den Mund zu stecken. Also bereiten die Eltern die Flascche, oder die Mutter beginnt mit Stillen. Zunächst ist das Kind ganz dabei, aber kurz vor dem Ende hört es auf und fängt wieder an zu schreien. Manchmal hält das Schreien zwei bis vier Stunden bis zur nächsten Mahlzeit an. Danach kommt das Kind oft auf wunderbare Weise zur Ruhe. Bei den meisten Kindern kommen diese Anfälle nur ein paarmal vor. Es gibt aber auch Säuglinge, die jede Nacht bis zum Alter von drei Monaten diese Symptome haben (die schweren Fälle heißen deshalb Dreimonatskoliken). Ganz selten können die Koliken sechs Monate lang dauern. Bei einigen Kindern sind Koliken und Schreien sehr regelmäßig. Nach jeder Mahlzeit schlafen sie wie Engel, dafür schreien sie von 18 bis 22 oder von 14 bis 18 Uhr. Ihre unglückliche Stimmung dehnen manche Kinder noch länger aus, so daß die Eltern sagen: »Nachts schläft mein Kind wie ein Murmeltier, aber den halben Tag schreit es herum.« Schlimmer ist es, wenn das Kind den ganzen Tag schläft und die halbe Nacht schreit. Andere Kinder sind am Tag ruhelos und beruhigen sich, wenn es Abend wird – oder umgekehrt. Schreien infolge einer Kolik beginnt meistens nach der Mahlzeit, manchmal sofort, manchmal eine halbe Stunde später. Im Gegensatz dazu schreit ein hungriges Kind vor der Mahlzeit.

Eltern sind beunruhigt, wenn ihr Kind scheinbar unglücklich ist, und sie denken an das Schlimmste. Sie fragen sich, wie lange das Kind so viel Schreien durchhält. Und sie fragen sich, wie lange sie es selbst aushalten. Rein körperlich gesehen gedeihen Kinder mit Koliken trotz des Schreiens ganz gut. Sie legen an Gewicht zu, meist mehr als das Durchschnittskind. Denn sie sind hungrig. Sie schlukken ihre gesamte Mahlzeit und verlangen immer noch mehr.

Hat ein Kind Koliken, so denkt die Mutter zuerst, daß sie es nicht richtig ernährt. Stillt sie, so schreibt sie es ihrer Muttermilch zu. Bei einem Flaschenkind denkt sie an eine grundsätzliche Ernährungsumstellung. In einigen wenigen Fällen verbessert das die Lage. Es ist klar, daß die Qualität der Mahlzeiten nicht die Hauptursache der Kolik sein kann. Warum sollte ein Kind vier von fünf Mahlzeiten problemlos verdauen und nur abends Schwierigkeiten machen? Koliken gibt es mit Muttermilch und mit jeder Flaschennahrung. Einige gestillte Kinder haben weniger Koliken, wenn ihre Mutter keine Kuhmilch mehr trinkt. Man sollte es wenigstens eine Woche lang versuchen.

In den meisten Fällen von Koliken und periodischem Schreien kennen wir die Ursache nicht. Man nimmt an, daß in beiden Fällen eine Spannung im Bereich des unreifen Nervensystems vorliegt. Einige dieser Kinder sind ständig hyperton (Abschnitt 327). Das Auftreten am Abend oder späten Nachmittag läßt Ermüdung als einen wichtigen Faktor vermuten. Viele Kinder bis zum Alter von drei Monaten haben Einschlafschwierigkeiten. Statt friedvoll einzuschlummern, müssen sie erst ein paar durchdringende Schreie loswerden.

329. Die Behandlung von Koliken. Das Wichtigste ist, daß die Väter und Mütter wissen: Koliken sind etwas ganz Alltägliches beim Säugling, die Situation ist nicht besorgniserregend, dem Baby widerfährt nichts, was ihm auf die Dauer schadet. Koliken bekommen meistens Kinder, die sich sonst gut entwickeln und schnell zunehmen. Die Eltern müssen wissen, daß im Alter von drei Monaten die Tendenz zu diesen kolikartigen Schmerzen überwunden ist, oft sogar schon früher. Wenn die Eltern sich das alles klarmachen, ist der Kampf schon halb gewonnen.

Einige Babys, die zu Koliken neigen (die Überempfindlichen), scheinen damit besser fertig zu werden, wenn man sie sehr ruhig hält: man lasse sie in einem ruhigen Raum schlafen, mache keine heftigen Bewegungen, dämpfe die Stimme, wenn man mit ihnen spricht. Man setze sie keinem Straßenlärm und keinem lauten Radio aus, bis sie die Periode der kolikartigen Störungen überwunden haben. Das Kolik-Baby möchte natürlich wie jedes andere Kind oft Gesellschaft haben und mit Zärtlichkeit behandelt werden. Aber all das sollte man auf sehr sanfte und ruhige Weise tun. In besonderen Fällen kann der Arzt beruhigende Mittel verschreiben.

Nehmen wir einmal an, der Arzt sei nicht sofort erreichbar. Welche Hausmittel können helfen?

In vielen Fällen ist ein Schnuller die wirksamste Behandlung (Abschnitte 387–389).

Kinder mit Koliken fühlen sich wohler, wenn sie auf dem Bauch liegen. Noch schöner ist es, wenn sie über dem Knie von Vater oder Mutter oder auf einer Wärmflasche liegen können und wenn dabei ihr Rücken massiert wird. Sie sollte warm sein, daß die Innenseite des Handgelenks bei längerer Berührung als angenehm warm empfunden wird. Als zusätzliche Vorsichtsmaßnahme sollte eine Windel oder ein Tuch um die Wärmflasche gewickelt werden, bevor das Kind daneben oder halb auf sie gelegt wird. Sollten Kinder während einer Kolik gewiegt oder herumgetragen werden? Könnte es sie zwar beruhigen, aber gleichzeitig verwöhnen? Heute haben wir weniger Angst als früher, Kinder zu verwöhnen. Werden sie getröstet, wenn es ihnen schlecht geht, verlangen sie nur selten nach diesem Trost, wenn sie sich wohlfühlen. Wenn Kinder wegen einer Kolik oder allgemeiner Reizbarkeit schreien, und wenn Wiegen oder Herumtragen ihnen Erleichterung verschafft, dann sollten die Eltern es auch tun. Wenn aber nicht, so kann man es ebensogut bleiben lassen, damit die Kinder sich nicht zu sehr an das Getragenwerden gewöhnen (Abschnitt 332).

Geht es dem Kind ungewöhnlich schlecht oder ist es auffällig verspannt, so muß ein Arzt herangezogen werden. In den meisten Fällen aber verschwindet das Problem mit dem Heranwachsen, und zwei bis drei harte Monate gehören dann für Eltern und Kind der Vergangenheit an.

330. Ein quengeliges, hypertones, von Koliken geplagtes oder reizbares Kind ist eine Belastung für die Eltern. Hat Ihr Kind Koliken oder ist reizbar, wird es zunächst beruhigt sein, wenn es hochgehoben wird. Aber nach wenigen Minuten schreit es oft mehr als zuvor. Es zappelt mit den Armen und strampelt mit den Beinen. Ihren Trost lehnt es ab – schon der Versuch, es zu trösten, scheint es in Wut zu bringen.

Das ist schmerzlich für Sie. Am Anfang bedauern Sie das Kind. Später fühlen Sie sich frustriert, weil Sie dem Kind keine Hilfe bieten können. Im Laufe der Minuten - das Kind wird immer zorniger - haben Sie als Eltern das Gefühl, daß das Kind Sie zum Narren hält: Sie werden innerlich wütend. Aber dann schämen Sie sich, weil Sie auf ein kleines unschuldiges Etwas wütend geworden sind, und Sie möchten dieses Gefühl unterdrücken. Damit steigert sich Ihre innere Spannung. Unter solchen Umständen werden alle Eltern zornig, und Sie brauchen sich deswegen nicht zu schämen. Wenn Sie zu diesem Gefühl stehen und mit Ihrem Partner darüber lachen können, haben Sie das Schlimmste schon überwunden. Zum anderen sollten Sie sich daran erinnern, daß Ihr Kind nicht böse auf Sie ist. Es weiß eben nicht, daß Sie und es Personen sind. Im ersten Lebensmonat ist das Kind ein Bündel von Organen und Nerven. Sobald Schmerz durch diesen Körper geht, fangen alle Glieder zu strampeln an, so wie ein Stoß auf die Kniescheibe den Unterschenkel in einem Reflex nach vorne schleudert.

Haben Sie das Pech, daß Ihr Kind wegen Koliken, Reizbarkeit, oder weil es quengelig ist, viel schreit, dann sollten Sie auch an sich selbst denken. Vielleicht gehören Sie zu den Eltern, die sich keine Sorgen machen, wenn Sie die Harmlosigkeit des Problems erkannt und alles getan haben, um dem Kind zu helfen. Prima, wenn Sie das können. Aber viele Eltern werden durch das Schreien besonders beim Erstgeborenen ganz nervös und aufgeregt. Für die Mutter, die ständig bei dem Kind ist, wird das besonders schwierig.

Mindestens zweimal pro Woche, möglichst aber öfter, sollte sie sich von Heim und Kind entfernen dürfen. Am besten ist es, wenn die Eltern zusammen ausgehen können. Mieten Sie sich einen Babysitter oder bitten Sie einen Freund oder Nachbarn zu kommen und die Mutter zu entlasten. Wenn Sie wie die meisten Eltern sind, zögern Sie da. »Warum sollten wir unser Kind jemandem anderen anvertrauen? Außerdem bekämen wir Gewissensbisse, wenn wir solange von zu Hause weg wären.« Ein solcher »Kurzurlaub« kann für Sie eine besondere Vergünstigung sein. Für Sie, das Kind und Ihren Partner ist es sehr wichtig, nicht erschöpft und depressiv zu werden. Wenn Sie niemanden für das Kind finden, können sich die Eltern an einem oder zwei Abenden der Woche abwechseln, um Freunde zu besuchen oder ins Kino zu gehen. Das Kind braucht nicht gleichzeitig zwei besorgte Eltern, die an seinem Bett sitzen. Laden Sie sich Freunde ein! Und denken Sie daran: alles, was Sie im Gleichgewicht hält und von übermäßiger Beschäftigung mit dem Kind fernhält, hilft letzten Endes dem Kind und dem Rest der Familie.

Kinder werden selten verwöhnt

331. Die von einigen Menschen und auch Ärzten geäußerte Meinung ist falsch: Kinder versuchen nicht bei jeder sich bietenden Gelegenheit, ihre Eltern zu schikanieren. Sie haben ein Recht auf Bedürfnisse – auf Nahrung, Spielzeug, körperliche Zuneigung, Trost bei Schmerzen, Zuspruch bei Angst, auf Eingehen bei Kontaktaufnahme und auf die beständige Liebe der Eltern. Sie haben ein Recht darauf, daß die Eltern ihnen ihre Aufmerksamkeit schenken, wann immer sie Hilfe brauchen oder sich – im vernünftigen Rahmen – vergnügen wollen. Um diese Wünsche zu erfüllen, muß man ein Kind nicht gleich verwöhnen.

Ein Beispiel: Wenn ein Kind, das sonst gut schläft, eines Nachts schreiend aufwacht, sollten die Eltern sofort zu ihm eilen, es trösten und den Grund für die Beunruhigung herauszufinden versuchen. In einigen Fällen – nicht im ersten oder zweiten Lebensmonat – wird ein Kind an ein Übermaß von Aufmerksamkeit gewöhnt, etwa wenn es krank ist oder weil die Eltern übermäßig eifrig, ängstlich oder willfährig sind. Diese Gewohnheit gibt das Kind später nur schwer wieder auf.

332. Kann man einen Säugling bereits verziehen? Diese Frage taucht in den ersten Wochen schon auf, besonders bei Kindern, die sehr unruhig sind und zwischen den Mahlzeiten aufwachen und schreien, anstatt ruhig durchzuschlafen. Die Eltern nehmen das Kind auf, tragen es hin und her, und es wird aufhören zu schreien, zumindest für diesen Augenblick. Legt man das Kind wieder hin, beginnt das Konzert gleich von neuem. Während der ersten ein bis zwei Monate braucht man sich wohl noch keine Gedanken darüber zu machen, ob man das Kind verzieht oder nicht. Es ist immer möglich, daß ein so kleines Kind innerlich Schmerzen hat. Wenn es sich also auf dem Arm und beim Hinundhertragen beruhigt, kann es sein, daß die Bewegung ihm guttut, daß sie die Blähungen verteilt. Der sanfte Druck auf Magen und Darm, den man ausübt, indem man das Kind auf dem Arm hält, lindert vielleicht die Schmerzen. Wenn man das Baby also in dieser Zeit auch etwas verwöhnt, so ist nicht anzunehmen, daß man damit seine spätere Erziehung gefährdet.

333. Vom dritten Monat an kann man etwas vorsichtiger sein. Um diese Zeit haben die meisten Babys das Stadium der Koliken, des »Weltschmerzes«, des grundlosen, nervösen Geschreis überwunden (einige wenige Babys haben etwa bis zum sechsten Monat und sogar darüber noch unter Koliken zu leiden). Man stellt nun fest, daß das Baby nicht mehr wie in den ersten Monaten plötzlich aufwacht und mit allen Zeichen krampfartiger Schmerzen schreit. Das Kind, das zuvor unmotiviert Schreikonzerte gab, obwohl es sonst ruhig und zufrieden war, hat damit allmählich aufgehört und sich an das friedliche Gleichmaß der Tage gewöhnt. Wenn diese Kinder während der vorausgegangenen drei Monate sehr oft aufgenommen und auf den Armen gewiegt wurden, sind sie natürlich etwas verwöhnt. Sie wollen ihre kleinen Spaziergänge und trostreichen Unterhaltungen weiterhin haben. Jetzt aber sollte man etwas weniger gutmütig sein. Man braucht nicht von heut auf morgen mit einem strengen Regiment zu beginnen, doch wenn Schlafenszeit ist, muß man freundlich, aber fest bleiben und das Kind daran gewöhnen, daß es nun Ruhe zu halten hat. Ernstere Formen dieses Problems werden in den Abschnitten 338 und 339 besprochen.

334. Eltern, die zu nachgiebig sind. Wenn eine Mutter sich durch das Geschrei und die Wünsche ihres Babys zu schnell herumkriegen läßt und ihm seinen Willen tut, wenn sie es also aus dem Bettchen nimmt und herumträgt, sobald es sich unzufrieden zeigt, wird sie im Laufe von zwei Monaten feststellen, daß ihr Kind das als selbstverständlich ansieht und jedesmal aufgenommen werden will, sobald es aufwacht. Ist sie weiterhin nachgiebig, wird sie es erleben, daß das Baby seine Mutter tyrannisiert und ihr dadurch das Leben schwermacht. Es bleibt nicht aus, daß eine solche geplagte Mama sich darüber ärgern wird, doch das wiederum läßt eine Art Schuldgefühl in ihr aufkommen – und alles nur, weil sie ihr Kind tatsächlich im ersten halben Jahr seines Lebens zu sehr verwöhnt hat.

335. Eltern voller Angst und Spannung. Nehmen wir den Fall, daß eine Mutter ihr Kind nicht eine Minute quengeln hören kann, und daß sie es daher die meiste Zeit mit sich herumträgt. Ist das Kind sechs Monate alt, fängt es jedesmal an zu schreien und streckt die Arme aus, wenn es abgesetzt worden ist. Hausarbeit wird dadurch unmöglich. Die Mutter freut sich nicht über ihr Sklavendasein, aber das bevorstehende Geschrei kann sie nicht aushalten. Diese seltene Situation kommt bei Müttern in unserer Gesellschaft oder in Entwicklungsländern nicht vor, wenn das Kind immer, also nicht nur wenn es quengelt, mit der Zuwendung der Mutter rechnen kann und umhergetragen wird. Ich vermute, daß das Kind die anfängliche Angst angespannter Eltern bemerkt; es fühlt sich unwohl und spürt den zunehmenden Widerwillen der Mutter; der Kleinkrieg ist vorprogrammiert.

336. Landläufige Gründe für das Verwöhnen. Wie kann es geschehen, daß Eltern ihre kleinen Kinder auf diese an sich ziemlich verbreitete Art verziehen? In erster Linie passiert es Eltern bei ihrem ersten Kinde, und es ist schwer, ihnen einen Vorwurf daraus zu machen. Das erste Kind ist das bezauberndste Spielzeug für alle Eltern in der ganzen Welt. Aber die Freude ist nicht der einzige Faktor. Im allgemeinen übertragen Eltern alle ihre Hoffnungen und Ängste, all das, was sie selbst betrifft, auf ihr erstes Baby. Da ist Angst vor der neuen Aufgabe, die noch unbekannte Verantwortlichkeit für das Wohlergehen und das glück ihres Babys, das jetzt ganz in ihren Händen liegt. Wenn es schreit, dann ist das zunächst eine unabweisbare Forderung, der sich die Eltern einfach nicht entziehen können. Beim zweiten Kind ist man schon viel klüger geworden und weiß, wie man sich zu verhalten hat. Man weiß, daß es zum Besten des Kindes nötig ist, ihm dies und das zu verweigern und nicht auf all seine Forderungen einzugehen.

Aber Eltern sind nun einmal verschieden geartet. Die einen Eltern lassen sich eher dazu verleiten, das Baby zu verziehen als andere – Eltern z. B., die sehr lange auf Nachwuchs gewartet haben und nun glauben, daß sie nur dieses eine Baby haben werden. Eltern mit zu wenig Selbstvertrauen, die sich zum Sklaven ihres Kindes machen und hoffen, daß das Kind alles das im Leben sein werde, wovon sie glauben, daß sie es niemals schaffen werden. Auch Eltern, die ein

Baby adoptiert haben und glauben, daß sie sich nun besonders anstrengen müssen, um ihren Entschluß zu rechtfertigen, neigen dazu. Oder auch Eltern, die Kinderpsychologie oder Medizin studiert haben, deren Beruf Kinderpflege war und die nun ihre Fähigkeiten unter Beweis stellen wollen (die Aufgabe ist schwerer zu bewältigen, wenn man sie theoretisch kennt). Eltern, die ein schlechtes Gewissen haben, wenn sie ärgerlich auf das Baby waren und nun versuchen, es wieder gutzumachen, indem sie ihm alles gewähren, was es verlangt. Siehe Abschnitt 594 zu übertriebener Sorge.

Was immer der tiefere Grund sein mag - alle diese Eltern sind etwas zu schnell bereit, ihre eigenen Rechte und Vorteile zu opfern. Sie sind allzu bemüht, des Babys Wünsche zu erfüllen. Das wäre nicht weiter schlimm, wenn ein Baby schon wüßte, wieweit das, was es will, vernünftig ist. Aber es weiß ja noch nicht, was für es gut ist. Die Natur hat es so eingerichtet, daß die Eltern die feste Führung zu übernehmen haben. Die instinktive Sicherheit, daß die Eltern das Richtige tun, tröstet das Kind. Sind sie indessen selbst unsicher, dann wird das Kind sich auf die Dauer auch unbehaglich fühlen. Wenn sie es bei jeder geringsten Unzufriedenheit ängstlich aufnehmen, so als sei es für das Kind schädlich, in seinem Bettchen zu bleiben, wird das Baby auch allmählich das Gefühl haben, daß ihm Schreckliches geschähe. Und je mehr sie sich seinen Wünschen unterordnen, desto anspruchsvoller wird das Baby werden. (Menschen jeden Alters werden einen anderen ausnutzen, der zu nachgiebig ist.)

337. Wie kann man allzu verzogene Kinder wieder an das normale Maß gewöhnen? Je früher man sich an die Lösung dieses Problems heranwagt, desto leichter wird man damit fertig werden. Aber es braucht eine Menge Willenskraft und, für die Dauer dieser Erziehungsperiode, nicht allzuviel Mitleid. Um sich Mut zu machen, braucht man sich nur klarzumachen, daß es für das Kind selbst schlimmer ist als für die Mutter, wenn es in unvernünftiger Weise verzogen wird und uferlos Ansprüche an seine Umwelt stellen darf. Es wird das rechte Maß sich selbst und der Welt gegenüber verlieren. Wenn man also mit einer strengeren Erziehung beginnt, so ist es nur zum Besten des Kindes.

Am klügsten ist es, man macht sich einen festen Plan (wenn nötig, sogar schriftlich), der einen den größten Teil der Zeit, während der das Baby wach ist, mit Hausarbeit oder anderen Dingen in Atem hält. Man gehe mit viel Elan an die Arbeit – das macht dem Baby Eindruck und einem selbst auch. Wenn es unzufrieden ist, wenn es ein Protestgeschrei anstimmt und seine Ärmchen hebt, erkläre man dem Baby mit freundlicher, aber fester Stimme, daß man zu tun habe, und daß es nun artig sein müsse. Obwohl es die Worte nicht begreift, wird es den Ton der Stimme doch verstehen. Man lasse sich nicht erweichen, sondern bleibe bei seiner Arbeit. Während der ersten Stunden am ersten Tag der pädagogischen Bemühungen ist es am schwersten. Das eine Baby wird die veränderte Situation eher akzeptieren, wenn es seine Mutter nicht sieht und nicht hört. Es wird sich dann unter Umständen mit etwas anderem beschäftigen. Ein anderes Baby wieder stellt sich leichter um, wenn es wenigstens ein Zipfelchen von der Mama sieht und ihre Stimme vernimmt, auch wenn sie es nun nicht mehr auf den Arm nimmt.

Wenn Sie ihm ein Spielzeug bringen oder dessen Gebrauch erklären oder am späten Nachmittag mit ihm spielen wollen, setzen Sie sich zu ihm auf den Boden. Lassen Sie den Kleinen auf ihren Arm klettern, aber fangen Sie nicht an, ihn dann herumzutragen. Wenn Sie mit ihm auf dem Boden spielen, kann er wegkrabbeln, sobald er bemerkt, daß Sie ihn nicht auf den Arm nehmen wollen. Tragen Sie ihn aber herum, wird er unter großem Lärm Widerstand leisten, wenn Sie die kleine Reise beenden wollen. Wenn er bei Ihnen auf dem Boden in einem fort quengelt, gehen Sie wieder zu Ihrer Hausarbeit über.

338. Anhaltender Widerstand gegen das Schlafengehen. Dieses Problem entwickelt sich schleichend. Meist fing es mit einer Episode kolikartiger Schmerzen oder gereiztem Schreien an. Es ist eine Form der Verwöhnung. Beispiel: Ein kleines Mädchen litt an den meisten Abenden der ersten zwei oder drei Lebensmonate unter Koliken. Die Eltern bemerkten, daß Herumgetragenwerden dem Kind Erleichterung verschaffte. Auch für die Eltern war es eine Wohltat. Nach drei oder vier Monaten dämmert ihnen dann, daß Schmerz und Unwohlsein nun eigentlich vorbei sein müßten – das Schreien wird zornig und verlangend. Das Mädchen will herumgetragen werden, weil es daran gewöhnt ist und darauf ein Recht zu haben glaubt.

Böse funkelt es seine Mutter an, wenn sie sich zur wohlverdienten Ruhe niederläßt, als wollte es sagen: »Auf, Frau, los geht's!«

Ein Baby, das einen allabendlichen Kampf mit seiner Mutter ausficht, bei dem Mama unterliegt und es erst ein Weilchen auf dem Arm herumgetragen werden muß, bevor es einschläft, erzieht sich selbst allmählich dazu, daß es wach bleibt, bis es seinen Willen durchgesetzt hat. Im Laufe der Monate hält es sich dabei immer länger wach, bis 21, 22, ja bis 23 Uhr. Seine Mutter stellt fest, daß seine Augen zufallen und sein Kopf zur Seite rollt, während sie das Baby hin und her trägt, aber sobald sie aufhört, um es ins Bett zu legen, wacht es mit einem empörten Geschrei auf.

Wenn es dazu kommt, daß das Einschlafen ein solches Problem wird, ist es für Kind und Eltern eine ermüdende, erschöpfende Angelegenheit. Das Baby wird auch bei Tage gereizt und quengelig sein und vielleicht weniger essen. Die Eltern aber werden unwillkürlich ob der gestörten Nachtruhe verbittert sein. Man sollte es einem Baby nicht durchgehen lassen, jeden Abend eine solche Vorstellung zu geben. Die Erwachsenen wissen das und wissen doch nicht, was sie dagegen tun sollen. Und selbst das Baby, darf man wohl annehmen, hat irgendwie das Gefühl, daß man ihm solche Tyrannei nicht durchgehen lassen dürfte.

Sobald die Eltern sich nur einmal klargemacht haben, daß dieser Zustand für das Baby ebenso schädlich ist wie für sie selbst, ist es im Grunde gar nicht schwer, ihn zu ändern. Die Kur ist einfach: man bringe das Baby zu einer vernünftigen Zeit ins Bett, sage liebevoll, aber bestimmt »Gute Nacht«, verlasse das Zimmer und gehe nicht wieder zurück. Die meisten Babys, die ihre armen Eltern in der so beschriebenen Weise tyrannisiert haben, werden am ersten Abend 20 bis 30 Minuten lang wütend brüllen. Wenn sie aber merken, daß sie damit nichts erreichen, schlafen sie ein. Am zweiten Abend werden sie nur noch zehn Minuten brüllen, in der dritten Nacht haben sie sich bereits daran gewöhnt.

Gewiß, für gutherzige und weiche Eltern ist es schwer, wenn sie ihr Kind schreien hören. Sie stellen sich das Schlimmste vor: es könnte den Kopf zwischen den Stäbchen des Bettchens eingeklemmt haben; es könnte sich übergeben haben und nun in seinem schmutzigen Bettchen liegen; es könnte schreckliche Angst haben, weil es nun allein ist.

Ich glaube, daß Kinder vor allem aus Wut schreien: denn diese Schlafprobleme lassen sich schnell beheben, und die Kinder erscheinen anschließend viel gelöster. Man sollte nicht auf Zehenspitzen ins Zimmer gehen, um nachzuschauen und dem Kind zu verstehen geben, daß man in der Nähe ist. Es wird nur noch zorniger und schreit länger. Einige Eltern nehmen eine Zeitschaltuhr und stellen sie auf 20–30 Minuten ein, damit sie sich über die Dauer des Schreiens keiner Täuschung hingeben. Überprotektive Eltern werden in Abschnitt 594 beschrieben.

Werden durch nächtliches Schreien Geschwister aufgeweckt oder Nachbarn verärgert, so empfiehlt es sich, das Geräusch durch einen Teppich oder eine Decke vor dem Fenster zu dämpfen. Weiche Oberflächen dieser Art absorbieren sehr viel Schall.

Empfindlichen Nachbarn sollte man sein Vorgehen erklären, damit sie sicher sein können, daß alles nur ein paar Nächte dauert und ihre Geduld nicht überstrapaziert wird.

339. Kinder, die nachts aufwachen. Diese Kinder gehen ruhig zu Bett und schlafen dann wie ein Murmeltier, wachen aber gewohnheitsmäßig mitten in der Nacht auf; häufig sieht man das am Ende des ersten und Anfang des zweiten Lebensjahres. Manchmal fängt es mit einer Ohrenentzündung an, die Schmerzen verursacht und so den Schlaf unterbricht. Wenn der Arzt die Diagnose gestellt hat, fühlen sich die Eltern oft schuldig, weil sie nicht selbst darauf gekommen sind. Strampelt das Kind in den folgenden Nächten, weint und schreit es, rennen die Eltern voller Sorge ins Zimmer, um das Kind zu trösten, obwohl die Schmerzen diesmal nicht die Ursache waren. Ich vermute, daß das Kind die Angst der Eltern spürt und die Zuwendung in der Mitte der Nacht genießt. Manchmal wacht das Kind auch nachts auf, wenn es Schmerzen beim Zahnen hat. Wie alte Menschen wachen kleine Kinder mehrmals nachts auf, um ihre Lage zu wechseln. Ich glaube, daß sie den halbwachen Zustand zum Wachzustand weiterentwickeln, weil sie dann Menschen um sich haben, Unterhaltung bekommen und vielleicht auch eine Mahlzeit.

In wenigen Fällen wacht das Kind gleich mehrmals pro Nacht auf und bleibt immer länger wach; es will dann nicht nur herumgetragen werden, sondern widersetzt sich dem Zubettgehen durch wildes Geschrei.

Die Behandlung ist meist einfach. Das Kind muß lernen, daß Wachsein und Schreien ihm nichts bringen. Man erreicht es, wenn man das Kind einmal zwei oder drei Nächte schreien läßt und nicht zu ihm geht. Das Geschrei hält in der ersten Nacht meist 20 bis 30 Minuten an (subjektiv erscheint es viel länger); in der zweiten Nacht sind es noch zehn Minuten, und in der dritten Nacht gibt es sofort Ruhe.

Nach meiner Erfahrung muß aber noch etwas anderes dazukommen. Beim Aufwachen darf das Kind die Eltern nicht sehen. Sieht es sie trotzdem, so wird es wütend und schreit endlos, auch wenn die Eltern so tun, als schliefen sie. Bis die Gewohnheit durchbrochen ist, muß das Kind mindestens ein paar Nächte sein Bett in einem anderen Raum haben, auch wenn das unbequem scheint. Ist es absolut unmöglich, so kann man die Betten auch durch einen Wandschirm oder Vorhang optisch trennen. Im vorherigen Abschnitt wurden weitere Vorschläge dazu gegeben. Eine Reihe von Kinderärzten, Kinderpsychologen und -psychiatern vermuten, daß das nächtliche Aufwachen im Alter zwischen 6 und 18 Monaten eine Folge der Trennungsangst ist (Abschnitt 591). Die beste Behandlung wäre, wenn Mutter und Vater in das dunkle Zimmer gehen, sich neben die Wiege setzen und leise dem Kind zusprechen (»Ganz ruhig, Mutti ist da. Schlaf jetzt schön ein.«). Wenn das funktioniert, ist diese Methode leichter, als wenn das Kind zwei oder drei Nächte lang schreit. Funktioniert sie nicht, so empfiehlt sich die oben beschriebene und weniger zartfühlende Methode.

340. Das verwöhnte Kind, das erbricht. Einige Säuglinge und kleine Kinder erbrechen leicht, wenn sie aufgeregt sind. Die Eltern sind dann nervös und ängstlich, sie putzen das Erbrochene weg, versuchen netter zu sein und kommen beim nächsten Schreien viel schneller angelaufen. Kinder machen sich das zunutze, und beim nächsten Wutanfall geht das Spucken noch früher los. Andererseits ängstigen sie sich beim Erbrechen, weil sie spüren, wie sehr es die Eltern beunruhigt. Ich finde, daß Eltern beim Erbrechen ihrer Kinder kühles Blut bewahren sollten, damit sie nicht untergebuttert werden. Wenn sie das Kind zu Bett bringen wollen, dann dürfen sie jetzt keine Konzessionen machen. Das Erbrochene kann man noch wegwischen, wenn das Kind eingeschlafen ist.

Man sollte den Arzt gleich verständigen, wenn sich des Babys Verdauung plötzlich ändert. Es hat keinen Zweck, selbst eine Diagnose stellen zu wollen – zu viele Irrtümer sind möglich. Es gibt außer den hier erwähnten noch viele andere Gründe für Erbrechen, Krämpfe, Durchfall. Die hier aufgezählten Möglichkeiten sollen lediglich Eltern helfen, ein paar der herkömmlichsten Arten von Verdauungsstörungen eines Babys zu erkennen. Und zwar nachdem der Arzt die Diagnose gestellt hat.

341. Schluckauf. Viele Babys haben während der ersten Monate nach den Mahlzeiten regelmäßig Schluckauf. Das hat an sich nichts zu bedeuten, und wenn das Baby sein Bäuerchen gemacht hat, braucht man nichts weiter dagegen zu tun. Wenn ein Schluck warmes, abgebrühtes Wasser dem Kind hilft, kann man es ihm geben.

342. Spucken und Erbrechen sind nicht selten. Spucken sagt man, wenn der Mageninhalt meist in kleinen Schüben dem Kind zum Mund herauskommt. Der Schließmuskel des Mageneingangs ist noch nicht so funktionsfähig wie bei älteren Kindern oder Erwachsenen. Spucken läßt sich durch viele Bewegungen auslösen: Hochwerfen, zu starkes Drücken, Hinlegen, oder die Magenbewegungen selbst.

Die meisten Säuglinge spucken in den ersten Lebensmonaten sehr oft, ohne daß dies eine Bedeutung hätte. Einige spucken nach jeder Mahlzeit gleich mehrmals, andere nur gelegentlich. (Milchflecken lassen sich aus Laken, Windeln und Kleidungsstücken besser entfernen, wenn man sie zunächst in kaltes Wasser legt.)

Man spricht von Erbrechen, wenn der Mageninhalt mit einiger Kraft ausgestoßen wird und nicht einfach aus dem Mund fließt. Frischgebackene Eltern bekommen einen Schreck, wenn das Kind zum erstenmal eine größere Menge Milch erbricht. Ist das Kind gesund, so besteht kein Grund zur Beunruhigung. Besonders hypertone Säuglinge (Abschnitt 327) in den ersten Lebenswochen erbrechen oft täglich einmal eine größere Menge. Wenn Ihr Kind regelmäßig spuckt oder erbricht, sollten Sie auch dann den Arzt aufsuchen, wenn die Gewichtszunahme nicht vermindert ist. Besonders sollte man sich bemühen, daß das Kind ein Bäuerchen zustandebringt. In den meisten Fällen ändert sich das Spucken und Erbrechen nicht, auch wenn Größe und Zusammensetzung der Mahlzeiten geändert werden.

Was soll man tun, wenn das Kind die gesamte Mahlzeit erbrochen hat? Soll man gleich noch einmal von vorne beginnen? Eine weitere Mahlzeit sollte nur gegeben werden, wenn das Kind erkennen läßt, daß es sehr hungrig ist. Denn oft ist der Magen durcheinander, und man sollte ihm eine Ruhepause gönnen. Denken Sie auch daran, daß Erbrochenes oft mehr aussieht als es ist. Manche Kinder scheinen die Mehrzahl ihrer Mahlzeiten zu erbrechen, und dennoch Gewicht zuzulegen.

Es ist nicht wichtig, ob die erbrochene Milch sauer oder geronnen ist. Der erste Schritt der Verdauung im Magen ist die Abgabe der Magensäure. Jedes Nahrungsmittel, das eine gewisse Zeit im Magen ist, wird angesäuert. Säure läßt Milch gerinnen. Bei manchen Kindern ist der Verschluß zwischen Speiseröhre und Magen weniger dicht als bei ihren Altersgenossen. Legt man sie gleich nach dem Essen flach, erbrechen sie häufig, da die Milch aus dem Magen in die Speiseröhre zurückfließt. Die Gewichtszunahme ist dann beeinträchtigt, und es empfiehlt sich, das Kind nach den Mahlzeiten 30 Minuten sitzen zu lassen. Dadurch wird der Rückfluß von Milch verhindert.

Spucken nimmt im Laufe der Wochen und Monate ab. Meist endet es, wenn das Kind sitzen kann. Manchmal bleibt es aber über das Krabbelalter hinaus. Einige Kinder fangen erst im Alter von mehreren Monaten zu spucken an. Probleme beim Zahnen verstärken es. Spucken verursacht Schmutz und Ärger, hat aber nichts zu bedeuten, wenn das Kind zunimmt und fröhlich dabei ist.

Das heißt natürlich nicht, daß man Erbrechen nie ernst nehmen müßte. Ein Säugling, der nach der Geburt alles erbricht, braucht dringend einen Arzt. Oft kommt das Erbrechen von Schleim im Magen und verschwindet nach wenigen Tagen, aber ganz selten verlangt es, vor allem in Verbindung mit grüner Galle, nach sofortiger medizinischer oder chirurgischer Behandlung.

Hat Ihr Kind noch nicht erbrochen und fängt damit plötzlich an, so sollten Sie seine Temperatur messen, um sicher zu sein, daß das Kind nicht krank ist. Viele Infektionen fangen mit Erbrechen an.

Machen Sie sich keine Sorgen, wenn das Kind fieberfrei ist und normal aussieht; scheint es aber krank zu sein oder erbricht es weiter, benachrichtigen Sie besser den Arzt. Tritt Erbrechen, verbunden mit Schmerzen und mit grüner Galle im Erbrochenen bei etwas älteren Kindern auf, so bedeutet dies oft einen Darmverschluß, der die Folge von gegeneinander verdrehten Darmabschnitten (Abschnitt 760) oder eines eingeklemmten Bruches (Abschnitt 811) ist. Sofortiges Eingreifen ist nötig.

343. Gefährliches Erbrechen bei Pylorusstenose. Diese seltene Ursache für Erbrechen setzt erst wenige Wochen nach der Geburt ein. Bei der Pylorusstenose öffnet sich die Verbindung zwischen Magen und Dünndarm nicht richtig. Es sind vor allem Jungen betroffen. Die Nahrung wird in hohem Bogen erbrochen und kommt weit entfernt vom Mund zu liegen. Das Erbrechen kann während oder kurz nach der Nahrungsaufnahme einsetzen. Wenn Ihr Kind gelegentlich in hohem Bogen erbricht, bedeutet das noch keine Pylorusstenose. Kommt es aber zweimal täglich vor, so muß unbedingt ein Arzt herangezogen werden. Bei gesicherter Diagnose ist eine Operation unausweichlich; sie ist einfach, und das Kind kann nach wenigen Tagen aus der Klinik entlassen werden.

344. Leichte Verdauungsstörungen und Blähungen. Bei den Dreimonatskoliken (so genannt, weil sie während der ersten drei Monate auftreten) haben Säuglinge regelrechte Anfälle von Schmerzen und Beschwerden, die jedoch mehr mit der Tageszeit zu tun haben als mit dem, was sie gegessen haben. Andere Kinder wieder haben Verdauungsbeschwerden, die von längerer Dauer sind. Die allgemeinen Symptome dafür sind eine gewisse Unruhe und Quengeligkeit des Babys; Blähungen gehen ab; es spuckt mehr als gewöhnlich und übergibt sich vielleicht auch; der Stuhl ist teils dünn, teils geronnen und vielleicht grünlich. In diesen Fällen hilft eine Änderung der Nahrung eher als in Fällen von sogenannten Koliken der ersten drei Monate. Sie sollten natürlich den Arzt konsultieren, selbst wenn das Baby bei leichten Verdauungsstörungen an Gewicht zunimmt. Absolut notwendig aber ist es, den Arzt hinzuzuziehen, wenn das Baby Verdauungsstörungen hat und nicht mehr zunimmt.

Verstopfungen

345. Was ist Verstopfung und was nicht? Das eine Baby hat regelmäßig zur selben Zeit des Tages Stuhl, das andere Baby zu ganz verschiedenen Zeiten. Das eine ist ebenso gesund wie das andere. Es wäre nichts damit gewonnen, wollte man versuchen, aus dem »unregelmäßigen« ein »regelmäßiges« Kind zu machen. Erstens läßt sich im allgemeinen eine solche Umerziehung gar nicht durchführen, zweitens besteht die Gefahr, daß man das Baby unnötig aufregt und verärgert, wenn man versucht, es so abzurichten, daß es jeden Tag zur selben Stunde Stuhl hat, besonders dann, wenn es selbst noch nicht soweit ist.

346. Verstopfung beim Brustkind. Es ist keine Verstopfung, wenn das Brustkind nur jeden zweiten Tag oder erst nach mehreren Tagen wieder Stuhlgang hat - vorausgesetzt, der Stuhl ist noch weich. Es gibt keinen Grund, warum ein Baby jeden Tag Stuhlgang haben müßte. Brustkinder haben in den ersten Monaten meist weniger Stuhlgang als Flaschenkinder.

Eine Verstopfung kann auftreten, wenn das ältere Brustkind das erste Mal feste Nahrung erhält. Die Brustmilch war so gut verdaulich, daß die Umstellung schwer fällt. Das Baby hat dann festen, unregelmäßigen Stuhlgang und scheint sich nicht ganz wohl zu fühlen. Sie können ihm etwas Zuckerwasser anbieten (ein Teelöffel Rohrzucker auf 60 ml Wasser) oder etwas Fruchtsaft oder gegarte Zwetschgen. Hält die Verstopfung länger als eine Woche an, sollten Sie den Arzt zu Rate ziehen.

347. Harter Stuhl beim Flaschenkind. Verstopfung tritt auch auf, wenn der Stuhl eines Babys, das Dosenmilchzubereitung oder Fertignahrung erhält, hart wird. Das macht den Stuhlgang für den Säugling zu einer unangenehmen Angelegenheit. Besprechen Sie das Problem mit dem Arzt. Ist er nicht erreichbar, probieren Sie zwei Hausmittel. Zuerst setzt man bei zwei Flaschenmahlzeiten jeweils einen Teelöffel Rohrzucker hinzu. Zweitens kann das Baby Zwetschgensaft oder Zwetschgenpüree bekommen. Sie geben ihm einmal am Tag zwei Teelöffel gegarte Zwetschgen, Zwetschgenkompott oder den Saft von gekochten Zwetschgen. Bei Bedarf können Sie auf vier Teelöffel und mehr steigern. Einige Säuglinge bekommen durch Zwetschgen oder Zwetschgensaft Bauchkrämpfe. Die meisten vertragen sie jedoch gut.

348. Die Hirschsprung'sche Erkrankung. Diese seltene, bei der Geburt schon vorhandene Verstopfung führt zu einer gewaltigen Ausdehnung des Dickdarms. Das kommt daher, weil die Nerven, die die Darmmuskulatur versorgen, dort von Geburt an fehlen. Weitreichende diagnostische Maßnahmen und ein chirurgischer Eingriff sind oft nötig.

349. Krampfartige (»spastische«) Verstopfung. Bei dieser Art der Verstopfung löst sich der Stuhl in einer Menge kleiner harter Bällchen. Sie kann bei der Ernährung mit Kuhmilch oder auch später bei fester Nahrung auftreten. Die einzelnen Glieder des Dickdarms ziehen sich krampfartig zusammen und verschließen in sich kleine Portionen des Stuhls, bis sie zu harten Kügelchen eingetrocknet sind. Niemand weiß, warum der Darm mancher Menschen diese Tendenz aufweist. Manchmal mag es von nervösen Spannungen herrühren. Oft ist diese krampfartige Verstopfung schwer zu kurieren. Manchmal hilft ein Wechsel in der Ernährung, oder eine bestimmte Diät, häufig aber auch nicht. Kinder können diese krampfartige Verstopfung in jedem Alter überwinden. Man sollte sie bei einem gelegentlichen Besuch beim Arzt zur Sprache bringen, im übrigen aber dem Kind viel Obst, Gemüse, Pflaumensaft und Honig geben.

Durchfall

350. Ein leichter Durchfall kommt bei Babys häufig vor. Der Darm eines kleinen Kindes ist im ersten und zweiten Jahr sehr empfindlich. Er wird nicht nur gereizt von Erregern, die Durchfall hervorrufen, sondern auch von harmloseren Keimen oder durch ein anderes Essen oder zuviel Fruchtsaft. Zum Glück verlaufen diese Störungen meistens sehr leicht. Lediglich der Stuhl wird einige Male weicher als gewöhnlich sein. Normalerweise hat er eine grünliche Farbe und unterschiedlichen Geruch. Bei dieser leichten Art der Darmreizung fühlt sich das Kind weiterhin wohl bzw. fast wohl. Es spielt aktiv, uriniert normal und zeigt auch sonst keine Symptome, von einer leicht verstopften Nase und etwas weniger Appetit einmal abgesehen. Schon nach ein oder zwei Tagen verschwindet diese Störung von selbst ohne besondere Behandlung. Hält der Durchfall länger als zwei oder drei Tage an, sollten Sie den Arzt benachrichtigen, auch wenn sich das Baby sonst nicht beeinträchtigt fühlt.

Bieten Sie zusätzlich etwas Wasser oder stark verdünnten Saft an bzw. setzen Sie neu hinzugekommene Nahrung erst einmal wieder ab. Fehlt dem Kind der Appetit, sollten Sie es für ein paar Tage ganz auf Brust- oder Flaschenmahlzeiten umstellen, bis der Stuhl wieder fester wird und das Kind sich besser fühlt.

Früher hat man einem Kind mit leichtem Durchfall gar keine feste Nahrung und auch keine Flaschenzubereitung gegeben, sondern ihm statt dessen große Mengen stark zuckerhaltiger Flüssigkeit angeboten (z. B. Apfelsaft). Neuere Studien haben gezeigt, daß diese traditionelle »Durchfalldiät« die Erkrankung noch verschlimmert. Bieten Sie also bei vorübergehend leicht dünnem Stuhl Muttermilch oder Flaschenzubereitung an und bleiben Sie ansonsten beim normalen Speiseplan. Lassen Sie das Kind soviel essen, wie es Hunger hat. Das hilft am besten.

351. Schwerer Durchfall bei Säuglingen. Ist bei einem Baby mit dünnem Stuhl nach einigen Tagen noch keine Besserung eingetreten oder hat es viel häufiger Stuhlgang oder auch Eiter und Blut im Stuhl, erbricht es, hat Fieber oder sieht auch sonst krank aus, müssen Sie sofort den Arzt oder den Notdienst rufen. Erbrechen und Durchfall sind bei Kleinkindern potentiell gefährlich, da die Möglichkeit des Wasserentzugs (Dehydration) besteht (siehe Abschnitt 757).

Ausschlag

Man sollte den Arzt bei jeder Art von Ausschlag befragen, es können allzu leicht Fehler gemacht werden.

Ekzeme werden in Abschnitt 785 behandelt.

352. Windelausschlag. Während der ersten Monate ihres Lebens haben die meisten Babys eine sehr empfindliche Haut. Besonders die Windelgegend ist leicht angegriffen. Es kommt vor, daß man das Baby mit einem wunden Hinterteil aus dem Krankenhaus nach Hause bringt. Das bedeutet nicht, daß man in der Klinik nicht zuverlässig für das Kind gesorgt hat, sondern daß seine Haut einer besonderen Pflege bedarf. Die häufigste Form des Windelausschlags sind kleine rote Pickelchen und rauhe rote Stellen auf der Haut. Einige der Pickelchen entzünden sich manchmal, und es entstehen weiße Pusteln. Wenn das Baby sehr wund ist, kann das rohe Fleisch zu sehen sein.

In den ersten Monaten wird der Ausschlag einfach auf die Einwirkung der meistens feuchten Windeln auf die zarte Säuglingshaut zurückgeführt. Fast jedes Baby ist zeitweise etwas wund. Tritt das nur in ganz geringem Maße auf und geht es genauso schnell vorbei, wie es kam, ist auch keine besondere Behandlung nötig. Bei älteren Babys wird der Windelausschlag meist durch einen längeren Kontakt der Haut mit dem warmen, säurehaltigen Urin verursacht.

Ist die Entzündung in den Hautfalten stärker ausgeprägt als auf den erhabenen Körperpartien, kann es sich auch um ein sogenanntes *»seborrhoisches Ekzem«* handeln. Dieser Ausschlag spricht auf eine cortisonhaltige Salbe, die der Arzt verschreibt, gut an. Sieht man viele mit Eiter gefüllte Pickel und kommt es zu erhöhten Temperaturen, so kann ein *Staphylococcus* die Ursache sein. In diesem Fall verschreibt der Arzt ein Antibiotikum. Wird der Hautausschlag durch einen Pilz verursacht, so sieht man häufig hellrote Flecken, die zusammenfließen und eine feste hellrote Fläche bilden, deren Rand von roten Punkten gesäumt ist. Auch in diesem Fall verschreibt der Arzt eine bestimmte Salbe. Abschnitt 776 behandelt wunde Flächen auf der Peniseichel.

Hat das Baby längere Zeit Windelausschlag, müssen die wasserdichten Höschen zumindest für die Dauer des Ausschlages wegbleiben. Versuchen sie es mit Windeleinlagen, die die Haut trockener halten. Waschen Sie die Windelgegend nicht mit Seife, dadurch wird der Ausschlag nur verstärkt. Nehmen Sie reines Wasser und keine Windeltücher. Wenn die Haut eine Schutzcreme braucht, sollten Sie Vaseline auftragen oder eine Salbe aus Vaseline und Lanolin. Diese haften länger als Puder, Lotion oder Öl, die sich leicht abwischen. Ein Windelservice verwendet spezielle Spülmittel beim Windelausschlag, so daß es bei starkem Ausschlag vielleicht günstig ist, darauf zurückzugreifen. Wenn Sie die Windeln zu Hause waschen, empfiehlt es sich, eine halbe Tasse hellen Weinessig in das letzte Spülwasser zu geben. Handelt es sich um einen schweren Ausschlag mit Pusteln, so ist es besser, mehrere Stunden am Tag frische Luft an alle betroffenen Stellen kommen zu lassen (ohne Salbe). Wird dem Kind kalt, kann man Brust und Beine leicht bedecken. Legen Sie das Kind auf eine Windel oder eine wasserdichte Unterlage.

Neigt Ihr Kind dazu, öfter eine schwere Windeldermatitis zu entwickeln, so sollten Sie ausprobieren, welche von den genannten Maßnahmen die besten Ergebnisse bringen.

Bei dünnen Stühlen im Verlauf einer Durchfallerkrankung kommt es auch gelegentlich zu einer wunden Stelle um den After oder auch zu hellem roten Ausschlag auf dem Gesäß. Am schnellsten heilt sie ab, wenn man die Windeln sofort nach dem Verschmutzen wechselt, die betroffene Stelle mit Öl reinigt oder, wenn sie dafür zu wund ist, spülen Sie den Po des Babys unter warmem, fließenden Wasser ab, tupfen ihn trocken und tragen eine dicke Schicht Salbe aus Vaseline und Lanolin auf. Bringt diese Behandlung keinen Erfolg, so sollte man einmal die Windel weglassen und diese Stelle der frischen Luft aussetzen. Manchmal gewinnt man den Eindruck, daß für die Dauer des Durchfalls nichts richtig hilft. Zum Glück verschwindet der Ausschlag von selbst, wenn der Durchfall aufhört.

353. Ausschlag im Gesicht. Es gibt verschiedene Arten von leichtem Ausschlag im Gesicht, die während der ersten Monate auftreten, keine besonderen Namen haben, aber sehr häufig sind. In erster Linie sind es winzige kleine weiße Hautbläschen mit keinerlei Rötung drumherum; sie sehen aus wie sehr kleine Perlen in der Haut. Sie verschwinden auf jeden Fall wieder, wenn das Baby älter wird. Manchmal treten Ansammlungen kleiner roter Fleckchen oder kleiner Pickelchen auf den Wangen auf. Sie können sich recht lange halten und stören eine Mutter sehr. Manchmal vergehen sie und sind auf einmal wieder da.

Es gibt keine Cremes oder Salben, die dabei viel helfen. Meist verschwinden diese Flecken von selbst. Seltener ist eine rauhe fleckige Rötung der Wangen, die kommt und verschwindet und wieder kommen kann.

Manchmal bilden sich auch leicht erhabene rote Flecken mit

einem Durchmesser von 0,5 bis 1,5 cm, in deren Mitte sich ein kleiner weißer Pickel befinden kann. Sie treten in verschiedenen Teilen des Gesichts auf und verschwinden auch wieder. (Sind es größere mit Eiter gefüllte Blasen oder Pusteln, so handelt es sich um eine Infektion und der Arzt muß sofort benachrichtigt werden.)

Bei Säuglingen findet man in den ersten Wochen weiße Bläschen in der Mitte der Lippe; diese Bläschen kommen von der Saugbewegung und schälen sich auch manchmal. Sie verschwinden aber von selbst und benötigen keine weitere Behandlung.

354. Hitzepickelchen. Hitzepickelchen auf Schultern und Hals treten im Sommer bei großer Hitze auf, kleine rosa Pickelchen, die von einem geröteten Hof umgeben sind und auf denen sich manchmal kleine Bläschen bilden können; wenn sie abtrocknen, sieht der betreffende Hautbezirk dann leicht gebräunt aus. Hitzepickelchen fangen meistens um den Hals herum an, in schlimmen Fällen breiten sie sich über Brust und Rücken aus, ziehen um die Ohren herum, und manchmal treten sie auch im Gesicht auf. Im allgemeinen stören sie das Baby nicht weiter.

Man kann mehrfach am Tag den Hautausschlag mit einer Lösung aus Natriumbikarbonat (ein Teelöffel Natriumbikarbonat auf eine Tasse Wasser), die auf ein Stück Baumwolle gebracht wird, abtupfen. Hitzepickel lassen sich auch durch Bestäuben mit Stärkemehl behandeln. Viel wichtiger ist, daß man das Kind vor Hitze schützt. Man sollte sich deswegen auch nicht scheuen, bei sehr heißem Wetter das Kind seiner Kleider zu entledigen.

355. Kopfgrind. Ein Kopfgrind ist eine Infektion der Kopfhaut. Die kommt vor allem in den ersten Lebensmonaten vor. Zunächst bilden sich Flecken, die schmutzig aussehen. Sie lassen sich am einfachsten durch tägliches Waschen mit Wasser und Seife behandeln. Man kann auch versuchen, die Flecken mit Öl einzureiben und anschließend mit einem Anti-Schuppen-Shampoo waschen; den trockenen Grind von den Flecken kann man daraufhin leicht ausbürsten. Ein Kopfgrind bleibt selten über die ersten Lebensmonate bestehen.

356. Impetigo (Eiterflechte) beim Neugeborenen. Sie fängt mit einem kleinen Bläschen an, das gelbliche Flüssigkeit oder weißen Eiter enthält und von geröteter Haut umgeben ist. Das Bläschen platzt leicht auf und läßt einen kleinen roten Punkt zurück. Anders als bei älteren Kindern entwickelt sich kein dicker Grind. Beim Säugling beginnt die Impetigo oft an einer feuchten Stelle etwa am Rand der Windel, in der Leiste oder der Achselhöhle. Später gesellen sich weitere Bläschen dazu. Impetigo sollte umgehend von einem Arzt behandelt werden; ist er nicht erreichbar, so sollten Sie das Bläschen mit einem sauberen Wattebausch abtupfen, um den Eiter nicht zu verteilen. Die wunde Stelle soll nicht abgedeckt, sondern der frischen Luft ausgesetzt sein. Das Kind soll leichte Kleidung tragen, unter Umständen muß man den Raum etwas besser heizen. Während einer Impetigo müssen Windeln, Laken, Unterwäsche, Nachthemden, Handtücher und Waschlappen täglich, z. B. mit Hypochlorit-Lösung desinfiziert werden. Da diese Lösung bleicht, empfiehlt sich für das Kind weiße Kleidung.

Muttermale und andere Hautveränderungen

357. **Eine bläuliche Marmorierung der Haut** an den Händen und Füßen ist bei vielen Neugeborenen anzutreffen. Hat das Baby eine sehr helle Haut, kann sich diese Färbung auch über den gesamten Körper erstrecken. Diese Hautverfärbung ist vollkommen ungefährlich und gibt sich, wenn das Kind älter wird.

358. **Muttermale.** Die meisten Babys haben bei der Geburt eine Kollektion von roten fleckigen Stellen im Nacken. Auch an zwei anderen Stellen treten sie auf: zwischen den Augenbrauen und auf den oberen Augenlidern. In den meisten Fällen verschwinden diese Flecken wieder, ohne daß etwas dagegen getan werden muß.

»Portweinflecke« nennt man größere Hautflecken, die dunkelrot gefärbt, aber nicht erhaben und außer der Verfärbung ganz normal sind. Sie ähneln den roten Flecken auf Nacken und Augenlidern, doch treten sie an anderen Stellen des Körpers auf, sind meist größer, dunkler und hartnäckiger. Einige von ihnen verblassen nach und nach, besonders diejenigen, die von Anfang an heller sind. Sie sind nicht leicht zu behandeln.

Mongolenflecke sind blau-graue Stellen in der Haut von dunkelhäutigen Babys. Sie treten meist um das Gesäß herum auf, sind aber auch woanders zu finden. Fast immer verschwinden sie in den ersten zwei Lebensjahren.

Lachsflecken sind flache, rosa bis rote, unregelmäßige Stellen auf den Augenlidern, der Stirn oder im Nacken. Die Flecken im Gesicht verschwinden meist vollständig, die im Nacken bleiben manchmal bis zum Jugendalter.

Erdbeermale treten ziemlich häufig auf. Sie sind erhaben und von einer intensiv roten Farbe. Sie sehen aus wie ein Stück schimmernde Erdbeere auf der Haut. Bei der Geburt können sie klein sein und dann später noch wachsen oder sie erscheinen überhaupt erst nach der Geburt. Sie wachsen ein Weilchen und bleiben dann, wie sie sind. Im Alter von zwei Lebensjahren schrumpfen die meisten und verschwinden ohne jede Behandlung.

Die sogenannten *»kavernösen Hämangiome«* sind relativ ausgedehnte, bläulich-rote, durch die Haut schimmernde Male, die durch eine Anhäufung von erweiterten Blutgefäßen in den tieferen Hautschichten entstanden sind. Sollten sie zu Entstellungen führen, kann man sie auch entfernen lassen.

Leberflecke können verschiedene Größen haben, sie können glatt oder auch behaart sein. Man kann sie chirurgisch entfernen, wenn sie entstellend sind oder wenn die Kleidung daran scheuert. (Wächst der Leberfleck oder wird er dunkler oder bildet sich ein neuer Leberfleck, bitten Sie Ihren Arzt, dies zu überprüfen.)

Gelbsucht

359. Gelbsucht. Manche Neugeborenen entwickeln eine leichte Gelbsucht, die Folge ihrer ungenügend entwickelten Leber ist. Obgleich etwas Gelbsucht häufig vorkommt, so gibt eine schwerere Gelbsucht Anlaß zur Besorgnis. Der Arzt kann die für die Gelbsucht verantwortlichen Blutbestandteile mit einem einfachen Test messen. Oft reicht es aus, wenn das Kind reichlich Kalorien und Flüssigkeit erhält. Manchmal müssen weitere Maßnahmen dazukommen. Nach den ersten sieben bis zehn Lebenstagen kommt Gelbsucht allerdings selten vor.

360. Nabelbruch. Wenn die Haut über dem Nabel bereits verheilt ist, verbleibt meist doch zunächst noch eine Öffnung zwischen den daruntergelegenen Muskelschichten der Bauchdecke, durch welche die Blutgefäße der Nabelschnur hindurchgetreten sind. Wenn das Baby nun stark schreit, preßt oder hustet, kann ein kleiner Darmabschnitt durch diesen Nabelring gedrängt und der Nabel dadurch etwas vorgewölbt werden. Häufig ist dieser »Nabelbruch« nur etwa erbsgroß, und der Nabelring dichtet sich von allein innerhalb weniger Wochen oder Monate völlig ab. Ist die Öffnung jedoch groß, kann es Monate und selbst Jahre dauern, bis sie völlig zu ist, der Bruch kann mehr als Kirschgröße haben. Häufig wird versucht, den Verschluß des Nabelringes durch Heftpflasterverbände zu beschleunigen; manche Kinderärzte sind allerdings auch zu der Ansicht gelangt, daß diese Behandlung die Heilungschancen auch nicht wesentlich verbessert. Bei uns ist jedoch im allgemeinen das Anbringen des sogenannten Nabelpflasters durch den Arzt oder eine Schwester durchaus üblich. Gelegentlich kann das Heftpflaster Hautreizungen und Ekzeme verursachen.

Im allgemeinen macht ein Nabelbruch nur selten solche Beschwerden oder Komplikationen, wie man sie von anderen Brüchen her kennt (Abschnitt 811). Es ist auch nicht nötig, nun das Baby etwa ständig am Schreien hindern zu wollen.

Beim gut ernährten älteren Kind und auch beim Erwachsenen wirkt der Nabel durch die gut ausgebildete Fettschicht der Bauchdecken wie der Boden eines Loches. In den ersten 2–3 Lebensjahren sieht man das aber nur selten, hier ragen die Hautfältchen des Nabels etwas über das wohlgefüllte Bäuchlein heraus. Diesen hervorstehenden Nabel darf man nun nicht etwa mit einem Nabelbruch verwechseln, den man nämlich unterhalb der Hautfältchen des Nabels dann wie einen kleinen weichen Ballon tasten kann.

Wenn ein Kind noch mit etwa 6–8 Jahren eine große Bruchöffnung hat und keine Anzeichen einer Besserung vorhanden sind, ist meist doch ein operativer Eingriff nötig.

Entzündungen am Mund

361. Entzündungen der Mundschleimhaut (Soor), hervorgerufen durch einen Pilz. Es sieht aus, als hätten sich Milchreste innerhalb der Wangen, an der Zunge und am Gaumen abgelagert. Aber diese Fleckchen lassen sich nicht leicht entfernen. Wenn man sie abzureiben versucht, fängt unter Umständen die Haut darunter an zu bluten und sieht entzündet aus. Da dann das Saugen dem Baby Schmerzen bereitet, wird es nur unwillig seine Flasche nehmen. Der Mund entzündet sich auch bei Babys, die sehr sauber gehalten werden. Wenn man annimmt, daß das Baby davon befallen ist, konsultiere man gleich den Arzt. Die Untersuchung von Milchresten und Soor kann man sich dadurch erleichtern, daß man dem Baby nach der Mahlzeit einige Schlucke Tee gibt, da Milchreste dadurch entfernt werden. Man lasse sich nicht von der Farbe des Gaumens an jenen Stellen täuschen, wo die oberen Backenzähne durchkommen wollen. Dort ist die Haut im allgemeinen sehr blaß.

362. Zahnfleischzysten. Bei manchen Kindern finden wir ein oder zwei kleine perlengroße weiße Zysten am harten Gaumen. Man denkt zunächst an einen Zahn; für einen Zahn aber sind sie zu rund und geben bei Berührung mit einem Löffel nicht das typische Geräusch ab. Sie sind nicht weiter wichtig und verschwinden im Laufe der Entwicklung.

Entzündungen am Auge

363. Absonderungen vom Auge und Augentränen. Wenige Tage nach der Geburt entwickeln viele Kinder eine milde Augenentzündung. Dies ist wahrscheinlich die Folge eines unreifen Tränenkanals, der auch teilweise verstopft ist. Eine Behandlung ist nicht nötig.

Eine weitere harmlose, aber oft hartnäckige Infektion der Augenlider entwickelt sich in den ersten Monaten bei vielen Säuglingen, wenn auch häufig nur in einem Auge. Das Auge sondert vor allem bei windigem Wetter viel Wasser und Tränen ab. Weißliches Material sammelt sich im Augenwinkel und an den Rändern der Augenlider. Gelegentlich verklebt es die Augen, so daß das Kind sie zunächst nicht öffnen kann. Diese Erkrankung ist die Folge eines *verstopften Tränenkanals*. Der Tränenkanal führt von einer kleinen Öffnung im inneren Augenwinkel zunächst in Richtung auf die Nase, später entlang dem unteren Rand der Augenhöhle in die Nasenhöhle. Ist er teilweise verstopft, so können die Tränen nicht so schnell, wie sie gebildet werden, abgeleitet werden. Sie sammeln sich im Auge und rinnen die Wangen hinunter. Die Augenlider erliegen dabei einer leichten Infektion, das das Auge nun nicht mehr durch die Tränen ausreichend saubergehalten werden kann. Der Arzt sollte einen Blick auf die Augen werfen und die Diagnose sichern.

Für Sie als Eltern ist es wichtig, daß Sie wissen, daß es sich hier um eine häufige und ungefährliche Erkrankung handelt, die den Augen keinen bleibenden Schaden zufügt. Manchmal dauert sie allerdings mehrere Monate. In vielen Fällen aber verschwindet sie, auch wenn man gar nichts tut. Besteht sie aber noch über das erste Lebensjahr hinaus, so kann ein Augenarzt den Tränenkanal durch einen einfachen kleinen Eingriff wieder durchgängig machen. Kleben die Augenlider zusammen, so können Sie die Kruste aufweichen und die Lider öffnen, wenn Sie Ihre Finger oder ein sauberes Taschentuch mit etwas Wasser befeuchten. Manchmal empfiehlt der Arzt, den Tränenkanal zu massieren; Sie sollten sich aber dabei von ihm genaue Hinweise geben lassen. Ein verstopfter Tränenkanal führt nicht zu einer Entzündung der weißen Bereiche (der Lederhaut) des Auges.

Bekommt das Kind aber eine Entzündung, bei der sich das Weiße des Auges mit Blutgefäßen füllt oder ganz rosa wird, so handelt es sich wahrscheinlich um eine Infektion, die von einem Arzt behandelt werden muß.

364. Schielen. Unkoordinierte Augenbewegungen kommen bei kleinen Kindern in den ersten Lebensmonaten gelegentlich vor. Meist wird die Augenbewegung aber mit dem Alter normal. Rollen sich die Augen aber ständig ein- oder auswärts, sollte man einen Augenarzt aufsuchen, auch wenn dies im ersten Monat vorkommt (Abschnitt 813). Viele Eltern aber glauben, daß die Augen ihres Kindes schielen, wenn sie in Wirklichkeit völlig normal sind. Zu diesem Trugschluß kommt es, weil die Hautfläche zwischen den Augen (über dem Nasenrücken) bei einem Kind relativ breiter ist als bei einem Erwachsenen; das Weiße im Auge zwischen Iris und Nase erscheint viel kleiner als das Weiße an der äußeren Seite (zwischen Iris und Ohrbereich). Ein anderer Grund, weshalb Eltern oft glauben, ihr Kind schiele, sind die kurzen Arme eines kleinen Kindes: es muß die Augen viel stärker konvergieren (zusammenführen) wenn es sich etwas, was es in Händen hält, genauer ansehen will. Sie müssen nicht befürchten, daß ein Kind die Augen aus dieser Position nicht mehr herausbekommt. Mit einem einfachen Test können Sie überprüfen, ob Ihr Kind schielt; schauen Sie sich das Bild einer Lichtquelle an, die in der Pupille Ihres Kindes reflektiert wird. Befindet sich das Abbild der Lichtquelle immer symmetrisch auf den Pupillen des Kindes, so ist ein Schielfehler fast ausgeschlossen.

Eltern fragen oft, ob man über das Kinderbettchen Spielzeuge hängen soll, da das Kind, um sie zu sehen, gelegentlich schielen müßte. Daher sollte man das Spielzeug nicht direkt über die Nase des Kindes, aber sehr wohl in Greifnähe hängen.

Schielt ein Kind, so benutzt es unwillkürlich ein Auge nicht; dieses Auge kann dann erblinden, obwohl Horn- und Netzhaut völlig normal sind. Daher ist es wichtig, daß die Augen eines Kindes möglichst früh auf Schielfehler untersucht werden. Sind die beiden Augen nicht koordiniert und können sich nicht auf ein Objekt konzentrieren, so hat jedes Auge ein etwas unterschiedliches Bild. Das Kind sieht »doppelt«. Das ist verwirrend und außerordentlich unbequem. Das Gehirn lernt dann, das Bild des einen Auges automatisch nicht zu beachten und zu unterdrücken. Das Auge wird blind - nicht im üblichen körperlichen Sinne - infolge einer Umschaltung auf der Ebene des Gehirns. Dauert dieser Zustand zu lang, läßt er sich nicht mehr korrigieren. Es ist die Aufgabe des Augenarztes, das »faule« Auge wieder in den Sehprozeß zu integrieren; er erreicht dies, indem das Kind auf dem normalerweise verwendeten Auge eine Binde oder Abdeckung trägt. Er kann auch besondere Brillen verschreiben, um die gemeinsame Funktion beider Augen zu fördern. Erst dann muß die Frage eines chirurgischen Eingriffs diskutiert werden. Gelegentlich führen erst mehrere Operationen zu dem gewünschten Erfolg.

Bei neugeborenen Kindern ist es nicht ungewöhnlich, wenn das eine Augenlid etwas weiter herunterhängt oder ein Auge etwas kleiner erscheint als das andere. Meistens wachsen sich diese Unterschiede im Laufe der Entwicklung heraus. Dennoch sollte man die Entwicklung in diesen Fällen genau beobachten.

Atemprobleme

365. Niesen. Kleine Kinder niesen leicht. Außer wenn die Nase läuft, bedeutet Niesen nicht unbedingt eine Erkältung. Meist ist die Ursache Staub oder ein Klumpen aus getrocknetem Schleim, der sich am Naseneingang gesammelt hat und die Nasenschleimhaut kitzelt. Über Atemprobleme siehe Abschnitt 290.

366. Schwache Atmung. Junge Eltern machen sich oft Sorgen, wenn sie dem Atmen ihres Babys lauschen. Es klingt häufig unregelmäßig und ist manchmal so leise, daß sie es kaum hören oder sehen können. Auch wenn sie zum erstenmal hören, daß das Baby beim Schlafen leicht schnarcht, ist das für sie ein Grund zur Besorgnis. All das sind aber ganz normale Erscheinungen.

367. Chronische laute Atmung. Bei manchen Babys ist das Atmen ständig mit einem leichten Schnarchen aus der Tiefe der Nase verbunden. Es ist genauso, wie wenn Erwachsene schnarchen, nur daß das Baby auch schnarcht, wenn es wach ist. Das kommt wahrscheinlich daher, daß das Kind noch nicht gelernt hat, regelmäßig und richtig zu atmen. Nach und nach lernt es das aber von selbst, und das Schnarchen gibt sich.

Eine laute, geräuschvolle Atmung hat aber noch häufiger ihre Ursache im Kehlkopf. Der Kehldeckel (die Epiglottis), der oberhalb der Stimmbänder liegt, kann bei einigen Kindern noch so weich und biegsam sein, daß er beim Atmen angesaugt wird und dadurch vibriert. Es kommt dabei bei der Einatmung zu einem lauten, rasselnden Geräusch, das von den Ärzten als Stridor bezeichnet wird. Es hört sich fast so an, als ob das Baby am Ersticken wäre, tatsächlich kann es aber auf diese Art und Weise für unbeschränkte Zeit atmen. Meist tritt es bei angestrengter Atmung auf und verliert sich wieder, wenn es ruhiger wird oder schläft. In Bauchlage ist es oft besser. Der Arzt muß natürlich darüber informiert und befragt werden. Behandlung ist aber meist nicht notwendig, und im allgemeinen verlieren sich diese Erscheinungen nach einigen Monaten von selbst.

Laute und plötzlich einsetzende Atemgeräusche bei älteren Säuglingen oder Kindern müssen anders interpretiert werden. Es kann Folge von Krupp, Asthma oder anderen Infektionen sein und erfordert schnelle medizinische Behandlung.

Jedes Kind mit lautem Atmen, ob es sich um akute oder chronische Form handelt, sollte von einem Arzt untersucht werden.

Verstopfte Nase infolge getrockneten Schleims wird in Abschnitt 290 besprochen; über verstopfte Nasen durch feuchten Schleim im Verlauf einer Erkältung sehen Sie bitte in Abschnitt 724 nach.

368. Atemnot beim Brüllen. Manchen Babys bleibt, wenn sie sich in Wut schreien, vor Zorn und Ärger der Atem weg, so daß sie blau anlaufen. Wenn das zum erstenmal passiert, sind die Eltern meist so erschreckt, daß sie im Augenblick völlig hilflos sind. Es bedeutet indessen selten etwas anderes, als daß ihr Baby eben ein sehr ausgeprägtes Temperament hat (oft sind es Kinder, die sonst von sehr heiterer Natur sind). Man muß dem Arzt natürlich darüber berichten, damit eine genaue körperliche Untersuchung erfolgen kann. Weitere Maßnahmen sind meist nicht erforderlich. Wenn einem Baby hin und wieder vor Wut die Luft wegbleibt, so ist das kein Grund zu verhüten, daß es überhaupt schreit. Nimmt man es jedesmal, wenn es zu brüllen anfängt, auf, wird man es nur unnötig verziehen.

Nervöse Erscheinungen

369. Schreckhafte Babys. Neugeborene Kinder erschrecken bei lauten Geräuschen und plötzlichem Lagewechsel, manche mehr, manche weniger. Wenn Sie das Kleine auf eine flache, harte Unterlage legen und es dann mit Ärmchen und Beinchen strampelt, fängt der ganze kleine Körper dabei an zu zucken. Dieser unerwartete Antrieb kann das Baby völlig aus der Fassung bringen, so daß es aus vollem Hals schreit. Es ist auch durchaus möglich, daß es sein Bad deshalb nicht liebt, weil man es dabei zu locker hält, denn es will sicher und fest gehalten und dabei leicht bewegt werden. Wenn es erst einmal etwas älter geworden ist, wird es dieses Unbehagen nach und nach überwinden. Lesen Sie auch in Abschnitt 327 über hypertone Kinder nach.

370. Zittern. Es gibt Säuglinge, die in ihren ersten Monaten zeitweise zu zittern anfangen, besonders wenn sie erregt sind oder auch bei kühler Zimmertemperatur, wenn man sie ausgezogen hat. Dies bedeutet jedoch keine ernstliche Störung; das ganze Nervensystem des Kleinen ist einfach noch sehr jung. Auch diese Erscheinungen verlieren sich mit der Zeit.

371. Zucken. Manche Babys zucken hin und wieder im Schlaf, bei einigen kann man das sogar recht häufig beobachten. Auch das wird sich später meist geben. Es ist aber richtig, dem Arzt darüber zu berichten, damit er es daraufhin untersucht und gegebenenfalls etwas verordnet.

Geschwollene Brust

372. Bei vielen Babys zeigt sich kurz nach der Geburt eine leichte Schwellung der Brust, und zwar bei Jungen wie bei Mädchen. In manchen Fällen tritt sogar etwas Milch aus. Das ist eine Folge der Drüsentätigkeit im Mutterleib, kurz bevor das Baby geboren wird. Diese Erscheinung braucht nicht behandelt zu werden, die Schwellung klingt wieder ab. Auf keinen Fall sollte man die Brust des Babys massieren, das könnte sie nur entzünden.

Absonderungen aus der Scheide

373. Weibliche Babys sondern manchmal Schleim aus der Scheide ab. Das ist nicht ungewöhnlich. Der Schleim ist meist weiß, dick und klebrig. Gelegentlich enthält er auch Blut. Das ist ohne jede Bedeutung, bedarf keiner Behandlung und wird durch die hormonalen Veränderungen bei der Mutter (die auch für die geschwollenen Brüste verantwortlich sind) hervorgerufen.

Tritt der blutige Ausfluß auch noch nach einer Woche auf, sollten Sie den Arzt benachrichtigen.

Nicht deszendierte Hoden

374. Hoden am falschen Platz. Bei einer Reihe von Neugeborenen befinden sich ein oder beide Hoden nicht im Scrotum (dem Hodensack), sondern weiter oben in der Leiste oder sogar im Unterleib. Meist kommen die Hoden spontan nach der Geburt wieder an ihren Platz. Andere scheinen bei oberflächlicher Untersuchung nicht im Hodensack zu liegen, sind aber doch dort. Sie können sich nur leichter als andere in den Unterleib zurückziehen.

Die Hoden bilden sich im Unterleib und wandern erst kurz vor der Geburt in den Hodensack. Durch Muskelzüge können sie sich in den Leistenkanal oder sogar in den Unterleib zurückziehen. So werden die Hoden bei Verletzungen durch Schlag oder Zug in dieser Körperregion geschützt. Bei vielen Jungen ziehen sich die Hoden bei der geringsten Reizung zurück, manchmal schon dann, wenn beim Ausziehen der Körper kurzzeitig etwas abkühlt. Auch das Anfassen des Hodensacks bei einer Untersuchung läßt die Hoden von dort manchmal verschwinden. Daher sollten Eltern nicht annehmen, die Hoden seien nicht deszendiert, nur weil sie sie nicht sehen. Man sollte, ohne sie anzufassen, danach sehen, wenn der Junge in einer warmen Badewanne sitzt.

Wenn Hoden jemals, auch nur für kurze Zeit, im Hodensack gesehen wurden, muß nicht behandelt werden, da sie im Laufe der Pubertät ihren endgültigen Platz dort finden werden.

Manchmal ist nur ein Hoden nicht am Platz; selbst wenn eine Behandlung notwendig ist, besteht kein Anlaß zur Besorgnis; auch mit einem Hoden kann man sich entwickeln und Kinder zeugen.

Wenn im Alter von zwei Jahren kein Hoden im Hodensack gesichtet wurde, sollte ein Kinderchirurg herangezogen werden. Wenn einer oder beide Hoden nicht deszendiert sind, müssen sie operativ an ihren Platz gebracht werden, um den Hoden vor Schaden durch die Wärme im Körperinnern zu bewahren. Meist geht das Kind morgens ins Krankenhaus und verläßt es abends wieder. Bleiben Hoden bis zur Pubertät in der Bauchhöhle, so ist mit hoher Wahrscheinlich Sterilität die Folge.

Man sollte nun aber nicht übermäßig oft nach den Hoden suchen und gar ein besorgtes Gesicht machen, da Jungen und Männer sich insgeheim um ihre Sexualität viele Gedanken machen. Jedes Kind über zwei Jahre sollte aber wissen, daß die Hoden jetzt am richtigen Platz sein müßten und daß, wenn dem nicht so ist, Sorgen berechtigt sind. Das Kind muß in seinen Worten aufgeklärt werden, und es soll dem Arzt und den Eltern ruhig Fragen stellen.

TROSTSPENDER UND DAUMENLUTSCHEN

In diesem Kapitel behandeln wir die Möglichkeiten, die von kleinen Kindern genutzt werden, um sich das Leben angenehmer zu machen, wenn sie müde oder unglücklich sind. Das kann ein Stofftier oder ein Stück Stoff zum Streicheln sein, ein Schnuller, ein Daumen, eine Flasche oder Gewohnheiten wie Umherpendeln oder Kopfrollen.

Ab dem sechsten Lebensmonat, wenn zum erstenmal das Gefühl der Trennung von den Eltern bei den Kindern aufkommt, geben ihnen diese Verhaltensweisen, wenn sie müde oder erschöpft sind, das Gefühl allumfassender Sicherheit, das früher nur die Eltern vermitteln konnten.

Mit sechs Monaten pocht das Kind auf Unabhängigkeit, aber es braucht auch Trostspender

375. Das erste Gefühl, selbständig zu sein. Säuglinge mit sechs Monaten ahnen erstmals, daß sie eigenständige Personen sind. Vielleicht sollte man besser sagen, daß es ihre erwachenden Instinkte sind: sie drängen auf körperliche Distanz von den Eltern, die den größten Teil ihrer Umgebung ausmachen; sie drängen darauf, selbst etwas tun zu dürfen. So lernen die Kinder, wie wichtig ihre Eigenständigkeit ist. Denken wir einmal an den sechs Monate alten Säugling, der sich beim Füttern nicht mehr gerne in den Arm legen läßt, sondern versucht gerade zu sitzen; an das Kind, das jetzt seine Flasche halten will; den ungeduldigen Säugling, der jetzt beginnt, die helfende Hand der Mutter wegzustoßen. Von jetzt an wird das Kind versuchen, körperlich und seelisch immer mehr Unabhängigkeit zu gewinnen.

376. Trostspender bringen die Sicherheit der ersten Kindheitsmonate zurück. Ist ein Kind älter als sechs Monate, so möchte es gerne wieder in die Vergangenheit zurück, wenn es sehr müde oder frustriert ist; damals war die Fütterung auf den Armen der Mutter der paradiesische Zustand. (Psychologen nennen die Neigung, sich unter Streß zurückzuentwickeln, »Regression«; auch ein Erwachsener kann hilflos oder fordernd wie ein Kind sein, wenn er krank ist.) Andererseits möchten sie das mühsam gewonnene bißchen Unabhängigkeit nicht aufgeben. Hier kommen die verschiedenen Trostspender zum Einsatz. Sie geben dem Kind Vergnügen und Sicherheit, ohne seine Unabhängigkeit anzutasten. Daumen- oder Schnullerlutschen erinnert an das Vergnügen, an Mutterbrust oder Flasche gesaugt zu haben. Wenn das Kind ein kuscheliges Stofftier, eine geliebte Decke oder Windel streichelt, kehrt das Gefühl zurück, das mit dem Streicheln der Kleidung der Mutter oder der Decke, in der das Kind eingewikkelt war, verbunden gewesen ist. (Kleine Hunde und Katzen streicheln instinktiv die Brust der Mutter, wodurch die Milch einschießt. Das kleine Menschenkind hat diesen Instinkt aus grauer Vorzeit noch stückweise erhalten.) Zappelt ein Kind auf dem Stuhl oder rollt es den Kopf in seinem Bettchen, so kommt die Erinnerung an Zeiten, in denen die Eltern das Kind gewiegt oder mit ihm umhergegangen sind.

Ein Kind kann so einige Aspekte seiner Eltern mit Hilfe eines kuscheligen Spielzeugs oder seines Daumens rekonstruieren; diesmal *aber* kann keiner der Eltern das Kind kontrollieren: es ist vielmehr *das Kind*, das Kontrolle über diesen Aspekt der Eltern ausübt. (Man beobachte einmal, wie ein Kind mit einem so wertvollen Gegenstand umgeht; manchmal wird er tüchtig verprügelt oder herzlos gegen ein Möbelstück geworfen.)

Warum geben wir uns so lange mit den Trostspendern ab? Zum Teil deshalb, weil es uns verstehen hilft, wie wichtig die erwachende Unabhängigkeit und die Bedeutung der Regression für das Kind ab dem Alter von 6 Monaten ist. Es erklärt uns auch einige sonderbare Phänomene in der frühen Kindheit. So ist z. B. das Daumenlutschen in den *ersten 6 Lebensmonaten* ein Ausdruck des Saugbedürfnisses, vor allem wenn das Kind Hunger hat. Später aber wird daraus etwas anderes: eine schöne Erinnerung, die nur noch gebraucht wird, wenn das Kind müde oder erregt ist. So wird der Daumen zum Trostspender, einem so wertvollen, daß manche Kinder erst nach drei, vier oder fünf Jahren darauf verzichten können.

Auch der Schnuller wechselt seine Rolle: zunächst befriedigt er ersatzweise das Saugbedürfnis, später spendet er Trost in schweren Stunden. So wertvoll wie ein Daumen ist ein Schnuller selten: die meisten Kinder verwenden ihn nicht mehr, wenn sie ein oder zwei Jahre alt sind, außer wenn die Mutter dies fördert. (Das Kind nutzt Daumen oder Schnuller, beide aber nicht.)

Auch die Bedeutung der Flasche wandelt sich. Das könnte damit zusammenhängen, daß viele Eltern ihrem Kind die Flasche ins Bett zur freien Verfügung geben. So wird die Flasche ein bedeutender Trostspender; gewöhnt sich das Kind an sie, so bleibt es ihr bis zum Alter von eineinhalb bis zwei Jahren eng verbunden. Wird die Flasche aber nur gegeben, wenn das Kind auf dem Schoß der Eltern sitzt, kann sie als Trostspender die Eltern nicht ersetzen - denn die Eltern sind immer dabei. Einige Kinder brauchen keinen Trostspender zum Streicheln, etwa ein Kuscheltier oder ein Stück Stoff, und auch keinen Trostspender zum Saugen, eine geliebte Flasche, einen Schnuller oder den Daumen. Ich weiß nicht, warum das so ist. Zwischen den beiden Gruppen von Kindern scheint es keine psychologischen Unterschiede zu geben. Ich kenne auch keinen Grund, weshalb Eltern den Gebrauch von Trostspendern fördern oder behindern sollten, außer bei der Flasche im Bett (siehe Abschnitte 236 und 238) und dem Schnuller (Abschnitte 388 und 389).

377. Ein Trostspender zum Streicheln. Nach meiner Erfahrung greifen daumenlutschende Kinder eher zu einem streichelbaren Trostspender als andere. Sie scheinen so in die frühe Kindheit zurückzugleiten und möchten dem Daumenlutschen noch das Vergnügen am Streicheln hinzusetzen.

Kinder entwickeln dadurch oft eine jahrelange Beziehung zu einem bestimmten Gegenstand; bei einigen Kindern ist diese Beziehung sehr locker und läßt bald wieder nach; bei anderen wechselt der Gegenstand häufig.

Die enge Beziehung an ein Stofftier oder ein Stück Stoff kann so intensiv sein, daß es praktische Probleme für die Eltern gibt. Das Kind möchte den Gegenstand überallhin mitnehmen. Er wird also immer schmutziger und vergammelt. Das Kind wehrt sich mit Händen und Füßen, daß sein Kuscheltier gewaschen oder gereinigt oder gar durch ein anderes ersetzt wird. Wird der Gegenstand verloren, bricht das Kind in tiefe Verzweiflung aus und kann oft stundenlang keinen Schlaf finden.

Ich finde es unfair (und oft auch unrealistisch), wenn Eltern die Beziehung des Kindes zu einem Trostspender brechen wollen, den dieses in sein Herz geschlossen hat. Ich kenne einige Eltern, die das Problem in Grenzen hielten, indem sie eine klare Linie durchsetzten: der Trostspender war erlaubt, aber er durfte das Kinderzimmer oder die Wohnung nicht verlassen.

Es ist besser, dem Kind die Decke oder Windel regelmäßig nachts wegzunehmen, sie zu waschen und zu trocknen, bevor sie ganz unansehnlich wird, so daß der Unterschied in Farbe und Geruch nach dem Waschen nicht allzusehr auffällt. (Der Geruch des Trostspenders kann für das Kind sehr wichtig sein.) Noch besser ist es, wenn eine genaue Kopie des Trostspenders gekauft und regelmäßig ausgetauscht wird, ohne daß das Kind es ahnt. Das Problem dabei ist, im voraus zu wissen, ob das Spielzeug für das drei Monate alte Kind ein Jahr später zu einem unverkäuflichen Objekt geworden ist. Außerdem lassen sich viele Stofftiere nicht über Nacht waschen und trocknen.

Ersatzweise wasche man die Oberfläche mit Wasser und Seife und trockne sie mit einem Föhn. (Fleckenwasser ist zu vermeiden; es verdampft über Nacht nicht.) Einige Stofftiere können je nach Füllung in eine alte Nylonstrumfhose gesteckt und in Waschmaschine und Trockner behandelt werden.

Ist es gefährlich, wenn ein Kind ein Kuscheltier ins Bett nimmt? Außer der Meinung der Eltern, es sei zu unansehnlich, gibt es kein Argument dagegen. Verhindern läßt es sich ohnehin nicht. Die meisten Kinder bekommen Kuscheltiere geschenkt, und wenn die Eltern diese enge Beziehung nach 15 oder 18 Monaten bemerken, ist es zu spät.

Zwischen zwei und fünf Jahren verliert sich bei den meisten Kindern die Abhängigkeit von einem Trostspender. Die Eltern sollten ihr Kind mehrmals im Jahr, aber nicht jede Woche, in positivem Ton daran erinnern, daß es als großer Junge oder großes Mädchen so etwas nicht mehr brauchen wird. Dieser Hinweis erleichtert es den Kindern, je nach ihrer Entwicklung aus dieser Phase herauszuwachsen.

Daumenlutschen

378. Die Bedeutung des Daumenlutschens. Säuglinge lutschen anscheinend vor allem deshalb am Daumen, weil sie ihr Saugbedürfnis an Mutterbrust oder Flasche nicht ausreichend befriedigen konnten. Das hilft ihnen auch, physische und emotionale Spannungen abzubauen. Dr. David Levy berichtete, daß Säuglinge, die alle drei statt alle vier Stunden gefüttert wurden, seltener am Daumen lutschen. Auch Säuglinge, die statt 20 nur noch 10 Minuten gestillt werden, weil die Brustwarze durch den verminderten Druck der Milch kleiner und das Saugen schwieriger wird, lutschen eher am Daumen als Säuglinge, die 20 Minuten lang saugen. Dr. Levy fütterte kleine Hunde mit einer Tropfflasche, so daß diese während dem Füttern nicht saugen konnten. Sie verhielten sich wie Kinder, die beim Gestilltwerden nicht genug saugen dürfen. Sie saugten so lange an Pfoten und Haut, bis sich sogar das Fell löste.

Alle Kinder werden mit einem unterschiedlichen Sauginstinkt geboren. Das eine saugt nie länger als 15 Minuten und lutscht doch nie am Daumen, ein anderes wird immer länger als 20 Minuten gefüttert und hat ständig den Daumen im Mund. Einige Säuglinge beginnen mit dem Daumenlutschen im Kreißsaal. Man vermutet, daß der Sauginstinkt vererbt wird. Wir wissen heute, daß einige Säuglinge schon im Uterus am Daumen lutschen und gelegentlich mit Saugmalen an Hand oder Arm zur Welt kommen.

Machen Sie sich keine Sorgen, wenn Ihr Kind ein paar Minuten vor dem Füttern am Daumen lutscht. Wahrscheinlich ist es ein Zeichen, daß das Kind Hunger hat. Wenn das Kind seinen Daumen aber nach dem Füttern oder zwischen den Mahlzeiten in den Mund steckt, so müssen Sie ihm eine Möglichkeit geben, diesen Sauginstinkt zu befriedigen. Daumenlutschen beginnt meist vor dem dritten Lebensmonat.

Daumenlutschen darf nicht mit dem Daumen-, Finger- und Handkauen verwechselt werden, das bei vielen Kindern während des Zahnens (d. h. im dritten oder vierten Lebensmonat) beobachtet wird. Ein daumenlutschendes Kind wird beim Zahnen zeitweise lutschen und zeitweise auch kauen. Versucht Ihr Kind, an Daumen, Finger oder Hand zu lutschen, so sollten Sie es nicht direkt hindern, sondern ihm häufiger Gelegenheit geben, an Brust, Flasche oder

Schulter zu saugen. Die beste Vorbeugung gegen Daumenlutschen ist der großzügige Gebrauch eines Schnullers in den ersten drei Lebensmonaten (Abschnitt 376). Außerdem ist die Anzahl und Dauer der Mahlzeiten ein wichtiger Faktor.

379. Wann soll man Daumenlutschen ernst nehmen? Daumenlutschen soll man nicht erst dann ernst nehmen, wenn das Kind ständig den Daumen im Munde hat. Denn viele Kinder können in ihren ersten Lebensmonaten ihre Armbewegungen schlecht steuern. Sie versuchen, ihre Arme zu heben und suchen mit ihrem Mund herum. Geraten dabei ihre Hände an den Mund, so saugt das Kind an ihnen, solange sie dort sind. Diese Kinder brauchen länger, von Brust oder Flasche entwöhnt zu werden, und sind in dieser Hinsicht mit Daumenlutschern vergleichbar.

Am meisten Hilfe brauchen sehr kleine Kinder, weil das Saugbedürfnis in den ersten drei Monaten am stärksten ist. Anschließend geht es langsam zurück und ist bei den meisten sechs bis sieben Monate alten Säuglingen bereits verschwunden. Daumenlutschen über den sechsten Monat hinaus ist lediglich ein Trostspender und nicht mit dem ursprünglichen Saugbedürfnis vergleichbar (siehe Abschnitt 376).

380. Daumenlutschen bei Brustkindern. Im allgemeinen hat man die Beobachtung gemacht, daß Brustkinder weniger zum Nuckeln am Daumen neigen als Flaschenkinder. Vielleicht liegt es daran, daß die Mutter eher geneigt ist, das Kind länger an der Brust trinken zu lassen, als sie es bei der Flasche täte. Die Brust ist nie ganz leer, so daß man es dem Baby überläßt, wie lange es saugt. Wenn die Flasche leer ist, sieht sie es, und der Fall ist erledigt. Die erste Frage also, wenn ein Brustkind am Daumen zu nuckeln anfängt, ist die: Würde es länger an der Brust saugen, wenn die Mutter es zuließe? Wenn ja, kann man es ein paar Minuten länger saugen lassen, sofern es für die Mutter erträglich ist. Im allgemeinen wird das Baby die Brust in den ersten 10 bis 15 Minuten geleert haben, den Rest der Zeit wird es damit verbringen, sein Saugbedürfnis zu befriedigen und hin und wieder noch ein Tröpfchen herauszuholen. In anderen Worten: 35 Minuten Stillen bringen nur wenig mehr Milch als 20 Minuten. Darf ein Säugling die Stillzeit bestimmen, so gibt es große Schwankungen. Einmal reichen ihm 10 Minuten, ein anderes Mal müssen es 40 Minuten sein. Die Stilldauer läßt sich so den Wünschen des Kindes anpassen.

Wird ein Säugling an einer Brust gestillt und will aufhören, dann ist es unmöglich, ihn zum Saugen an der anderen Brust zu bewegen. Erhält er aber *beide* Brüste und lutscht dennoch am Daumen, dann gibt es zwei Möglichkeiten. Man kann ihm bei jeder Mahlzeit nur eine Brust geben und ihn daran saugen lassen solange er will. Ist er dann immer noch hungrig, dann kann man ihm die zweite Brust geben. Anstatt ihn 10 Minuten an jeder Brust saugen zu lassen, sollte man ihm bei jeder Brust 20 Minuten geben.

381. Daumenlutschen bei Flaschenkindern. Flaschenkinder fangen meist mit dem Daumenlutschen an, wenn sie gelernt haben, die Flasche in 10 statt 20 Minuten auszutrinken. Dies ist die Folge davon, daß die Gummisauger dünner, die Kinder aber kräftiger werden. Flaschen mit Plastikschraubverschluß haben ein Luftloch am Rand des Saugers. Die Tropfgeschwindigkeit wird verringert, wenn man den Verschluß fester anzieht. Dadurch gelangt weniger Luft in die Flasche und läßt ein Vakuum entstehen. Man kann auch neue Gummisauger kaufen. Wenn die Löcher im Sauger allerdings zu klein sind, geben manche Kinder ihre Saugversuche bald auf. Die Löcher sollten so klein sein, daß das Kind zumindest in den ersten sechs Monaten etwa 20 Minuten zum Austrinken einer Flasche braucht. Mit dieser Zeitangabe sind die Minuten gemeint, während derer das Kind wirklich saugt; es ist natürlich Unsinn, die Dauer der Mahlzeiten künstlich zu verlängern, indem man in der Mitte der Mahlzeit eine Pause einlegt.

382. Bei Daumenlutschern sollte die Mutter beim Weglassen von Mahlzeiten behutsamer vorgehen. Nicht nur die Dauer jeder Mahlzeit, sondern auch die Häufigkeit der Mahlzeiten bestimmen, ob ein Säugling seinen Sauginstinkt befriedigen kann. Wenn also ein Säugling trotz ausgedehnter Mahlzeiten am Daumen lutscht, dann sollte man die Häufigkeit der Mahlzeiten nur langsam verringern. Wenn beispielsweise ein drei Monate altes Kind bis zur Mahlzeit spätabends durchschläft, aber viel am Daumen lutscht, dann würde ich diese Mahlzeit nicht allzu schnell ausfallen lassen; nach etwa zwei bis vier Monaten kann man dies versuchen, vorausgesetzt, das Kind will um diese Zeit überhaupt noch trinken.

383. Daumenlutschen und die Zähne. Die Eltern von Daumenlutschern machen sich natürlich Gedanken darüber, ob nicht das Lutschen dem Kiefer und den Zähnen des Babys schaden könnte. Es ist wahr, das Nuckeln drückt oftmals den vorderen Teil des Oberkiefers etwas nach außen und die unteren Zähne nach innen. Wieweit die Zahnstellung beeinträchtigt werden kann, hängt davon ab, wie stark das Baby nuckelt und in welcher Stellung es den Daumen hält. Zahnärzte meinen, daß das Nuckeln keinerlei abträgliche Wirkung auf die bleibenden Zähne des Kindes hat, die im Alter von sechs Jahren kommen. Mit anderen Worten: wenn das Daumenlutschen aufhört, bevor das Kind sechs Jahre alt ist - und das tut es in den meisten Fällen -, ist für die bleibenden Zähne des Kindes nichts zu befürchten. Aber ob nun das Nuckeln die ersten Zähne leicht verschiebt oder nicht - die meisten Eltern werden es ihrem Kind so schnell wie möglich abgewöhnen wollen. Auf keinen Fall aber sollten Eltern das mit drastischen Maßnahmen versuchen.

384. Warum keine Zwangsjacke? Warum bindet man die Arme des Kindes nicht nach unten, damit es nicht am Daumen lutscht? Die Folge wäre eine tiefgehende Frustration, die zu neuen Problemen führen könnte. Außerdem ist das keine Lösung für ein Kind, das viel am Daumen lutscht. Wir haben alle von verzweifelten Eltern gehört, die Ellenbogenschienen oder eine schlecht schmeckende Flüssigkeit verwenden, und das nicht nur für ein paar Tage, sondern für Monate. Kaum werden diese Zwangsmittel weggelassen, ist der Daumen wieder im Mund. Natürlich behaupten einige Eltern, mit diesen Methoden gute Ergebnisse erzielt zu haben. Bei den meisten dieser Kinder handelte es sich aber um eine milde Form des Daumenlutschens. Viele Kinder lutschen hin und wieder am Daumen. Ganz gleich, was die Eltern tun, hören die Kinder schnell auch wieder damit auf. Ich glaube, daß ein echter Daumenlutscher durch solche Zwangsmittel eher mehr als weniger am Daumen lutscht.

385. Daumenlutschen bei älteren Babys und Kindern. Bis jetzt war nur vom Daumenlutschen des Babys während der ersten Monate seines

Lebens die Rede. Dann aber, wenn das Baby aus dem Säuglingsalter heraus ist und sich dem Alter von einem Jahr nähert, sieht das Problem des Daumennuckelns schon anders aus. Dann bedeutet es für das Baby einen Trost, den es zu besonderen Zeiten braucht. Es nuckelt, wenn es sehr müde oder gelangweilt oder verdrossen ist, oft nuckelt es sich auch in den Schlaf. Wenn es sich den Anforderungen, die das Leben jetzt stellt, nicht ganz gewachsen fühlt, rettet es sich in die Gewohnheiten seiner ersten Lebenszeit, da das Nuckeln seine größte Freude war.

Das Verlangen nach Trostspendern wird in Abschnitt 376 besprochen.

Auch wenn Daumenlutschen nach dem sechsten Monat ein anderes Bedürfnis befriedigt, so sind es doch fast immer die Kinder, welche zunächst aus dem Sauginstinkt heraus lutschten, die dies nun als angenehme Freizeitbeschäftigung betreiben. Sehr selten beginnt das erste Daumenlutschen im Alter von sechs Monaten oder mehr.

Über die Verlängerung des Saugens beim 6- oder 12 Monate alten Säugling soll man sich keine Gedanken machen. Was müssen die Eltern tun? Wenn das Kind munter, glücklich, aktiv ist und meist abends und nur selten tagsüber am Daumen lutscht, brauchen die Eltern gar nichts zu tun. Anders gesagt, ist Daumenlutschen weder ein Zeichen für eine unglückliche Stimmung noch für gestörtes Sozialverhalten oder einen Mangel an Zuwendung. Die meisten Daumenlutscher sind sehr glückliche Kinder. (Kinder, denen jede Zuneigung fehlt, lutschen nicht am Daumen.) Lutscht ein Kind sehr viel mehr als es spielt, so sollten sich die Eltern fragen, was sie tun könnten, damit sich das Kind nicht so oft selbst trösten muß. Ein anderes Kind langweilt sich vielleicht, weil es zu wenige andere Kinder sieht oder zuwenig Spielzeug hat. Vielleicht muß es auch stundenlang im Laufgitter sitzen. Ein anderes Kind mag unzufrieden mit seiner Mutter sein, weil sie es von allen Aktivitäten fernhält, die es faszinieren, anstatt ihm Dinge zu zeigen, die es tun darf. Ein anderes Kind hat genügend Spielkameraden und viel Freiheit zu Hause, aber es traut sich nicht, schaut nur zu und lutscht dabei am Daumen. Was *kann* man also beim Daumenlutschen tun? Das Leben des Kindes erfüllter machen.

Ellbogenschienen, Kappen und übelschmeckendes Material auf

dem Daumen machen das Kind unglücklich und sind weder bei kleinen noch bei großen Kindern geeignet, die Gewohnheit langfristig zu durchbrechen. Manchmal wird es nur noch schlimmer. Es hilft auch nichts, das Kind auszuschimpfen oder den Daumen aus dem Mund zu ziehen. Ich erinnere mich an Anna, die aus eigenem Antrieb mit drei Jahren ihr Daumenlutschen einstellte. Sechs Monate später kam Onkel Georg ins Haus zurück, der besonders viel an ihr auszusetzen gehabt hatte. Kaum hatte er die Türschwelle überschritten, begann Anna wieder am Daumen zu lutschen. Oft hört man die Empfehlung, Kindern ein Spielzeug zu geben, wenn sie am Daumen lutschen. Sicher ist es gut, wenn das Kind von vielen Dingen zum Spielen umgeben ist, damit es sich nicht langweilt. Wenn Sie aber jedesmal dann aufspringen und ihm ein altes Spielzeug in die Hand drücken, merkt es bald, wo der Hase läuft.

Wie wäre es mit einer kleinen Bestechung? Wenn ein Kind - was an sich sehr selten vorkommt - etwa noch mit fünf Jahren am Daumen lutscht und die Eltern für seinen Kiefer und die bleibenden Zähne fürchten, könnte man unter Umständen damit etwas erreichen, vorausgesetzt, daß die Bestechung vernünftig ist. Einem kleinen Mädchen von fünf Jahren, das das Daumennuckeln überwinden soll, hilft man vielleicht damit, daß man ihm einen Fingernagel lackiert »wie bei einer Dame«. Doch kein Kind von zwei oder drei Jahren wird um einer Belohnung willen einen Instinkt verleugnen. Meistens wird man mit solchen Versuchen das Kind nur verwirren.

In erster Linie sollte man bei Nuckelkindern darauf achten, daß sie ein ruhiges, normales und harmonisches Leben führen. Freundliche Ermunterungen und - wenn das Kind alt genug ist - Hinweise darauf, daß es eines Tages schon ganz von selbst aufhören werde zu nuckeln, helfen dem Kind noch am ehesten. Auf keinen Fall sollte man es necken, und man darf es auch nicht andauernd darauf aufmerksam machen, so daß es schließlich von selbst anfängt, darüber nachzudenken. In den meisten Fällen gibt sich das Daumenlutschen von allein, und zwar noch bevor die zweiten Zähne erscheinen. Manchmal fangen Kinder, die es sich schon abgewöhnt hatten, während einer Krankheit oder einer seelischen Belastung noch einmal an zu nuckeln, doch auch das sind dann nur noch vorübergehende Erscheinungen. Selten hört ein Nuckelkind von drei Jahren damit auf, kaum je aber nuckelt es noch, wenn es in die Schule geht.

Die meisten daumenlutschenden Kinder haben gleichzeitig auch ein Spielzeug zum Streicheln. Das eine zerknittert oder reibt ein Stück Decke, eine Windel, einen Seidenschal oder ein Wollknäuel. Ein anderes streichelt das Ohrläppchen oder spielt in den Haaren. Ein anderes hält ein Stück Stoff mitten ins Gesicht und streichelt dann mit dem Finger Nase oder Lippen. Diese Bewegungen erinnern daran, wie kleinere Kinder beim Saugen an Brust oder Flasche ganz vorsichtig Haut und Kleidung der Mutter erfühlen. Und wenn ein Kind etwas an sein Gesicht hält, so scheint das Gefühl an die Brust der Mutter zurückzukehren.

Diese Gewohnheiten werden in Abschnitt 376 erklärt.

386. Wiederkäuen. Manchmal haben Babys oder kleine Kinder die Angewohnheit, so lange an ihrer Zunge zu saugen oder darauf herumzukauen, bis die letzte Mahlzeit wieder zurückkommt (nicht unähnlich einer Kuh), allerdings kommt das sehr selten vor. In manchen Fällen beginnt etwas Derartiges, wenn man versucht, einem Baby das Daumennuckeln dadurch abzugewöhnen, daß man ihm die Ärmchen festbindet. Anstelle seines Daumens nuckelt es dann auf seiner Zunge herum. Doch lieber sollte man dem Baby seinen Daumen lassen, und zwar sofort, bevor das Wiederkäuen zu einer Gewohnheit wird. Man sorge auch dafür, daß es genügend Gesellschaft, Spiel und Zärtlichkeit bekommt.

Manchmal tritt dieses Wiederkäuen auch auf, wenn die Beziehung zu den Eltern stark gestört ist.

Der Schnuller

387. Ein Schnuller hilft bei quengeligen Kindern und hält vom Daumenlutschen ab. Ein Schnuller ist eine »blinde« Brustwarze (d. h. sie hat keine Öffnung); sie ist an einer Scheibe befestigt, die an den Lippen anliegt und verhindert, daß der Sauger in den Mund gezogen werden kann. Am Rücken der Scheibe befindet sich ein Drehring, an dem das Kind den Schnuller greifen kann.

Ein Schnullertyp ist aus weichem Gummi hergestellt, so daß das Gesicht des Kindes nicht verletzt werden kann, wenn es darauf schläft, und außerdem der Sauger mit der Scheibe untrennbar verbunden ist und so nicht verschluckt werden kann. Gelegentlich kann aber der lange Sauger die Rachenrückwand berühren und Würgen auslösen. Es gibt auch Schnuller mit einem kurzen kugelförmigen Sauger. Sehr kleine Kinder mögen ihn lieber, weil er kleiner und weicher ist. Ein weiterer Schnullertyp hat einen auf einer Seite abgeflachten Sauger; während der Hersteller die gute Wirkung dieses Bautyps lobt, gibt es dafür keine wissenschaftlichen Beweise.

Ein gelegentlich gereiztes Kind läßt sich durch einen Schnuller oft vollkommen ruhigstellen. Wir wissen nicht, ob durch das Saugen eine unangenehme Stimmung vertrieben oder einfach der Mund beschäftigt wird. Bei Koliken mit ihren deutlichen Schmerzen bringt ein Schnuller zumindest teilweise Erleichterung.

Gereiztes Schreien und Koliken kommen nach den ersten drei Lebensmonaten selten vor, so daß man dann mit dem Schnuller aufhören kann, um ihn nicht zur Gewohnheit werden zu lassen.

388. Mit dem Schnuller läßt sich Daumenlutschen sehr wirksam verhindern. Die meisten Säuglinge, die während der ersten Lebensmonate oft einen Schnuller im Munde haben, werden auch dann später keine Daumenlutscher, wenn sie mit drei oder vier Monaten diese Gewohnheit wieder aufgeben.

Einige Eltern könnten nun sagen: warum sollen wir mit dem Schnuller das Daumenlutschen vermeiden, wenn das Lutschen am Schnuller ebenso ungünstig ist? Darauf kann ich nur antworten: Kinder, die in den ersten drei Lebensmonaten regelmäßig am Daumen lutschen – und das sind etwa 50 % aller Kinder – lutschen bis ins dritte, vierte, fünfte Lebensjahr oder sogar länger. die meisten Schnullerkinder aber geben ihren Schnuller mit drei oder vier Monaten wieder auf. So sehr sie ihren Schnuller heiß und innig liebten, so energisch spucken sie ihn nun aus, wird er in den Mund gesteckt. Wer den Schnuller mit drei oder vier Monaten noch benutzt, gibt ihn spätestens mit ein oder zwei Jahren auf; das ist immer noch erheblich früher als beim Daumenlutschen.

Vorteilhaft beim Schnuller ist auch, daß die Zahnstellung viel weniger als beim Daumenlutschen beeinträchtigt werden kann.

Wie verhindert man mit dem Schnuller das Daumenlutschen? Zunächst einmal lutschen 50 % aller Kinder nie oder nur ganz selten am Daumen. Es gibt also bei ihnen nichts zu verhindern, und ein

Schnuller sollte höchstens einmal bei Koliken eingesetzt werden. Andererseits sollten wir bei unserer Entscheidung nicht davon ausgehen, was das Kind tut, sondern was es versucht zu tun. Wenn es also nach den Mahlzeiten den Daumen in den Mund stecken will und kräftig am Daumen lutscht, ist ein Schnuller ratsam.

Wann soll man anfangen? Hat sich ein Kind wochen- und monatelang daran gewöhnt, den Daumen in den Mund zu stecken, wird es voraussichtlich den Schnuller ablehnen. Denn es hat nicht nur die Gefühle im Mund, sondern auch die Empfindungen am Daumen kennen- und schätzengelernt. Wenn Sie also den Schnuller verwenden wollen, dann müssen Sie damit in den ersten Lebenswochen beginnen.

Zu welcher Tageszeit? Man gibt den Schnuller, wenn das Kind mit seinem Mund herumsucht und an Daumen, Fingern, Handgelenk, Kleidung oder irgend etwas Greifbarem zu lutschen versucht. In den ersten Lebensmonaten geschieht das meist vor oder nach den Mahlzeiten, weil das Kind sonst schläft. Wacht es aber zwischen den Mahlzeiten, so soll es auch dann seinen Schnuller bekommen. Der Schnuller sollte während der ersten 3 Lebensmonate nicht so selten wie nötig, sondern so oft als möglich gegeben werden, so daß das Kind seine Befriedigung hat und den Schnuller auch bald wieder aufgibt.

389. Eltern beginnen ungern mit dem Schnuller, und oft hören sie ungern damit auf. Der wirksame Gebrauch eines Schnullers wird durch zwei Faktoren erschwert. Wo ein Schnuller sinnvoll wäre, wollen viele Eltern ihn oft nicht ersetzen oder versuchen es so spät, daß das Kind ihn nicht mehr mag, obgleich es ihn einige Wochen vorher angenommen hätte. Die Zurückhaltung der Eltern ist natürlich. Viele Menschen sehen es ungern, wenn so ein Schnuller, insbesondere bei einem Kind, das schon gehen kann, mitten im Gesicht thront. Das Gesicht wirkt dumm, vor allem wenn das Kind saugt. Manche Eltern lehnen zunächst den Rat des Arztes ab, befreunden sich aber dann mit dem Gedanken an einen Schnuller, wenn sie von ihren guten Erfahrungen ihrer Bekannten damit hören. Es gibt auch das umgekehrte Problem: Eltern nutzen den Schnuller erfolgreich bei ihrem quengeligen oder von Koliken geplagten Kind und werden so abhängig davon, daß sie das Kind in einem fort trösten; es erhält den Schnuller mehrfach täglich auch dann, wenn es ihn eigentlich aufgeben könnte. Mit fünf, sechs oder sieben Monaten entwickelt sich dann eine Abhängigkeit, die bis eineinhalb Jahre dauern kann. Ein Schnuller kann ebenso wie das Daumenlutschen ersatzweise das Saugbedürfnis bis zum Alter von drei bis fünf Monaten befriedigen. Mit drei bis vier Monaten nimmt das Bedürfnis bereits ab. Viele Kinder spucken den Schnuller aus; bei ihren Mahlzeiten wird das Saugbedürfnis voll befriedigt. Mit fünf oder sechs Monaten ist es fast ganz verschwunden, wie man an einigen Brustkindern feststellt, die nur noch wenig Interesse am Saugen zeigen. Wird der Schnuller jenseits des vierten Lebensmonats angeboten, so fungiert er als Trostspender; ob das Kind früher zu wenig saugen konnte oder ob es eine hartnäckige Gewohnheit entwickelt hat: ab jetzt kann es zwei Jahre dauern, bis es vom Schnuller läßt.

Hält das Kind am Schnuller fest, so darf man ihn nicht einfach wegnehmen. Man sollte ihn aber auch Kindern, die ihn ausspucken und so ihre Abneigung zu erkennen geben, nicht mehr anbieten. Auch die Anti-Schnuller-Verwandtschaft gibt dann etwas Ruhe. Schließlich verringert sich das Risiko von Fehlstellungen der Zähne.

Wenn das Kind schläfrig wird, sollten die Eltern den Schnuller aus dem Mund nehmen; wehrt es sich, so sollen sie damit warten, bis es schläft. Wird ein Kind daran gewöhnt, mit dem Schnuller im Mund zu schlafen, dann erwacht es und schreit mitleiderregend, wenn er herausfällt. Das kann ein dutzend Mal pro Nacht vorkommen, wenn das Kind gerade lernt, statt auf dem Rücken auch auf dem Bauch zu schlafen; und es ist eine sehr unerfreuliche Störung der Nachtruhe für die Eltern.

Ein Kind ist reif, sich den Schnuller abzugewöhnen, wenn es ihn aus dem Mund befördert oder wenn es seine Abwesenheit unbeeindruckt läßt. Das Abgewöhnen ist keine Sache für einen Tag, sondern muß langsam über 1 bis 2 Wochen, angegangen werden. Wenn das Kind den Schnuller noch etwas braucht, darf das Abgewöhnen auch etwas länger dauern. Hat das Kind den Schnuller noch im Alter von fünf bis sechs Monaten und wacht es mehrmals pro Nacht auf, weil es ihn verloren hat, so lege man mehrere davon in sein Bett, damit es seinen Ersatzschnuller selbst finden kann. Man kann auch einen am Nachtgewand befestigen. (Machen Sie aber keine lange Schnur an den Schnuller, an der er um den Kinderhals oder an einem Stab der

Wiege hängt. Das kann lebensgefährlich sein, wenn sich die Schnur um Finger, Handgelenk oder Hals wickelt.)

Hat das Kind ein paar Zähne, kann es den Sauger eines alten Schnullers zerbeißen und Stücke davon schlucken. Geraten sie in die Luftröhre, kann es zu gefährlichen Erstickungsanfällen kommen. Man kaufe daher einen neuen Schnuller, wenn der alte zu sehr abgenutzt ist.

Rhythmische Bewegungen

390. Schaukeln, Schiffschaukeln, Kopfrollen und Kopfschlagen. Beim Schaukeln schwingt ein Kind, das in einem Sessel oder auf einer Couch sitzt, hart gegen die Rückenlehne und wieder zurück. Schiffschaukeln nenne ich die Bewegung, wenn sich ein Kind mit Händen und auf Knien abstützt und den Körper in Richtung Ferse schwingen läßt. Das Kinderbettchen bewegt sich dann durch den Raum, bis eine Wand es aufhält. Ein Kind kann auch beim Liegen auf dem Rücken den Kopf von links nach rechts und wieder zurück rollen. Am meisten Sorgen machen sich die Eltern, wenn das Kind mit Stirn oder Hinterkopf gegen den Bettrand schlägt. Sie fragen sich, ob das Kind normal ist oder, wenn es normal ist, danach auch normal bleibt.

Welche Bedeutung haben diese rhythmischen Bewegungen? Zwar wissen wir nicht alle Antworten, haben aber gewisse Vermutungen. Diese Gewohnheiten entwickeln sich in der zweiten Hälfte des ersten Lebensjahres, wenn kleine Kinder einen Sinn für Rhythmik entwickeln und sich im Takt der Musik versuchen zu bewegen. (Hilft es den Kindern beim Laufenlernen?) Wie Daumenlutschen oder das Streicheln eines Stofftiers treten sie vorwiegend auf, wenn das Kind müde, schläfrig oder frustriert ist. Ich betrachte sie daher als Trostspender, die an die frühe Kindheit erinnern, als das Kind viel geschaukelt und herumgetragen wurde. Näheres siehe Abschnitte 375–377.

Schlägt das Kind mit dem Kopf gegen die Wand, so kann man das Bettchen auspolstern, damit es sich nicht verletzt. Man kann auch das Kopfteil durch einen festen Baumwollstoff ersetzen. Ein schiffschaukelndes Kind, das mit seinem ratternden Bett das ganze Haus erschüttert, läßt sich wie folgt kontrollieren: Man stelle das Bett auf einen Teppich, der fest am Boden anliegt oder schiebe ein Stück Gummimatte unter den Fuß des Bettes. Man kann auch das Bettchen gegen die Wand stellen und zwischen Bett und Wand ein dickes Polster befestigen. Mit dem Kind schimpfen oder es festbinden würde ich nicht.

DIE ENTWICKLUNG VON KLEINKINDERN

Kleine Kinder werden größer

391. Die Entwicklung eines kleinen Kindes wiederholt die gesamte Geschichte der menschlichen Rasse. Es gibt nichts Faszinierenderes auf der Erde als ein Kind, das wächst und sich entwickelt. Zunächst glaubt man, daß es einfach die Größenzunahme ist. Später, wenn das Kind bestimmte Dinge tun lernt, so denkt man an die Aneignung von »Lerntricks«. In Wirklichkeit ist es aber viel komplexer und tiefer. Bei der Entwicklung jedes Kindes wiederholt sich in Spuren die Geschichte der menschlichen Rasse Schritt für Schritt in körperlicher und geistiger Hinsicht. Im Uterus beginnt ein Kleinkind als eine Einzelzelle - genau wie die Entwicklung des ersten Lebens im Ozean. Später, wenn das Kind in der Amnionflüssigkeit des Uterus liegt, besitzt es Kiemen wie ein Fisch. Gegen Ende des ersten Lebensjahres, wenn das Kind auf wackeligen Füßen zu stehen versucht, wiederholt es die Abkehr der Fortbewegung auf allen Vieren, die unsere Vorfahren vor Jahrmillionen durchliefen. Um diese Zeit lernen Kinder auch, ihre Finger geschickt und für feine Aufgaben zu gebrauchen. Unsere Vorfahren standen auf zwei Beinen, da sie bemerkt hatten, daß sie mit ihren Händen viel interessantere Dinge tun konnten als nur darauf zu gehen.

Nach dem sechsten Lebensjahr geben Kinder einen Teil ihrer Abhängigkeit von ihren Eltern auf. Sie werden selbständiger und können herausfinden, wie sie in die Welt außerhalb ihrer Familie passen. Die Spielregeln des Lebens treten nun an sie heran. So durchleben sie das Stadium der Frühgeschichte, als unsere wilden Vorfahren herausfanden, daß es besser war, nicht im Urwald in unabhängigen Familiengrüppchen herumzuziehen, sondern größere Gemeinschaften zu gründen. Dazu mußten sie Selbstdisziplin lernen, sich daran gewöhnen, nach Regeln und Gesetzen miteinander umzugehen, anstatt sich auf den Familienältesten zu verlassen, der die allerhöchste Autorität war.

Wenn Sie die Entwicklung Ihres Babys verfolgen, sollten Sie es so lieben, wie es ist – das ist die beste Grundlage für eine gute Entwicklung. (Lesen Sie dazu auch Abschnitt 12).

392. Babys können schon sehr früh sehen, hören und auch riechen. Eltern fragen oft: »Wann fängt das Kind an zu sehen?« Wir wissen heute, daß Kinder viel früher sehen, als wir früher glaubten. Bereits in den ersten Lebenstagen können sie einen Unterschied zwischen Gesichtern und anderen Gegenständen machen. Genaue Experimente zeigten, daß die meisten Kinder verschiedene Gesichter innerhalb der ersten Lebenstage nachzumachen versuchen. In den ersten Lebensmonaten können sie ihre beiden Augen noch nicht sehr gut koordinieren und schielen deswegen ab und zu für einige Augenblicke.

Wir wissen heute auch, daß neugeborene Kinder viel besser, als wir glaubten, hören und riechen können. Ein Säugling wird daher ganz zappelig, wenn er ein lautes Geräusch hört. Und nach einer Woche kann er den Still-BH seiner Mutter am Geruch erkennen.

393. Babys fangen schon früh an zu lächeln, weil das normale kleine Kind ein geselliges Wesen ist. Eines Tages, so im zweiten oder dritten Monat, erscheint plötzlich ein Lächeln auf seinem Gesicht, wenn die Mutter mit ihm spricht und es anlächelt. Natürlich ist das ein aufregender Moment für die junge Mama: Babys erstes Lächeln. Doch man mag darüber denken, was man will, das Baby selbst denkt sich noch nichts dabei und verbindet noch nichts mit seinem Lächeln. Es kann sein Köpfchen noch nicht drehen, und seine Händchen können noch nicht greifen, das einzige ist ein instinktives Gefühl dafür, daß es nun zu dieser neuen Umgebung gehört und daß das wohl etwas Richtiges sein muß. Und wenn es nun mit liebevollem Verständnis und dem richtigen Maß an Festigkeit behandelt wird, wird das Baby auch freundlich und vernünftig werden, weil das nun einmal so in seiner Natur liegt.

394. In den ersten zwei bis drei Monaten haben die Babys noch nicht viel Kontakt mit der Umwelt. Die meiste Zeit scheint es noch völlig in sich selbst zu ruhen. Es lächelt zwar friedlich, wenn man mit ihm spricht; aber was immer es sei, was Mama und Papa ihm erzählen – das Baby mißt ihm noch keine Bedeutung bei. Es ist sehr damit beschäftigt, mit sich selbst fertig zu werden, denn die Zeit der Umstellung auf das neue Leben ist nicht leicht. Da sind Koliken, die quälen, oder Kümmernisse unbestimmter Art, die niemand nachempfinden kann, dann muß man als Baby eben schreien, ehe man sich in den tröstlichen Schlaf retten kann.

Wenn das Baby aus dem ersten, das man das »dumme Vierteljahr« nennt, heraus ist, nimmt es wesentlich mehr von seiner Umwelt wahr. Es beginnt das Köpfchen zu drehen und zu gucken, und es scheint angenehm berührt zu sein von dem, was es da zu sehen gibt.

395. Baby und die Fremden. Babys Reaktion Fremden gegenüber vermittelt den Eltern ein anschauliches Bild von seiner stufenweisen Entwicklung. Die Besuche beim Arzt oder bei der Beratungsstelle sind ein Beispiel dafür: das Baby von zwei Monaten nimmt nicht viel Notiz von dem Arzt, der sich über es beugt. Es liegt auf dem Behandlungstisch und guckt über die Schulter des Arztes hinweg auf seine Mutter. Das drei Monate alte Baby ist des Arztes ganze Freude, es ist zu Späßchen aufgelegt und lacht aus Herzenslust, wenn der Arzt es anlächelt oder sich freundlich mit ihm unterhält. Mit fünf Monaten allerdings scheint das Baby seine Meinung geändert zu haben, es ist nicht mehr willens, sofort Freundschaft zu schließen. Wenn jemand Unbekanntes sich ihm nähert, wird es ernst und zurückhaltend, hört auf zu lachen, sein Körper nimmt eine steife Abwehrstellung an, seine Augen werden mißtrauisch, sein kleiner Magen hebt und senkt sich schnell, schließlich beginnt es zu zittern, und dann fängt das Gebrüll an. Manchmal ist das Baby so voller Schrecken, daß es immer noch brüllt, wenn die Untersuchung längst vorbei ist. Das ist eine Periode, in der die Kinder im allgemeinen sehr empfindlich Fremden gegenüber sind. Selbst Papas Gesicht, das sie nicht so oft sehen wie das der Mama, erschreckt sie manchmal, woraufhin Papa dann recht beleidigt ist. Vielleicht liegt diese Reizbarkeit daran, daß das Baby nun soweit ist, daß es zwischen Freund und Feind unterscheiden will. Wenn ein Kind besonders empfindlich ist und von großer Schreckhaftigkeit fremden Menschen und einer andersartigen Umgebung gegenüber, dann sollte man es möglichst ruhig zu Hause halten. Während dieser Zeit, die auch vorübergeht, hat es keinen Sinn, mit dem Kind zu reisen oder viele Besuche zu machen oder auch nur viele Besucher zu ihm ins Kinderzimmer zu führen, die es nur unnötig aufregen.

Manche Kinder nehmen gegen Ende des ersten Jahres nur wenig Notiz von Fremden und Besuchern. Jetzt sind sie in einem Alter, da sie die Dinge, die es zu untersuchen gibt, mehr interessieren als Menschen und Gesichter. Doch ist das Baby dann ein Jahr alt, ändert sich vieles. Mit 13 Monaten hat das Kind seine mißtrauische Zeit. Wenn man in dieser Periode mit ihm zum Arzt geht, schreit es schon von dem Moment an, da man mit ihm das Haus betritt. Es wehrt sich auf dem Behandlungstisch und versucht, in die schützenden Arme seiner Mutter zu flüchten. Es versteckt sein Köpfchen an Mamas Schulter und probiert es mit der Vogel-Strauß-Politik. Hin und wieder wird es einen mißtrauischen Blick in die Richtung des Arztes schicken, um sich zu orientieren, wie groß die Gefahr sei. Sein Protestgeschrei - wenn es nichts hilft und die Untersuchung ertragen werden muß - dauert meist an, bis die Mutter mit ihm das Haus wieder verläßt. Minuten später hat es den Schreck vergessen, nachtragen tut es den Erwachsenen jedenfalls nichts. Weitere Hinweise zum Umgang mit den empfindlichen Einjährigen finden Sie in Abschnitt 494.

Körperliche Entwicklung und motorische Fähigkeiten

396. Zunächst lernt das Kind seinen Kopf benutzen. Ein Kind lernt stufenweise, seinen Körper zu kontrollieren. Es beginnt mit dem Kopf und läßt dann die Hände, den Rumpf und die Beine folgen. Bereits bei der Geburt weiß es, wie man saugt. Und wenn jemand seine Wange berührt - sei es die Brustwarze oder ein Finger - dann versucht es diesen Gegenstand mit seinem Mund zu erreichen. So trägt das Kind auf seine Weise zum Gefüttertwerden bei. Wenn Sie seinen Kopf stillhalten wollen, wird es sehr böse und dreht sich, um ihn wieder freizubekommen. Wahrscheinlich hält es dieser Reflex vom Ersticktwerden ab.

397. Der Gebrauch der Händchen. Nur wenige Babys können von der Geburt an ihre Händchen an den Mund nehmen und an den Fingern nuckeln. Die meisten bringen es nicht fertig, die Fäustchen absichtlich und »gezielt« an den Mund zu nehmen, bevor sie zwei, drei Monate alt sind. Da sie die Fäustchen meist geballt halten, ist es noch schwerer, des Daumens allein habhaft zu werden.

Doch der Hauptzweck der Händchen ist es ja zu greifen und Dinge festzuhalten. Ein Säugling scheint schon immer im voraus zu wissen, was es als nächstes zu lernen hat. Wochen, bevor es dem Baby schließlich gelingt, einen Gegenstand festzuhalten, übt es Greifen, es fährt mit den Händchen herum und versucht, einen Halt zu finden. Wenn man ihm in diesem Stadium eine leichte Klapper in die Hand gibt, wird es sie festhalten und schütteln. Etwa um die Hälfte des ersten Lebensjahres lernt es, Dinge zu ergreifen, die man ihm in Reichweite seiner Ärmchen hinhält. Nach und nach wird es dabei Geschicklichkeit entwickeln, im letzten Vierteljahr des ersten Jahres macht es ihm Spaß, sehr kleine Dinge wie etwa Krümel, Fäden oder Staubflusen sorgsam und beinahe pedantisch aufzulesen.

398. Rechts- und Linkshändigkeit. Dies ist eine sehr komplizierte Geschichte. Einige Kinder sind im ersten Jahr beidhändig und entwickeln sich erst langsam zu Rechts- oder Linkshändern. Andere ziehen schon früh die linke oder rechte Hand vor und bleiben dabei. Andere verwenden eine Hand einige Monate lang und wechseln dann zur anderen.

Wissenschaftler, die sich für die Händigkeit interessieren, glauben, daß es sich um eine angeborene Eigenschaft handelt, die früher oder später ausgeprägt ist. Etwa 10 % aller Menschen sind linkshändig. Händigkeit hat genetische Faktoren; es gibt Familien mit mehreren Linkshändern, und andere Familien, die keinen Linkshänder haben. Viele Experten glauben, daß Stottern, Lese- und Rechtschreibstörungen oder emotionale Probleme entstehen, wenn man ein linkshändiges Kind zwingt, rechtshändig zu werden. Daher ist es am besten, wenn man einen Säugling oder ein Kleinkind überhaupt nicht beeinflußt.

Ist Ihr Kind beidhändig oder rechtshändig, was Sie sehen können, wenn es in der Mitte des ersten Lebensjahres das erste Mal Dinge zu greifen versucht, so können Sie davon ausgehen, daß es rechtshändig ist. Sie sollten dann seine Spielzeuge näher an seiner rechten Hand aufhängen, Spielzeuge, Nahrung und später ein Löffel ihm in die rechte Hand reichen. Ist es aber von Anfang an Linkshänder oder benutzt später nur die linke Hand, dann sollten Sie nicht mit ihm streiten, sondern ihm die Bevorzugung dieser Hand belassen.

399. Umdrehen und Aufsitzen. Im Gegensatz zur Kontrolle der Bewegung von Kopf oder Armen ist die Zeit, wenn Kinder sich umdrehen, aufsetzen, krabbeln, aufstehen oder laufen lernen, viel variabler. Vom Temperament und vom Körpergewicht ist eine Menge abhängig. Ein drahtiges, energisches Kind fängt früh an, sich zu bewegen. Ein dickes und friedliches wartet damit oft etwas länger.

Wenn ein Kind das erste Mal versucht, sich umzudrehen, so darf man es nicht unbeaufsichtigt auf dem Tisch liegen lassen, wenn es nicht abgesichert ist. Wenn es sich bereits öfter umdreht, irgendwann zwischen zwei und sechs Monaten, darf man es nicht einmal in der Mitte eines Erwachsenenbettes unbeaufsichtigt liegen lassen. Sie werden staunen, wie schnell ein Kind den Rand des Bettes erreicht hat.

Die meisten Kinder lernen das Sitzen (mit Hilfe) im Alter zwischen sieben und neun Monaten. Einige völlig normale und intelligente Kinder brauchen dazu 12 Monate. Bevor sie aber damit Erfolg haben, wollen die Kinder es auch versuchen. Wenn Sie versuchen, ihm ein Händchen zu geben, wird es sich dran hochziehen wollen. In diesem Zusammenhang stellt sich für Eltern oft die Frage: Ab wann darf ich mein Kind im Kinderwagen oder -stühlchen aufsetzen? Als Ärzte meinen wir, daß man ein Kind solange nicht aufsetzen sollte, bis es von sich aus viele Minuten lang sitzen kann. Das heißt nun nicht, daß Sie das Kind nicht in eine sitzende Position bringen dürfen, oder daß es nicht auf Ihrem Schoß sitzen darf. Solange Hals und Rücken gerade sind, darf es auch im Kinderwagen mit einem Kissen als Unterstützung sitzen. Nur eine verdrehte Haltung ist für lange Zeit nicht gut.

Hier spielt auch die Frage nach einem Hochsitz eine Rolle. Er ist sicher vorteilhaft, wenn Kinder mit dem Rest der Familie ihre Mahlzeit einnehmen. Leider kommen Unfälle, d. h. das Herausfallen aus dem Hochsitz häufig vor. Wenn Kinder die meisten ihrer Mahlzeiten selbst essen sollen, so sollte man besser einen kleinen Tisch und einen kleinen Stuhl kaufen. Wenn Sie unbedingt einen Hochsitz nehmen wollen, so nehmen Sie einen mit einer breiten Standfläche, so daß er nicht so leicht umkippt, und benutzen Sie immer die Haltevorrichtung für das Kind. Lassen Sie aber Ihr Kind keinesfalls allein auf einem hohen oder niedrigen Stuhl, wenn es krabbeln oder stehen gelernt hat.

400. Beim Wechseln der Kleidung: ein Spielzeug oder etwas zu essen. Kleine Kinder lernen nie, daß sie beim Wechseln der Kleidung oder der Windeln stillhalten müssen. Das geht völlig gegen ihre Natur. Ab dem Alter, wenn sie sich umdrehen können, bis zu einem Jahr, wenn sie im Stehen angezogen werden können, kämpfen oder schreien sie schrecklich, wenn sie sich hinlegen müssen, als hätten sie nie von einer solchen Ungeheuerlichkeit gehört.

Nur weniges kann da helfen. Ein Elternteil kann z. B. das Kind durch komische Geräusche ablenken, ein anderes kann ihm einen Zwieback reichen. Sie können auch ein besonders faszinierendes Spielzeug, etwa eine Musikbox verwenden, die nur zur Zeit des Anziehens zur Verfügung steht. Lenken Sie Ihr Kind ab, bevor Sie es hinlegen, und nicht erst, wenn es angefangen hat zu schreien.

401. Krabbeln. Irgendwann zwischen dem sechsten Monat und einem Jahr beginnt unser Baby zu krabbeln. Es gibt allerdings Kinder, die gar nicht erst krabbeln, sie sitzen im Wagen oder im Ställchen, überlegen sich die Sache theoretisch und lernen gleich stehen. Es gibt Dutzende verschiedener Arten, sich krabbelnd fortzubewegen. Babys können ihren Krabbelstil beträchtlich variieren und sich zum Experten darin ausbilden. Das eine lernt zuerst, rückwärts zu krabbeln, das andere krabbelt zur Seite hin. Das eine auf Händen und Zehen mit durchgedrückten Knien, das andere auf Händen und Knien, das eine auf einem Fuß und einem Knie. Kinder, die es in der Kunst, schnell zu krabbeln, weit bringen, lernen unter Umständen das Laufen erst später, während andere, die ungeschickt krabbeln oder es überhaupt niemals tun, sich schnell aufrichten und bald laufen lernen.

402. Stehen. Sich aufzurichten und auf ihren Füßen zu stehen, lernen die Kinder im letzten Viertel des ersten Jahres, sehr ehrgeizige, sehr kräftige Kinder fangen manchmal schon mit sieben Monaten damit an. Doch auch wenn ein Kind, das im übrigen gesund, aufgeweckt und lebhaft ist, nicht stehen lernt, bevor es ein Jahr alt ist, braucht man sich keine Sorgen zu machen. Eine Untersuchung beim Arzt wird die Eltern beruhigen, denn die Entwicklung der Kinder ist sehr unterschiedlich.

Viele Babys geraten in arge Bedrängnis, wenn sie mit Mühe und Not gelernt haben, auf ihren Beinchen zu stehen, aber noch nicht wissen, wie sie sich nun wieder hinsetzen sollen. Die armen Wesen stehen so lange, bis sie vor Ermüdung ganz außer sich sind. Die Mutter wird großes Mitleid haben, wird den kleinen Anfänger vom Geländer seines Ställchens loslösen und ihn wieder auf den Boden setzen. Im gleichen Moment aber hat das Baby seine Müdigkeit vergessen und zieht sich wieder auf die Füße hoch. Diesmal fängt es nach ein paar Minuten an zu schreien. Das Beste, was man in einer solchen Situation tun kann, ist, daß man ihm besonders interessante Dinge zum Spielen gibt, so daß es ein Weilchen im Sitzen beschäftigt ist. Im übrigen muß man sich damit trösten, daß das Baby vielleicht in den nächsten Tagen schon gelernt haben wird, wie es sich von selbst wieder hinsetzt. Eines Tages nämlich wird das Baby es ganz von allein versuchen. Sehr vorsichtig wird es sein Hinterteil abwärts bewegen, so weit seine Arme reichen, und nach langem Zögern läßt es dann die Gitterstäbe los. Es stellt dabei fest, daß ihm nichts passiert und daß es weich und bequem gelandet ist. Im Laufe von Wochen lernt das Kind, sich umherzubewegen, indem es sich zunächst mit zwei, später mit einer Hand festhält. Irgendwann hat es genügend Gleichgewicht, um seine Hände ein paar Sekunden frei zu lassen, wobei es oft gar nicht merkt, welch wagemutiges Unternehmen es da eingeht. Jetzt kann es anfangen zu laufen.

(Abschnitt 307 sagt Ihnen, warum Sie keinen Laufstuhl nehmen sollten.)

403. Das Laufenlernen. Verschiedene Faktoren bestimmen den Zeitpunkt, zu dem das Baby allein laufen kann: Ehrgeiz, Gewicht, wie gut oder schnell sich ein Kind durch Krabbeln vorwärts bewegen kann, eventuelle Krankheiten oder schlechte Erfahrungen. Wenn ein Baby zu dem Zeitpunkt, da es gerade mit dem Laufen anfängt, krank wird und vielleicht zwei Wochen im Bett liegt, kann es sein, daß es während der nächsten vier bis sechs Wochen alle Versuche, zu laufen, wieder aufgibt. Oder aber wenn das Kind bei den ersten

Versuchen hingefallen ist und sich weh getan hat, mag es sobald den Mut zu neuen Gehübungen nicht wieder aufbringen.

Die meisten Kinder lernen zwischen dem 12. und 15. Monat laufen. Einige wenige, die sehr ehrgeizig sind und eine besonders kräftige Muskulatur haben, fangen schon mit einem dreiviertel Jahr an. Eine ziemliche Anzahl von gut entwickelten Kindern aber fangen nicht vor eineinhalb Jahren damit an.

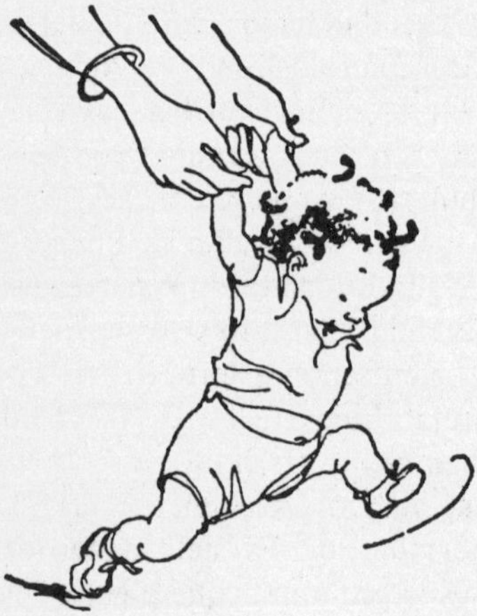

Wenn das Kind erst einmal läuft, tauchen natürlich noch zusätzlich kleine Probleme auf, ob es sich nun um die richtigen Schuhe oder um erzieherische Dinge handelt. Was das Laufen selbst anbelangt, brauchen Sie Ihrem Kind nichts beizubringen: sobald seine Muskeln, Nerven und auch sein Geist dazu bereit sind, läßt es sich ohnehin nicht mehr bremsen! Die Mutter eines sehr frühzeitig laufenden Babys braucht sich nun keine Gedanken darüber zu machen, daß dies eventuell seinen Beinchen schaden könne! Anfangs sind sie zwar manchmal etwas O- oder X-beinig, doch das kommt sowohl beim frühen wie auch beim späten Laufenlernen vor.

404. Hüfte, Füße und Beine. Bei den Routineuntersuchungen des Babys wird der Arzt auch überprüfen, ob die Hüfte normal geformt ist. Manchmal stellt sich eine Dislokation heraus. Durch eine sofortige Behandlung ist dies jedoch schnell zu beheben.

Bei allen Babys sind die Füße während der ersten zwei Jahre platt. Zum Teil, weil das Fußgewölbe noch nicht ausgebildet ist, zum Teil aber auch, weil die Füßchen noch so gut gepolstert sind. Erst wenn das Kind stehen und gehen lernt, werden die Muskeln trainiert und bilden allmählich die Wölbung des Fußes. (Abschnitt 405 gibt Hinweise zu Schuhen.)

Wie gerade die Beine, Knöchel und Füße des Babys wachsen, hängt von verschiedenen Faktoren ab, einschließlich der Veranlagung des Babys bei seiner Geburt, und davon, ob es unter Umständen zu Rachitis neigt (zu weiche Knochen infolge von ungenügendem Vitamin-D-Gehalt). Einige Babys neigen zu X-Beinen und nach innen gebogenen Knöcheln, obwohl sie niemals rachitisch waren. Bei einem schweren, dickeren Kind wird man das eher finden als beim leichten. Andere Babys wieder scheinen schon mit O-Beinen und einwärtsgerichteten Füßen geboren, und zwar gerade die sehr aktiven und kräftigen Kinder. Wenn ein Baby zu X-Beinen neigt und außerdem rachitisch ist, werden sich die X-Beine noch schneller entwickeln. Mit O-Beinen ist es natürlich dieselbe Geschichte. Ein anderer Faktor könnte die Stellung sein, in der das Baby seine Füßchen und Beine zu halten pflegt. Beispiel: Das Baby sitzt mit dem einen Füßchen unter den Oberschenkel des anderen Beinchens eingeklemmt, so daß das Füßchen im Knöchel umgedreht wird. Liegt ein Kind sehr oft auf dem Bauch, werden seine Füßchen auch verdreht, weil sie dann meist mit den Zehen zueinander liegen.

Alle Kinder stellen ihre Zehen zunächst etwas auswärts, wenn sie zu laufen anfangen. Erst nach und nach lernen sie die richtige Fußstellung einnehmen. Und während das eine Kind seine Füßchen vielleicht so nach außen stellt wie etwa Charlie Chaplin, wird das andere Baby die Füßchen weniger spreizen und sie schon sehr bald parallel zueinander setzen. Ein Kind, das schon am Anfang die Füße parallel setzt, wird am Ende unter Umständen »über den großen Onkel« laufen. Kinder, die das tun, haben meist auch Veranlagung zu O-Beinen.

Bei Routineuntersuchungen wird der Arzt von dem Moment an, da das Kind zu stehen beginnt, auch seine Beine und Knöchel untersuchen. Deshalb sind diese Routineuntersuchungen auch während des zweiten Lebensjahres wichtig. Wenn schwache Knöchel, X- oder

O-Beine oder einwärts gewandte Füße festgestellt werden, müssen unter Umständen entsprechende Schuhe verordnet werden.

405. Schuhe. Welche Art von Schuhen und wann soll man sie dem Kind anziehen? In den meisten Fällen braucht man dem Baby keine Schuhe anzuziehen, bis man mit ihm ausgeht. Normalerweise nämlich behalten die Füße die gleiche Temperatur wie die Hände, und wenn Händchen und Füßchen bloß sind, macht es dem Kind nichts aus. Mit anderen Worten: nicht einmal gestrickte Schuhchen sind im ersten Jahr notwendig, es sei denn, das Haus und der Fußboden seien ungewöhnlich kalt. Auch wenn das Baby stehen und laufen lernt, sollte man es, wenn die Verhältnisse es erlauben, nach Möglichkeit barfuß laufen lassen. Die Fußsohlen des Kindes sind zunächst noch verhältnismäßig platt. Nach und nach erst krümmt sich die Fußsohle und festigen sich die Knöchel, indem das Baby sie beim Stehen und Laufen kräftig trainiert. (Daß die Fußsohlen so kitzlig und empfindlich sind, ist von der Natur klug eingerichtet: es erinnert daran, daß wir den Fuß genügend vom Boden abheben.) Das Laufen auf einem unebenen Boden oder auf einer rauhen Oberfläche ist ein gutes Training für die Fuß- und Beinmuskeln.

Natürlich braucht ein Kind Schuhzeug, sobald es nach draußen geht oder auf Holzfußböden läuft, wo es sich Splitter einreißen könnte. Innerhalb der Wohnung aber sollte man, wenn es nicht zu kalt ist, die Kinder ruhig bis zu 2 oder 3 Jahren oft barfuß gehen lassen. Und im Sommer, wenn es warm genug ist, dürfen sie am Strand, im Sandkasten oder im Garten, wo nichts passieren kann, barfuß gehen. Die Ärzte verschreiben für gewöhnlich zuerst halbweiche Sohlen, so daß die Füße des Kindes die Möglichkeit haben, sich genügend zu bewegen. Wichtig ist, daß die Schuhe die richtige Größe haben: nicht zu klein, damit die Zehen nicht eingezwängt werden, aber auch nicht zu groß, damit das Füßchen nicht herausrutscht. Die Strümpfchen müssen natürlich auch groß genug sein.

Kleine Kinder haben ihre Schuhe meist nach entmutigend kurzer Zeit wieder ausgewachsen, manchmal schon nach zwei Monaten. Jede Mutter sollte es sich angewöhnen, die Füßchen in den Schuhen alle paar Wochen zu befühlen, ob sie auch noch hineinpassen. Die Zehen dürfen vorn nicht anstoßen, denn wenn das Kind läuft, rutschen die Füßchen ohnehin nach vorn. Passen die Schuhe nur eben, dann werden die Zehen gequetscht. Zwischen den Zehen und der Schuhspitze sollte etwa 1 Zentimeter Spielraum sein. Wenn das Kind sitzt kann man die richtige Schuhgröße nicht feststellen, erst wenn es steht, füllen die Füßchen die Schuhe richtig aus. Natürlich sollten die Schuhe auch eine bequeme Breite haben. Eine rutschfeste Sohle ist wichtig. Man kann eine Sohle auch mit grobem Sandpapier aufrauhen.

Sie können preiswerte Schuhe nehmen, wenn sie gut passen. Gegen Turnschuhe ist nichts einzuwenden, solange man darin nicht schwitzt. Während der ersten zwei bis drei Jahre sind die Füßchen der Kinder rundlich, infolgedessen sitzen Halbschuhchen nicht so gut wie hohe Schuhchen.

Das Sprechen

406. Das Sprechen. Rund um das erste Jahr herum fangen die meisten Babys an, die ersten, gelegentlich sogar verständlichen Worte zu sagen. Es gibt aber auch durchaus gesunde Kinder, die damit erst viele Monate später beginnen. Das dürfte vornehmlich eine Sache der Veranlagung, des Temperamentes und der Persönlichkeit sein. Ein freundliches, aus sich herausgehendes Baby fängt oft sehr frühzeitig an zu sprechen. Andere wollen die Welt sozusagen erst einmal beobachten, bevor sie sich zu einer mündlichen Stellungnahme entschließen. Im allgemeinen sprechen Mädchen früher als Jungen und Erstgeborene eher als die Geschwister.

Natürlich spielen auch die Atmosphäre, in der das Baby lebt, und die Behandlung, die man ihm angedeihen läßt, eine große Rolle. Wenn eine Mutter in einem Zustand nervöser Spannung alles das, was sie für ihr Baby tut, still und ohne eine Wort erledigt, wird das Baby nicht zur Teilnahme an seiner Umwelt angeregt, und es wird in seiner eigenen Muschel verharren. Das andere Extrem könnte sein, daß die Erwachsenen sich zuviel mit dem Baby beschäftigen, auf das kleine Wesen einreden, unaufhörlich mit ihm spielen, es allerhand Dinge lehren wollen; auch dann fühlt sich das Baby unbehaglich und findet nicht die rechte Verbindung zu seiner Umwelt. Es ist noch nicht in dem Alter, in dem es entweder mitreden oder sich der Flut von neuen Eindrücken erwehren kann, indem es einfach weggeht und Leute Leute sein läßt. Jung und alt plaudern gern, wenn sie mit freundlichen sympathischen Leuten zusammen sind, der einzige Unterschied bei einem Baby ist der, daß das Baby erst einmal verstehen lernen muß, was die Leute mit ihm reden.

Hin und wieder hört man die Meinung, ein Baby könne unmöglich sprechen lernen, wenn seine Mutter in langen Sätzen mit ihm redet, es hätte dann gar nicht die Möglichkeit, einzelne Worte zu begreifen, und auch gar nicht die Zeit, sie zu lernen. Solche Einwände sind unbegründet, denn instinktiv sprechen Erwachsene mit kleinen Kindern ohnehin nur in kurzen Sätzchen, sie gebrauchen nur einzelne Worte und betonen sie so, daß das Kind ihre Bedeutung erfassen kann.

Läßt langsames Sprechenlernen auf eine langsame geistige Entwicklung schließen? Dieser Gedanke kann Eltern zunächst sehr beunruhigen. Es ist natürlich wahr: Kinder, die geistig nicht sehr regsam sind, werden erst später sprechen lernen, und Kinder, die einen wirklichen Defekt haben und in ihrer Entwicklung so weit zurück sind, daß sie vielleicht erst mit zwei Jahren anfangen zu sitzen, werden mit dem Sprechen ebenfalls sehr viel später anfangen. Tatsache ist indessen, daß der größte Teil aller spät sprechenden Kinder, selbst die, die bis zu drei Jahren nicht viel sprechen, durchschnittlich begabt, manche sogar besonders klug sind.

Scheint Ihr Kind etwas spät mit dem Sprechen zu beginnen und sind Sie auch über sein Gehör besorgt, sollten Sie beim Arzt wegen einer Gehörüberprüfung nachfragen.

Nun können Sie sich denken, was Sie tun müssen, wenn Ihr Kind spät sprechen lernt. Machen Sie sich keine Sorgen und nehmen Sie nicht vorschnell an, daß es weniger intelligent ist. Wenden Sie sich ihm zu, und versuchen Sie nicht, es zu sehr zu dominieren. Geben Sie ihm Möglichkeiten, mit anderen Kindern zu spielen, damit es sich selbst finden kann. Sprechen Sie zu ihm in freundlichem Ton und in einfachen Worten. Ermuntern Sie es, Gegenstände mit Namen zu nennen, aber verlangen Sie nichts und dringen Sie nicht in es, um es zum Sprechen zu bringen.

Alle Kinder sprechen die Worte, die sie verwenden, zunächst einmal falsch aus und verbessern nur langsam diese Fähigkeiten. Das eine oder andere Kind hat mit dem einen oder anderen Laut längere Schwierigkeiten. Einige dieser Fälle von falscher Aussprache haben mit der Zunge oder anderen Teilen des Sprechapparates zu tun. Schließlich gibt es auch Erwachsene, die trotz allen Versuchen immer noch lispeln. Andere Aussprachefehler sind eine Folge emotionaler Probleme. Ein Aussprachefehler in einem Wort kann beibehalten werden, obgleich in einem anderen Wort der gleiche Laut richtig intoniert wird. Kleine Verzögerungen wie diese genannten haben nichts zu bedeuten, wenn das Kind im allgemeinen wohl angepaßt und munter ist und sein Wachstum in jeder anderen Hinsicht nichts zu wünschen übrig läßt. Gelegentlich korrigiere man das Kind auf freundliche Art, man nehme aber diese Dinge nicht zu ernst oder streite gar mit dem Kind.

Was soll man mit einem Kind tun, das mit drei, vier oder fünf Jahren immer noch Sprachschwierigkeiten hat, so daß es von anderen Kindern nicht verstanden und vielleicht verlacht wird? Zunächst einmal sollte das Gehör von einem Facharzt untersucht werden. Man kann auch zu einem Logopäden gehen, wenn er erfahren im Umgang mit kleinen Kindern ist und die Aufgaben für das Kind attraktiv machen kann. Unabhängig davon, ob ein Experte konsultiert wird, braucht ein Kind den regelmäßigen Umgang mit anderen Kindern seiner Altersgruppe, am besten in einer guten Vorschule. Ein guter Lehrer kann das Kind mit Sprachschwierigkeiten vor der Häme anderer Kinder taktvoll bewahren. Er kann auch leichter als die Eltern dieses Kind betreuen, da er weniger durch Sorgen darüber behindert wird. Einige Vorschulen haben auch speziell ausgebildete Sprachlehrer.

407. Echte Babysprache entwickelt sich oft, wenn ein Kind das Gefühl hat, daß ein jüngeres Familienmitglied zuviel Bewunderung und Zuneigung erhält. Das Kind wird eifersüchtig (siehe Abschnitte 549 und 552). Bekommt ein Vorschulkind ein jüngeres Geschwister und bringt dann Babysprache in die Vorschule, kann die ganze Klasse davon angesteckt werden.

Es gibt aber noch einen weiteren Rückfall in die Babysprache, wenn das Kind keinerlei Rivalen in der Familie hat. Ich denke beispielsweise an ein kleines Mädchen mit Korkenzieherlocken und schönen Kleidern, das das einzige Kind einer verwöhnenden Familie ist. Dieses Kind erscheint wie ein Spielzeug, und die Eltern vergessen manchmal, daß es auch größer wird. Sie sprechen zu ihm in der Kindersprache länger als dies natürlich ist, und zeigen ihre Liebe am meisten, wenn das Kind sich wie ein kleines Kind und ganz possierlich verhält. Das Kind ist nicht schuld, wenn es sich entsprechend aufführt. Aber es wird es schwer haben, wenn es mit Kindern seiner Altersgruppe zu tun hat, da diese das Kind für weniger nett und interessant halten; sie finden ein solches Kind meist schrecklich.

Die langsamere Entwicklung

408. Kinder, die Zeit zur Entwicklung brauchen. Die Entwicklung jedes einzelnen Kindes unterscheidet sich von der jedes anderen und ist eine Mischung von Mustern, wie bereits in Abschnitt 12 erklärt wurde. Diese werden vor allem durch genetische Faktoren erklärt – im Rahmen der normalen Entwicklung. Frühes oder spätes Laufenlernen, Zahnen, Sprechenlernen, frühe oder späte Pubertätsentwicklung, hohe oder niedrige Körpergröße scheinen vererbt zu werden. Aber alle diese Merkmale sind in derselben Familie nochmals unterschiedlich, da auch das Erbgut einer Familie eine Mischung darstellt.

Während die Eltern ihr Kind größer werden und sich entwickeln sehen, werden sie von den verschiedenartigsten Gefühlen bewegt. Wenn das Baby gut gedeiht und sich schnell entwickelt, sind sie stolz auf das Kind und stolz auf sich selbst. Die Eltern erleben in den Augen ihres Kindes, das die Welt um sich her begreifen lernt, ihre eigene Kindheit noch einmal. Andererseits aber sind Eltern auch leicht geneigt, sich Sorgen zu machen, wenn ihr Kind noch nicht soweit ist, wie es ihrer Meinung nach sein sollte, wenn andere Kinder im gleichen Alter schon vernünftiger, kräftiger oder selbständiger sind. Die Eltern machen sich nicht nur Sorgen, sondern sie haben auch irgendwo ein leichtes Schuldgefühl, zumindest findet man das bei allen guten Eltern. Sie werden sich bei den geringsten Anlässen fragen, ob sie auch nichts versäumt haben und ihrem Kind alles an Pflege und Liebe haben angedeihen lassen, was möglich war; ob sie ihm auch alles das mit auf den Lebensweg haben geben können, was ein Kind braucht, um glücklich und zufrieden zu sein. Solche Eltern machen sich auch leicht Gedanken darüber, ob in ihrer Familie nicht vielleicht irgendein geistiger, seelischer oder körperlicher Defekt gewesen sein könnte, den das Baby geerbt hat. Das Bibelwort von den Sünden der Väter wird sie zeitweilig beunruhigen, ebenso wie es »Beispiele« aus dem täglichen Leben tun, die einem immer wieder zu Ohren kommen.

Im allgemeinen hat eine langsame Entwicklung nichts mit mangelnder Pflege, genetischen Störungen oder Versäumnissen und Sünden der Eltern, wirklichen oder eingebildeten zu tun.

Die motorische Entwicklung schließt Fähigkeiten wie das Geradehalten des Kopfes, Sitzen, Krabbeln, Stehen und Gehen ein. Es gibt dafür Durchschnittswerte, aber die Abweichungen sind selbst bei völlig gesunden und normalen Kindern sehr groß.

Es gibt einige sehr seltene Erkrankungen, die die motorische Entwicklung beeinträchtigen, aber diese werden im allgemeinen von einem Arzt diagnostiziert.

In der überwältigenden Mehrheit der Fälle langsamer motorischer Entwicklung - in 9 von 10 Fällen - handelt es sich lediglich um eine Abweichung im Bereich der normalen Entwicklung.

Die Entwicklung der Intelligenz. Eltern, deren Kind eine langsame motorische Entwicklung durchläuft, sollten auf jeden Fall wissen, daß dies wenig mit Intelligenz zu tun hat. 9 von 10 Säuglingen, die sich motorisch besonders langsam entwickeln, haben eine normale Intelligenz. Zufällig sind die Entwicklungstests, die bei Säuglingen angewandt werden (besonders in Fällen für die Adoption) hauptsächlich Tests für motorische Fähigkeiten und Sozialreaktionen. Sie zeigen, ob das Kind eine Erkrankung oder Verletzung des Gehirns hatte oder ob es in seiner Gefühlswelt durch Vernachlässigung geschädigt worden ist. Abgesehen davon können sie aber keinerlei Voraussagen über die Intelligenz des Kindes machen. Intelligenz, die mit Fähigkeiten wie logischem Denken und Gedächtnis zu tun hat, kann erst ab dem Alter von zwei Jahren zuverlässig untersucht werden.

Im Gegensatz zur motorischen Entwicklung hat die Intelligenz erheblich mehr mit der Umwelt als mit erblichen Faktoren zu tun. Säuglinge, deren Eltern wenig intelligent waren, die aber in intelligenzmäßig durchschnittliche oder überdurchschnittliche Familien adoptiert wurden, entwickeln eine Intelligenz, die eher der ihrer Adoptiveltern entspricht.

Die soziale und emotionale Entwicklung kann stärker auf dem Temperament beruhen, mit dem die Kinder zur Welt kamen – z. B. ob die ruhig oder aktiv waren – aber im allgemeinen beruhen sie auf den Erfahrungen, die ein Kind macht. Es gibt keinen Hinweis, daß spezielle Störungen wie Unwahrhaftigkeit, Gemeinheit und kriminelle Veranlagung vererbt werden.

Langsamentwickler sollten regelmäßig vom Arzt untersucht werden, um eine Krankheit oder Störung auszuschließen, die zu behandeln wäre. Das ist besonders dann wichtig, wenn nicht nur die motorische Entwicklung langsam ist, sondern wenn sie auch auf Menschen und ihre Umwelt nicht reagieren. Dann sollten Sie einen Kinderarzt, einen Augenarzt und einen HNO-Arzt aufsuchen.

Zahnen

409. Wann das Kind zahnt, hat wenig zu bedeuten. Das Zahnen beginnt bei Kindern zu unterschiedlichsten Zeiten. Das eine Kind kaut auf Gegenständen herum, quengelt und jammert drei bis vier Monate lang, bevor jeder einzelne Zahn durchgekommen ist und macht das Leben für die ganze Familie sehr schwierig. In einem anderen Fall entdeckt die Mutter einen Zahn, ohne daß sie jemals vermutet hätte, daß ihr Kind zahnt. Die meisten Babys beginnen im Alter von drei bis vier Monaten zu sabbern, da ihre Speicheldrüsen aktiver werden. Das muß nicht heißen, daß das Zahnen eingesetzt hat.

Das eine Baby kriegt seinen ersten Zahn schon mit drei Monaten, ein anderes nicht, bevor es ein Jahr alt ist. Beide Kinder sind normale, gesunde Kinder. In manchen Fällen kann es natürlich vorkommen, daß bestimmte Krankheiten das Zahnen beeinflussen, so daß die Zähnchen später kommen, doch das ist sehr selten. Bei einem normalen Baby hängt das Alter, in dem die Zähnchen erscheinen, nur von der Veranlagung ab. In der einen Familie zahnen die Kinder früh, in der anderen eben später.

410. Wie Zähne sich entwickeln. Der erste Zahn kommt etwa im Alter von 7 Monaten, Beißen, Quengeligkeit und Sabbern gingen dem aber um mehrere Monate voraus. Da das Kind in den ersten

2 ½ Lebensjahren 20 Zähne bekommt, sieht man, daß das Zahnen fast die gesamte Zeit hindurch geht. Daher ist es auch leicht, jede Beschwerde auf das Zahnen zu schieben.

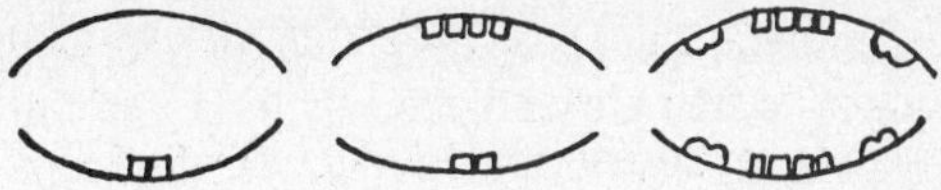

Früher war es üblich, die Zähne für Erkältungen, Durchfälle und Fieber verantwortlich zu machen. Natürlich haben diese Erkrankungen nichts mit dem Zahnen sondern mit Krankheitserregern zu tun. Bei einigen Kindern sieht es aber so aus, als vermindere das Zahnen die körpereigene Abwehr und machte es dadurch für eine Infektion leichter, sich zu behaupten. Wird Ihr Kind während des Zahnens krank oder hat Fieber über 38° C, so sollte ein Arzt geholt werden, um die Krankheit zu diagnostizieren und zu behandeln - genauso, als sei es nicht während des Zahnens, sondern während einer anderen Zeit krank geworden.

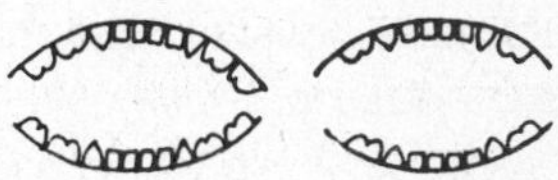

Die ersten zwei Zähne sind meist die unteren Schneidezähne. (Man nennt sie auch Inzisoren und bezeichnet damit die acht Vorderzähne, die scharfe Kanten haben.) Nach einigen wenigen Monaten kommen die oberen vier Schneidezähne dazu. Im Alter von etwa einem Jahr haben die Kinder durchschnittlich sechs Zähne, vier oben und zwei unten. Danach kommt eine Pause von mehreren Monaten. Jetzt folgen meist sechs weitere Zähne, ohne daß eine größere Pause dazwischen liegt - die zwei unteren Schneidezähne und die ersten Molaren (Backenzähne). Diese Molaren liegen nicht neben den Inzisoren, sondern weiter hinten und lassen eine Lücke für die Eckzähne.

Nach den ersten Backenzähnen setzt eine Pause von mehreren Monaten ein, bevor die Eckzähne (der Fachausdruck ist Canini) sich in die Zwischenräume zwischen Inzisoren und Molaren schieben. Dies kommt meist in der zweiten Hälfte des zweiten Lebensjahres vor. Die letzten vier Zähne eines Kindes sind die zweiten Molaren. Sie befinden sich direkt hinter den ersten Molaren und kommen in der ersten Hälfte des dritten Jahres durch.

411. Wachliegen beim Zahnen. Die ersten vier Molaren, die beim Kind meistens zwischen ein und eineinhalb Jahren durchkommen, bereiten meist mehr Schwierigkeiten als die anderen. Die Kinder können gereizt sein und manchmal tagelang keinen Appetit haben. Oft schreien sie mehrfach in der Nacht. Das kann ein Problem sein, wenn sie nicht sofort wieder einschlafen. Eine kleine Flasche oder eine Tasse Milch ist oft der leichteste Weg, um sie wieder zu beruhigen. Ist das gefährlich? In den meisten Fällen wacht das Kind nachts nicht mehr auf, wenn die Zähne durchgekommen sind. Gelegentlich aber entwickelt sich daraus eine Gewohnheit; das Kind wacht auf, und es weiß, daß es eine Flasche und Gesellschaft bekommt (Abschnitt 339). Daher sollte man mit dieser Gewohnheit, ein Kind nachts zu füttern oder aus dem Bettchen zu nehmen, gar nicht erst beginnen, wenn das Kind sich ohnehin in wenigen Minuten wieder selbst beruhigt hat.

Auch das Durchkommen der ersten Zähne in der Mitte des ersten Lebensjahres kann beim Kind nächtliches Aufwachen bewirken.

In Abschnitt 141 besprechen wir die Abneigung, Flasche oder Brust während des Zahnens anzunehmen.

412. Man lasse das Baby ruhig kauen. Manche Mütter glauben, es sei ihre Pflicht, ihr Baby daran zu hindern, Dinge in den Mund zu stecken und daran herumzukauen. Diese »Pflicht« aber macht sie und das Baby mit der Zeit rasend. Die meisten Babys müssen etwas haben, was sie in den Mund stecken können, zumindest im Alter von sechs bis 15 Monaten. Das Beste, was eine Mutter tun kann, ist zu verhindern, daß das Baby dabei Dinge erreicht, die ungeeignet zum Kauen sind. Es gibt genügend Gegenstände, die man dem Kind unbeschadet belassen kann. Ein Beißring z. B. wird in der ersten Zeit das Baby vollauf befriedigen. Vorsichtiger sollte man mit Zelluloidspielsachen sein, weil ein sehr kräftiges Baby unter Umständen dünnes Zelluloid zerbrechen und Stückchen davon hinunterschlucken kann. Man muß auch darauf achten, daß das Baby nicht an Dingen knabbert, die mit Farbe angestrichen sind, weil Farbe manchmal

Blei enthält. Neuerdings werden allerdings alle Möbel und alles Spielzeug für Kinder mit bleilosen Farben angestrichen. Dennoch muß man aufpassen, da ein Baby auch einmal andere Gegenstände in die Finger bekommt, etwa bunte Stopfpilze oder dergleichen, die nicht von vornherein im Hinblick auf Kinder hergestellt worden sind. Manche Kinder haben eine Vorliebe, auf einer bestimmten Art von Stoff herumzukauen. Man kann ihnen ihren Willen lassen, solange es nicht gefährlich ist. Natürlich ist es gut, wenn man die vom Baby bevorzugten Utensilien immer gründlich säubert, besonders wenn sie auf dem Boden gelegen haben oder der Hund sie sogar inzwischen bearbeitet hat!

Wodurch bekommt das Baby gute Zähne?

413. Wodurch bekommt das Baby gute Zähne? Schon bevor das Baby geboren wird, sind die Zahnkronen in seinem Kiefer geformt. Mit anderen Worten, sie werden bereits im Mutterleib gebildet, und ihre Qualität hängt davon ab, was die Mutter während der Schwangerschaft ißt. Untersuchungen haben ergeben, daß folgende Bestandteile der Ernährung gute und starke Zähne ausbilden: Calcium und Phosphor (Milch und Käse), Vitamin D (angereicherte Milch, Vitamintabletten und Sonnenschein), Vitamin C (Vitamintabletten, Orangen und andere Zitrusfrüchte, rohe Tomaten, Kohl). Wahrscheinlich sind auch noch weitere Stoffe notwendig, einschließlich des Vitamins A und einiger B-Vitamine.

Die bleibenden Zähne des Kindes, die es erst nach seinem sechsten Lebensjahr erhält, werden bereits *während der ersten Monate nach der Geburt* entwickelt. Während dieser Zeit bekommt das Baby ohnehin große Mengen von Calcium und Phosphor, und zwar mit der Milch, die es trinkt. Es sollte aber vom ersten Monat an auch Vitamin C und D bekommen. Gewöhnlich werden sie in Form von Konzentrattabletten zugesetzt, wenn sie nicht in der Nahrung enthalten sind.

414. Fluoridiertes Wasser macht Zähne widerstandsfähiger. Wir kennen einen Stoff, der bei der Bildung von Zähnen wichtig ist: das Fluorid, wenn es in kleinen Mengen der Nahrung der Mutter während der Schwangerschaft und beim Kind während der Zahnungsperiode zugegeben wird. In Gegenden, in denen Fluorid natürlich im Wasser vorkommt, gibt es sehr viel weniger Karies. Heute fügt man Fluorid in kleinen und medizinisch sicheren Mengen dem Wasser als allgemeine Vorbeugemaßnahme zu. Enthält das Wasser kein Fluorid, so kann der Frauenarzt oder Zahnarzt eine kleine Menge für die Mutter während der Schwangerschaft und für das Kind nach der Geburt verschreiben. Der Zahnarzt kann auch fluorhaltige Paste auf die Zähne pinseln oder eine fluorhaltige Zahnpasta empfehlen.

Der Zusatz von Fluorid zum Trinkwasser erschreckt manche Bürger. Sie zitieren Berichte, nach denen die Fluoridierung gefährlich sein soll, und laden Experten ein, die gegen die Fluoridierung zu Felde ziehen, wenn ein entsprechender Antrag für ihre Gemeinde diskutiert wird. Da es einige sehr negative Berichte gibt, fragt der Bürger schon nach dem Wert und der Gefahr einer Fluoridierung des Trinkwassers. Allerdings kann man heute sagen, daß ausgedehnte und intensive Untersuchungen von Wissenschaftlern durchgeführt wurden, bevor die Fluoridierung des Trinkwassers jemals vorgeschlagen wurde, und daß die potentiellen Gefahren sehr gründlich ausgelotet worden sind. Wenn Sie nicht wissen, ob Ihr Wasser Fluor oder zugesetztes Fluorid enthält, so rufen Sie bitte Ihr Wasserwerk an. Im allgemeinen enthält künstlich fluoridiertes Wasser 0,7 bis 1,0 ppm (parts per million = Teile pro Million) Fluor. Wenn Sie Ihren eigenen Brunnen haben, wenden Sie sich an das Gesundheitsamt.

Wie Sie sich erinnern, waren ähnliche Bedenken bei der Pockenimpfung, der Diphtherieimpfung und der Wasserchlorierung geäußert worden, bevor diese Maßnahmen allgemein eingeführt wurden.

415. Karies wird durch häufigen Kontakt mit zucker- und stärkehaltigen Nahrungsmitteln gefördert. Bisher hat die Wissenschaft noch nicht alle Antworten auf das Rätsel Karies gefunden. Die Ernährung der werdenden Mutter und des Kindes sind wichtig bei der Bildung der Zähne. Auch erbliche Faktoren spielen wahrscheinlich eine Rolle.

Aber einige Zähne, die zunächst stark und widerstandsfähig aussehen, werden später kariös. Zahnärzte glauben, daß die Hauptursache der Karies die Milchsäure ist. Milchsäure wird von Bakterien

synthetisiert, die sich von Zuckern und Stärken ernähren und auf den Zähnen siedeln. Je länger Stärke und Zucker während des Tages auf dem Zahn sind, desto größer ist auch die Anzahl der Bakterien und um so mehr Milchsäure wird synthetisiert, die den Zahnschmelz auflöst und zu Löchern führt. Daher gehört zu den Hauptursachen der Karies die Zwischenmahlzeit mit Lutschern, Süßigkeiten, getrockneten Früchten, Limonaden, Gebäck und Kräckern – all dies bleibt für Stunden am Zahn hängen.

Wenn Kinder im zweiten Lebensjahr mit der Flasche ernährt werden und mit Milchresten im Mund einschlafen, kommt es oft zu einer ganz schnellen Zerstörung der Zähne. Daher sollte ein Kind eine Flasche Milch oder Saft nie ins Bett bekommen. Natürlich enthalten die meisten Früchte etwas Zucker, und selbst in Gemüse kommt eine Spur davon vor. Dieser Zucker ist aber verdünnt und wird deshalb schneller von den Zähnen abgewaschen. Die faserhaltigen Früchte reinigen außerdem das Zahnfleisch. Jeder von uns ißt stärkehaltige Nahrungsmittel mehr oder weniger, aber im allgemeinen nehmen wir sie nur zu den Hauptmahlzeiten zu uns. Vor allem aber kleben die faserhaltigen Lebensmittel, etwa Vollkorn und Kartoffeln, nicht sehr lange an unseren Zähnen. Gefährlich für die Gesundheit der Zähne sind häufige Zwischenmahlzeiten mit zukker- und stärkehaltigen Nahrungsmitteln, weil sie besonders an den Zähnen kleben bleiben.

416. Die Pflege der Zähne. Es wird manchmal empfohlen, die Zähne des Kindes zu putzen, wenn der erste Satz Backenzähne durchgekommen ist. Bei den meisten Babys wäre dies in der ersten Häfte des zweiten Jahres der Fall. Doch es scheint wesentlich vernünftiger, mit dem Zähneputzen zu warten, bis das Kind etwa zwei Jahre alt ist. In diesem Alter nämlich entwickelt das Kind eine Leidenschaft dafür, alles das nachzumachen, was die Erwachsenen tun. Wenn Mama und Papa sich die Zähne putzen, wird das Kind eines Tages auch ein Glas und eine Zahnbürste ergreifen und dieses neue Spielchen selbst versuchen. Jetzt sollte man ihm eine kleine Zahnbürste kaufen, einen unzerbrechlichen kleinen Becher und ihm zeigen, wie man damit umgeht. Zuerst wird der Erfolg nicht groß sein, aber die Mutter kann freundlich und taktvoll dabei helfen. Es ist damit wie mit vielen anderen Dingen, die die Kinder lernen müssen: es ist nicht immer leicht, sie an die Pflichten, die sie nun einmal haben werden, zu gewöhnen, es fällt ihnen aber auf jeden Fall leichter, wenn sie es freiwillig tun und die Eltern bestimmt, aber freundlich Hilfestellung leisten. Mit Zwang ist in den seltensten Fällen etwas getan. Der Hauptzweck des Zähneputzens ist es, die Speisereste zwischen den Zähnchen zu entfernen. Logischerweise also werden die Zähne *nach dem Essen* geputzt. Wer ganz korrekt sein will, tut es nach jeder Mahlzeit. Am wichtigsten ist es nach dem Abendbrot, damit die Zähne die Nacht über sauber sind. Während der langen Stunden der Nacht können nämlich die Fäulnisbakterien in Ruhe ihre zerstörerische Arbeit tun, und gerade das soll verhindert werden.

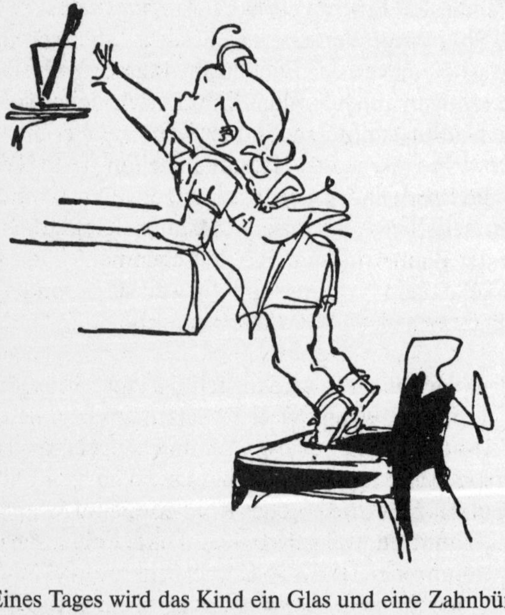

Eines Tages wird das Kind ein Glas und eine Zahnbürste ergreifen und das neue Spielchen selbst versuchen.

417. Ab dem Alter von 12 Monaten zweimal im Jahr zum Zahnarzt. Ab dem Alter von einem Jahr sollte man mit dem Kind zweimal im Jahr zum Zahnarzt gehen. Denn um diese Zeit beginnt die Karies. Löcher in den Zähnen sollte man füllen, solange sie noch klein sind.

Der Zahn kann so gerettet werden, und die Schmerzen sind für das Kind erträglich. Selbst wenn im Alter von ein oder eineinhalb Jahren das Kind keinen kariösen Zahn hat, so sollte der Besuch beim Zahnarzt dennoch nicht ausgelassen werden. Zum einen weiß man dann, daß die Zähne gesund sind. Das Kind lernt, zum Zahnarzt ohne Angst zu gehen. Es kann so ein Vertrauen aufbauen, das sich bewähren kann, wenn die erste Zahnfüllung ansteht.

Wenn Sie zu den vielen Erwachsenen gehören, die selbst Angst vor dem Zahnarzt haben, versuchen Sie, dieses Gefühl nicht an Ihr Kind weiterzugeben.

Eltern glauben manchmal, daß sie sich über Karies bei Kinderzähnen nicht sorgen sollten, da diese ohnehin wieder verloren gehen. Aber das ist falsch. Ein kariöser Zahn kann Schmerzen verursachen und gelegentlich zu einer Infektion des Kiefers führen. Ist ein Zahn so beschädigt oder verursacht soviel Schmerzen, daß er gezogen werden muß, so läßt er einen Platz im Kiefer zurück, der Fehlstellungen der nachrückenden Zähne begünstigt. Dann kann es sein, daß für die bleibenden Zähne nicht genügend Platz im Kiefer vorhanden ist. Denken Sie bitte auch daran, daß die letzten Kinderzähne nicht vor dem Alter von 12 Jahren verloren werden. Daher sollte man sich um sie genauso kümmern wie um die bleibenden.

418. Die bleibenden Zähne. Mit dem Wechseln der Zähne beginnt ein Kind etwa im Alter von sechs Jahren. Die bleibenden Backenzähne stehen weiter zurück als die Babybackenzähne. Als erste Zähne wird das Kind die unteren Schneidezähne verlieren. Die bleibenden Schneidezähne stoßen von unten nach, drücken die Wurzel heraus, die Zähnchen werden lose und fallen aus. Die Zähne wechseln in der gleichen Reihenfolge, in der sie Jahre zuvor gekommen sind: Schneidezähne, Backenzähne, Eckzähne. So etwa zwischen 12 und 14 Jahren ist das neue Gebiß des Kindes vollkommen, es fehlen nur noch die Weisheitszähne, die, wenn überhaupt, erst um die Zwanzig herum, manchmal auch nie, durchbrechen.

Wenn Zähne schief durch den Kiefer stoßen, drücken sie sich manchmal später von allein gerade, wieweit, ist allerdings nicht vorauszusagen. Der Zahnarzt, der die Zähne des Kindes ständig kontrolliert, wird den Eltern sagen können, ob eine Korrektur (Kieferorthopädie) notwendig ist.

Wenn die zweiten Zähne durchkommen, befinden sie sich zuerst hinter den Milchzähnen und bewegen sich später nach vorn. Sie haben scharfe Ecken, die im Laufe der Zeit abgenutzt werden. Auch sind sie gelblicher als ein Milchzahn.

UNFALLVERHÜTUNG

Grundsätze zur Vorbeugung von Unfällen

419. Die Haupttodesursache bei Kindern über einem Jahr sind nicht Krankheiten, sondern Unfälle. An der Spitze stehen Autounfälle, Feuereinwirkungen (Rauchvergiftungen und Verbrennungen) und Ertrinken.

Wenn man von »Unfall« spricht, nimmt jeder an, es handelt sich um etwas Unvermeidliches - so wie viele andere Dinge im Leben, auf die man keinen Einfluß hat. Die meisten dieser »Unfälle« sind jedoch leicht zu verhindern. Wir wissen auch wie: Durch Autokindersitze, Sicherheitsgurte, Fahrradhelme, aufmerksames Verhalten als Fußgänger und beim Baden, Einbau von Rauchwarngeräten und Verringerung der Temperatur von Heißwasserboilern könnten die häufigsten Katastrophen verhindert werden.

Warum fällt es uns so schwer, diese Regeln einzuhalten? Ich glaube, es liegt vor allem daran, daß wir oft mit der Einstellung durch das Leben gehen: So etwas kann mir nicht passieren.

Der erste Schritt der Unfallverhütung besteht darin, die Möglichkeit eines Unfalls einzuräumen. Zudem beachten Sie die folgenden Grundprinzipien: *Aktive Wahrnehmung* der Umwelt, um Risiken zu erkennen und soweit wie möglich zu reduzieren sowie eine aufmerksame *Beaufsichtigung.*

Kraftfahrzeuge

Kinder sind gefährdet als Insassen von Autos, als Fußgänger und als Fahrradfahrer. Ich erwähne Fahrradfahrer, weil fast 90 % der tödlichen Fahrradunfälle mit Kraftfahrzeugen in Zusammenhang stehen.

420. Autokindersitze und Sitzgurte. Wenn Sie Ihr Kind mit dem Auto aus der Klinik holen, dann sollte es schon in einem TÜV-geprüften

Säuglingssitz liegen. Ab einem Gewicht von 10 kg – etwa ab dem 12. Monat – sollte es in einem Autositz angegurtet sein, der sowohl frontale als auch seitliche Zusammenstöße abfängt und das Kind schützt. Erst im Alter von etwa fünf Jahren, wenn es mehr als 20 kg wiegt, kann es mit einem Kindersitzgurt angeschnallt werden. Kindersitze und auch -gurte bieten nur Schutz, wenn sie ordnungsgemäß befestigt sind. Bei gebraucht gekauften Kindersitzen besteht die Gefahr, daß wichtige Teile fehlen.

Einige Eltern schnallen ihre Kinder nicht an, mit der Entschuldigung, die Kinder wollen das nicht. Diese Entschuldigung gilt nicht. Eltern können sich immer durchsetzen. Fangen Sie erst mit Ausnahmen an, wird es jedesmal Streit geben. Am sichersten ist es, das Auto erst dann zu starten, wenn *jeder* angeschnallt ist. (Nehmen Sie nie einen Sitzgurt für zwei kleine Kinder oder für einen Erwachsenen mit einem kleinen Kind auf dem Schoß.)

Studien haben gezeigt, daß der Kindersitz bzw. der Sitzgurt noch einen zusätzlichen Nutzen hat. Sind die Kinder angeschnallt, verhalten sie sich *ruhiger* im Auto.

421. Unfälle als Fußgänger. Die häufigste Unfalltodesursache bei Kindern im Alter von fünf bis neun Jahren ist das Auto. Schulkinder sind besonders gefährdet, da sie viel über Straßen gehen müssen, aber noch nicht geübt darin sind. Ihr Sichtwinkel ist noch zu klein. Sie sind nicht in der Lage, die Geschwindigkeit und die Entfernung von entgegenkommenden Autos einzuschätzen und wissen nicht, wann sie die Straße überqueren können. Forschungen haben ergeben, daß die Erwachsenen ihre Kinder oft überschätzen. Es folgen einige Ratschläge für Fußgänger:

1. Kann das Kind schon auf dem Bürgersteig gehen, so sollten Sie ihm einschärfen, daß es nur den Bordstein verlassen darf, wenn Sie seine Hand halten. Beaufsichtigen Sie immer das Spielen von Vorschulkindern im Freien und geben Sie acht, daß sie nicht in Einfahrten oder auf Straßen toben.
2. Erläutern Sie den fünf- bis neunjährigen immer wieder, wie sie die Straße überqueren müssen. Geben Sie selbst ein gutes Beispiel. Zeigen Sie ihnen die Verkehrsampeln und Fußgängerschutzwege und erläutern Sie, warum es so wichtig ist, zuerst nach links, dann nach rechts und anschließend wieder nach links zu gucken,

auch wenn die Ampel grün ist oder sie auf einem Fußgängerschutzweg laufen. Am schwersten verstehen die Kinder, daß Autofahrer noch bei Rot fahren und daß Fußgängerschutzwege nicht automatisch auch Sicherheit bedeuten. (Ein Drittel der Unfälle mit Fußgängern ereignen sich, wenn sich das Kind auf einem Schutzweg befindet!)

3. Denken Sie daran, daß Kinder erst im Alter von neun oder zehn Jahren in der Entwicklung so weit sind, daß sie auch stark befahrene Straßen überqueren können.
4. Suchen Sie zusammen mit ihrem Kind in ihrem Wohngebiet sichere Plätze zum Spielen. Schärfen Sie ihm ein, daß es niemals hinter dem Ball her auf die Straße laufen darf.
5. Überlegen Sie, welche Wege Ihr Kind nimmt, insbesondere zur Schule, zum Spielplatz und zu Freunden. Begleiten Sie es und »erforschen« Sie mit ihm zusammen den sichersten Weg und die besten Möglichkeiten, die Straße zu überqueren. So wird es begreifen, daß es nur diesen Weg nehmen darf.
6. Prüfen Sie, ob auf dem Schulweg ausreichend Verkehrsampeln und Schutzwege vorhanden sind. Wird eine neue Schule gebaut, sehen Sie sich die Verkehrsstruktur in diesem Gebiet an. Gibt es genügend Bürgersteige, Ampeln, Schutzwege?

422. Fahrradunfälle. Jedes Jahr sterben viele Kinder durch Fahrradunfälle. Besonders gefährlich ist die Zeit nach der Schule bis zur Dunkelheit. Wenn Sie die folgenden Regeln beachten, können Sie die Mehrzahl der schweren Verletzungen verhindern.

Etwa drei Viertel aller schweren Fahrradunfälle betreffen Kopfverletzungen. Eine Kopfverletzung heißt gleichzeitig eine Gehirnverletzung, bei der immer die Möglichkeit eines dauerhaften Gehirnschadens besteht. Fahrradhelme können die Gefahr um 75 % mindern. Die Helme sollten eine feste harte Schale und eine feste Polystyrolfütterung haben. Der Kinngurt sollte an drei Punkten am Helm befestigt sein: Unterhalb der Ohren und im Bereich des Hinterkopfes. Der Helm *muß passen.* Nehmen Sie bis zum Alter von fünf oder sechs Jahren eine Kindergröße und dann ein Jugendmodell. Nach einem Zusammenstoß oder Unfall müssen Sie dem Kind einen neuen Helm besorgen. Bei Beachtung der folgenden Regeln, lassen sich Unfälle vermeiden:

1. Keine Fahrt ohne Helm - niemals!
2. Auch die Eltern müssen einen Helm tragen, sonst können sie das von ihren Kindern nicht verlangen.
3. Kaufen Sie Ihrem Kind nur ein Dreirad oder ein Fahrrad in der richtigen Größe, nicht eines, in das es erst »hineinwachsen« muß.
4. Setzen Sie es nicht zu früh auf ein Fahrrad. Meist ist das Kind erst im Alter von fünf bis sieben Jahren reif genug.
5. Bis zum Alter von neun oder zehn Jahren sollten Sie Fahrräder mit Rücktrittbremse kaufen. Erst danach haben die Kinder genügend Kraft und Koordinierungsvermögen für Handbremsen.
6. Kinder sollten erst mit neun oder zehn Jahren am Straßenverkehr teilnehmen, wenn ihr Urteilsvermögen reif genug dafür ist. Erläutern Sie ihnen dann die Verkehrsregeln, die auch die Autofahrer befolgen müssen.
7. Bringen Sie reflektierende Schilder/Folien am Fahrrad, am Helm und an der Kleidung des Kindes an, damit es besser gesehen wird. Das ist besonders wichtig für Kinder, die in der Dämmerung zur Schule oder zu Freunden und zurück fahren.

Eltern, die mit ihrem Kind im Kindersitz Fahrrad fahren, sollten die folgenden zusätzlichen Regeln beachten:

1. Wählen Sie einen Kindersitz mit Nackenstütze, Speichenschutz und Schultergürtel. Setzen Sie es nie in einen Rückentragesitz. Üben Sie vorher, indem Sie ein Gewicht in den Fahrradsitz legen.
2. Setzen Sie kein Kind unter einem Jahr oder mit mehr als 20 kg Gewicht in den Fahrradsitz.
3. Setzen Sie erst Ihren eigenen Helm fest auf und dann den des Kindes, bevor Sie es in den Fahrradsitz setzen. Achten Sie auf die richtige Helmgröße.
4. Lassen Sie das Kind nie unbeaufsichtigt im Fahrradsitz. Mit diesem Gewicht kann ein Fahrrad nicht allein stehen.
5. Fahren Sie auf sicheren, wenig befahrenen Fahrradwegen, nicht auf der Straße.
6. Fahren Sie nicht im Dunkeln.

Feuer: Rauchvergiftungen und Verbrennungen

423. Feuer ist die zweithäufigste Todesursache bei Unfällen in der Kindheit. Kinder unter fünf Jahren sind besonders stark gefährdet. 75 % der tödlichen Unfälle mit Feuer sind auf das Einatmen von Rauch, nicht auf Verbrennungen zurückzuführen. 80 % aller Todesfälle bei Bränden ereignen sich in Wohnungen. (Die Hälfte aller Wohnungsbrände werden durch Zigaretten verursacht.) Lassen Sie die Kinder nie allein in einem Haus, nicht einmal für ein paar Minuten. Nehmen Sie sie mit, wenn Sie das Haus verlassen.

Verbrühungen zählen zu den häufigsten nicht tödlichen Verbrennungen. 20 % dieser Fälle sind verursacht durch heißes Leitungswasser, 80 % durch verschüttete Nahrungsmittel. 50 % der Verbrühungen sind so schwer, daß eine Hauttransplantation vorgenommen werden muß.

424. Ergreifen Sie die folgenden einfachen Vorsichtsmaßnahmen: (Einige der Hinweise gelten nur für Hausbesitzer.)

1. Installieren Sie Rauchwarnmelder im Flur vor den Schlafzimmern Ihres Hauses.
2. Stellen Sie einen Trockenfeuerlöscher in die Küche und auf jede Etage Ihres Hauses.
3. Regeln Sie die Temperatur Ihres Heißwasserboilers herunter auf etwa 50° C. Die Standardeinstellung beim Kauf des Boilers liegt meist bei 70° C, einer Temperatur, bei der ein kleines Kind in weniger als zwei Sekunden Verbrennungen 3. Grades erleidet. Bei 50° C dauert es fünf Minuten bis zur Verbrühung. (Außerdem verringern Sie Ihre Stromrechnung um circa 8 %.)
4. Schärfen Sie Ihren Kindern ein, daß sie sofort aus dem Haus rennen sollen, wenn sie Rauch bemerken und ein Feuer vermuten.
5. Erstellen Sie einen Fluchtplan für Ihr Haus, mit zwei Fluchtrouten von jedem Schlafzimmer und legen Sie einen Platz vor dem Haus fest, an dem Sie sich alle treffen. Üben Sie den Plan wenigstens einmal im Monat mit der ganzen Familie.

425. Weitere Hinweise:

Verbrühungen durch Kaffee muß der Arzt am häufigsten behandeln. Trinken Sie niemals heißen Kaffee (oder Tee) mit einem kleinen Kind auf Ihrem Schoß. Achten Sie darauf, daß keine heißen Tassen Kaffee am Tischrand stehen.

Nehmen Sie keine Tischdecken oder Platzdeckchen, die ein kleines Kind vom Tisch ziehen kann.

Erwärmen Sie niemals die Trinkflasche für Ihr Kind im Mikrowellenherd! Die Milch kann kochend heiß sein, obwohl sich die Flasche noch kühl anfühlt.

Die Schlafanzüge von Kindern bestehen aus feuerhemmendem Material. Befolgen Sie die Waschanleitung und benutzen Sie kein Waschmittel, das die feuerhemmenden Eigenschaften zerstört.

Die Griffe von Töpfen sollten immer vom Herdrand wegzeigen.

Bewahren Sie Streichhölzer so auf, daß selbst ein entschlossenes drei- oder vierjähriges Kind nicht an sie heranlangt. In diesem Alter sind viele Kinder vom Feuer fasziniert und können der Versuchung, mit Streichhölzern zu spielen, kaum widerstehen.

Offene Heizgeräte, Kachelöfen, Kamine, schlecht isolierte Herde und leicht zu öffnende Grillgeräte sind gefährlich.

Viele Feuer werden verursacht, weil Gardinen, Bettzeug und Handtücher gegen ein Heizgerät geweht werden.

Tauschen Sie abgenutzte elektrische Schnüre aus. Sichern Sie die Verbindungen zwischen Verlängerungsschnüren. Verlegen Sie keine elektrischen Schnüre unter Läufern oder so, daß man darüber stolpern kann.

Decken Sie alle offenen Steckdosen durch Kindersicherungen ab.

Ertrinken

426. Ertrinken ist die dritthäufigste Todesursache bei Unfällen mit Kindern im Alter von ein bis zwölf Jahren. Für Vorschulkinder ist die Badewanne am gefährlichsten: Sie können in einer fast leeren Badewanne ertrinken, mit dem Gesicht nach unten, während Sie gerade zum klingelnden Telefon unterwegs sind.

Es gibt keine Studien, die nachweisen, daß frühzeitiger Schwimmunterricht (vom Säugling bis zum Vorschulkind) die Kinder vor dem Ertrinken in Badewannen, Schwimmbecken, Teichen, Seen oder Flüssen schützen kann. Kinder unter fünf Jahren haben einfach noch nicht die Kraft und können ihre Bewegungen noch nicht so koordinieren - auch nicht nach Schwimmunterricht - daß sie in der Lage wären, sich im Wasser zu retten. Außerdem kann der frühzeitige Schwimmunterricht sogar das Risiko des Ertrinkens *erhöhen*, da er den Eltern und den Kindern fälschlich ein Gefühl der Sicherheit vermittelt.

Der Schutz Ihres Kindes vor dem Ertrinken erfordert ständige Aufmerksamkeit und Beaufsichtigung. Die folgenden Punkte müssen Sie auch Ihrem Babysitter erläutern:

1. Lassen Sie ein Kind unter fünf Jahren niemals allein in der Badewanne, nicht einmal einen Augenblick. Lassen Sie es auch nicht in der Badewanne unter Aufsicht eines Kindes unter 12 Jahren. Wenn Sie unbedingt zum Telefon oder zur Wohnungstür gehen müssen, wickeln Sie das eingeseifte Kind in ein Handtuch und nehmen Sie es mit sich.
2. Lassen Sie Ihr Kind beim Baden nie aus den Augen, auch nicht, wenn ein Bademeister dabei ist. Die beste Regel, die ich kenne, lautet: Kinder müssen am Strand, am See, in der Nähe eines Swimming-Pools oder in einem Boot eine Schwimmweste tragen, bis sie 400 m schwimmen können. Natürlich werden sich die Kinder gegen diese Regel wehren, solange, bis sie sehen, daß es keine Ausnahme gibt. Ist Ihr Kind schon ein guter und besonnener Schwimmer (10 bis 12 Jahre), kann es auch ohne elterliche Aufsicht, doch nie allein, schwimmen.
3. Wenn Sie einen Swimming-Pool haben, sollte er an allen vier Seiten von einem Zaun umgeben und das Tor abgeschlossen sein. Glauben Sie nicht, daß Ihr Haus eine Seite des Zaunes sein könnte. Ein Kind schlüpft nur allzu leicht durch eine Tür oder ein Fenster. Es gibt Alarmgeräte, die auf dem Wasser schwimmen und ein Signal geben, wenn jemand in das Becken fällt.

Gifte

Haben Sie die Telefonnummer der Giftnotzentrale immer griffbereit! In jedem Haushalt sollte für jedes Kind - auch für Kinder auf Besuch - eine Flasche Brechwurzelsirup vorhanden sein. Lesen Sie die Abschnitte 850 und 851 zur Notbehandlung bei Vergiftungen.

427. Lassen Sie das Kind nicht an Gift herankommen. Ein Fünftel aller zufälligen Vergiftungen kommen im zweiten Lebensjahr vor. Das Vergiftungszentrum einer mittelgroßen Stadt erhielt beispielsweise pro Jahr etwa 50 000 Anrufe, von denen 90 % auf Vergiftungsunfälle von Kindern entfielen. In dieser abenteuerlustigen und auf Riechen, Tasten und Schmecken ausgerichteten Lebensphase werden Kinder fast alles essen – ganz gleich wie es schmeckt. Insbesondere mögen sie Tabletten, gut schmeckende Arzneimittel, Zigaretten und Streichhölzer. Sie werden sich wundern, welche Stoffe meistens gefährliche Vergiftungen bei Kindern hervorrufen:

- Aspirin und andere Arzneimittel
- Insekten- und Rattengift
- Kerosin, Benzin, Benzol und Reinigungsflüssigkeiten
- Blei in Farben, die das Kind von irgendwo her abgekaut hat. Die meisten Farben im Hausinnenraum und bei Spielzeugen enthalten kein Blei. Die Hauptgefahr kommt von Menninge, die im Außenbereich verwendet wird.
- Flüssige Möbel- und Autopolitur
- Laugen und Alkalis, die für Abflüsse, Toiletten und Heizöfen verwendet werden
- Menthol
- Pflanzensprays

Im Badezimmer können Shampoos, Haarwasser, Mittel für Dauerwellen und zum Haarfärben gefährlich werden.

Versuchen Sie, in Küche und Abstellraum unzugängliche Orte für Reinigungsflüssigkeiten und -pulver zu finden; Detergenzien; Abfluß-, Toiletten- und Ofenreiniger; Salmiak; Bleichmittel; Wachsentferner; Metallpolitur; Borax; Mottenkugeln; Feuerzeugflüssigkeit; Schuhpolitur. Werfen Sie Rattengift, Insektenvernichtungsmittel und Gifte weg; sie sind zu gefährlich.

In Keller oder Garage können Sie einen sicheren Platz für Terpentin, Verdünner, Kerosin, Gasolin, Benzol, Insektizide, Pflanzensprays, Unkrautvernichtungsmittel, Frostschutzmittel, Lackreiniger und Polituren finden. Wenn Sie Behälter wegwerfen, vergewissern

Sie sich, daß diese vollständig leer sind und waschen Sie sie nochmals aus.

428. Pflanzliche Gifte. Wir als Erwachsene betrachten Pflanzen und Blumen einfach als etwas Schönes, krabbelnde Kinder halten sie aber auch für etwas Eßbares. Diese Einstellung ist gefährlich, denn über 700 Pflanzen oder Blumen können Krankheiten verursachen oder zum Tode führen. Am besten hält man weder Pflanzen noch Blumen im Haus bis die Kinder über das Alter hinaus sind, in dem sie alles essen, und Verbote begreifen können. Mindestens aber sollte man Pflanzen außerhalb der Reichweite von Kindern haben. Passen Sie auf Ihre kleinen Kinder auf, wenn sie außer Haus oder im Garten an Pflanzen und Blumen herumspielen. Die folgende Liste gefährlicher Pflanzen erhebt keinen Anspruch auf Vollständigkeit: Caladium, Diefenbachia, Philodendron, Efeu, Hyazinthen, Gänseblümchen, Narzissen, Misteln, Oleander, Weihnachtsstern, Ziererbsen, Rhizinuspflanze, Rittersporn, Belladonna, Fingerhut, Maiglöckchen, Azaleen, Lorbeer, Rhododendron, Goldregen, Hortensie, Jasmin, Liguster, Eibe, Dornbusch, Pilze und Nachtschattengewächse. Ihr Gesundheitsamt oder regionales Vergiftungszentrum kann Ihnen weiterhelfen, wenn Sie unsicher sind, ob bestimmte Pflanzen in Haus und Hof giftig sind.

Sicherheit zu Hause

429. Weitere Sicherheitshinweise. Viele schwere Unfälle lassen sich leicht verhindern, wenn man die allgemeinen Gefahren kennt und sie zu vermeiden sucht. Im folgenden seien einige davon aufgezählt: *Laufstühle* sind gefährlich, da sie die Mobilität eines Kleinkindes erhöhen und den Schwerpunkt zu weit nach oben verlagern. Sie sollten diese nie verwenden. (Lesen Sie auch in Abschnitt 307 nach.)

Kombinationen aus einem niedrigen Stuhl und einem niedrigen Tisch sind besser als normal *hohe Stühle.* Wenn Sie einen normal hohen Stuhl verwenden, so sollte er einen niedrigen Schwerpunkt haben und fest auf dem Boden stehen. Außerdem sollte er einen Gurt besitzen, der das Kind von Kletterübungen abhält. Auch ein *Kinderwagen* oder Sportwagen sollte einen solchen Gurt enthalten, damit das Kind nicht herausfällt. Oben und unten an *Treppen*, gleich wie hoch sie sind, sollten sich Sperr-Türen befinden, bis das Kind stehend Treppen hinauf- und hinuntergehen kann. An *Fenstern*, die ein Kind durch Klettern erreichen kann, sollten Sicherungen angebracht sein, wenn sie sich nicht ohnehin nur von oben öffnen lassen. Lesen Sie auch Abschnitt 74 zum Kinderbettchen.

Einem kleinen Kind, das immer noch Dinge in den Mund steckt, sollte man keine *kleinen Gegenstände* geben. Dazu gehören Knöpfe, Bohnen, Erbsen, Perlen, Nüsse oder Popcorn, da diese Dinge leicht in die Luftröhre geraten und Hustenanfälle auslösen können. Lesen Sie auch Abschnitt 261 zu Erstickungsanfällen bei Kindern unter fünf Jahren. Nehmen Sie dem Kind auch Bleistifte und alle anderen scharfen Gegenstände weg, wenn es diese beim Laufen oder Spielen in den Mund nimmt.

Kontrollieren Sie auch immer die Temperatur des *Bades*, bevor Sie das Kind hineinsetzen, selbst wenn Sie das schon vorher getan haben. Heiße Wasserhähne verursachen auch öfters Verbrennungen. Vermeiden Sie auch, daß Sie oder das Kind während des Badens oder am Wasserhahn elektrische Geräte berühren. Lassen Sie auch keine Bottiche mit heißem Wasser auf dem Fußboden herumstehen.

Lassen Sie *Toilettendeckel* immer heruntergeklappt. Das Baby kann bei Umherlaufen mit dem Kopf zuerst in das Becken fallen und ertrinken.

Drehen Sie in jede leere Lampenfassung in Reichweite des Kindes Birnen ein.

Es gibt *Türverschlüsse und Sicherheitsklinken*, die verhindern, daß das Kind verbotene Türen öffnet; für die Hausapotheke und Küchenschränke gibt es außerdem *Schlösser.*

Halten Sie *Zündhölzer* in Behältern hoch über dem Fußboden, so daß selbst ein drei bis vier Jahre altes Kind sie nicht erreichen kann.

Halten Sie gefährliche *Werkzeuge* ebenso wie Elektrowerkzeuge außerhalb der Reichweite von Kindern.

Fahren Sie nur ganz vorsichtig rückwärts in den Hof ein.

Gruben, Schwimmbäder und Zisternen sollten bestens abgesichert sein.

Bewahren Sie *Glasscherben* oder *geöffnete Dosen* in einem Behälter auf, der stabil und nur sehr schwer zu öffnen ist. Benutzen Sie eine Dose mit einem Schlitz für gebrauchte *Rasierklingen.*

Lassen Sie das Kind nicht einem *fremden Hund* zu nahe kommen, wenn es nervös ist und das Tier Ihr Kind verletzen könnte.

Plastiktüten führen immer noch zu Erstickungen.

Das gleiche gilt für *nicht gebrauchte Kühlschränke und Tiefkühlschränke.*

Babys und kleine Kinder hängen sich an *Vorhangschnüre, Telefonleitungen und Leinen* jeglicher Art.

Elektrische Rasenmäher können Finger abschneiden und Steine mit hoher Geschwindigkeit durch die Gegend befördern. Wenn Sie einen Motormäher besitzen, tauschen Sie ihn am besten ein.

Freiliegende Federn an Laufstühlen oder Spielzeugpferden können zum Verlust von Fingern führen.

Gewehre und Pistolen sollten sicher verwahrt sein, und die Munition sollte sich an einem anderen Ort befinden.

DIE ERNÄHRUNG KLEINER KINDER

Die Hauptsubstanzen der Ernährung

Bevor über die Nahrungsmittel im einzelnen gesprochen wird, ein Wort über die wichtigsten chemischen Substanzen, die in ihnen enthalten sind und die der Körper im besonderen braucht. Man kann den Körper eines Kindes etwa mit einem Haus vergleichen, das gebaut wird. Eine Menge sehr verschiedener Materialien wird gebraucht, damit es stabil und ein haltbares Haus wird. Aber ein menschliches Wesen ist gleichzeitig eine Maschine, die läuft. Sie braucht Kraftstoffe für die Energien, die sie entwickelt, und andere Substanzen, damit sie zuverlässig arbeitet, geradeso wie ein Auto, das Benzin, Öl und Wasser benötigt.

430. Eiweiß ist der Hauptaufbaustoff für den Körper. Die Muskeln, Herz, Gehirn, Nieren bestehen (neben Wasser) zu einem großen Teil aus Eiweiß. Die Knochen sind aus Protein, gefüllt mit Mineralien, etwa so wie ein Kragen mit Stärke gesteift ist. Das Kind braucht also eine eiweißreiche Ernährung, damit jeder Teil seines Körpers wachsen kann und auch, um Abnützungserscheinungen und Schädigungen wieder ausgleichen zu können. Die meisten natürlichen Nahrungsmittel enthalten Protein, einige mehr, einige weniger. Fleisch, Geflügel, Fisch, Eier, Milch enthalten besonders viel Eiweiß. Sie sind überdies die einzigen Nahrungsmittel, die Gesamteiweiß enthalten, das heißt, sie enthalten alle verschiedenen Arten von Protein, die der menschliche Körper braucht. Daher muß das Kind Milch, Fleisch, Geflügel oder Fisch und Eier erhalten. Am nächstwichtigsten sind alle Vollkorngetreidesorten und bestimmte mehlige Gemüsesorten (Bohnen, Erbsen). Allerdings sind die Eiweißbestandteile hier nicht so groß, und die verschiedenen Eiweißkörper sind auch nicht vollständig in jeder Getreide- oder Gemüseart enthalten. Sie sind ein Zusatz zu den Eiweißstoffen von Fleisch, Fisch, Eiern und Milch, können sie aber nicht ersetzen.

431. Kohlenhydrate, Stärke und Zucker. Den größten Teil der Nahrungsmittel, die ein Kind den Tag über ißt, braucht es als Kraftstoff, selbst wenn es sehr schnell wächst.

Die Kraftstoffsubstanzen sind Stärke, Zucker, Fett (und zu einer geringen Menge auch Protein). Auch Stärke ist in der chemischen Zusammensetzung Zucker; im Darm wird die Stärke aufgeschlüsselt und als Zucker vom Körper resorbiert. Da Stärke und Zucker chemisch sehr nahe verwandt sind, werden sie gemeinsam als Kohlehydrate bezeichnet.

432. Fett versorgt den Körper mit Brennstoff und das Fettpolster, das jeder Mensch in unterschiedlichem Ausmaß besitzt, ist nicht nur ein Brennstofflager, sondern hält vergleichbar mit einer Decke, auch warm. Jedes Gramm Fett liefert zweimal soviel Kalorien wie ein Gramm Eiweiß oder Kohlenhydrat. Fett befindet sich vor allem in Fleisch, Geflügel, Fisch und Milchprodukten.

Wenn ein Mensch mehr Fett, Zucker, Stärke oder Eiweiß zu sich nimmt, als er verbrennen kann, wird die überflüssige Nahrung in Fett umgewandelt und im Unterhautgewebe oder anderen Körperteilen gespeichert. Erhält der Körper zu wenig Brennstoff, baut er sein Fett ab und man wird dünner.

433. Zellulose, d. h. Fasern von Gemüse, Obst, Vollkornerzeugnissen kann das Magen- und Darmsystem nicht verdauen und resorbieren. Sie durchwandern den ganzen Körper und werden dann mit dem Kot wieder ausgeschieden, sie sind also in einem gewissen Sinne nutzlos, auf der anderen Seite aber braucht der Körper sie. Zellulose ist nämlich dazu da, die Darmfunktion anzuregen und zu verhindern, daß Stauungen im Darm auftreten. Wenn jemand auf eine leichte Diät gesetzt ist und etwa nur Milch, Fleischbrühe und Eier essen darf, so kann es sein, daß er unter Verstopfung leidet, weil der Darm nicht genügend zu tun hat.

Man vermutet heute, daß beim Darmkrebs der Mangel an Faserstoffen eine ursächliche Rolle spielt; Nahrungsmittel ohne Faserstoffe verweilen zu lange im Darm.

434. Kalorien. Der »Kraftstoff«, also der Verbrennungswert der Nahrung, wird nach Kalorien gemessen. Wasser und Minerale enthalten keine Kalorien. Das heißt, sie haben keinerlei Verbrennungsenergie in sich. Fett ist reich an Kalorien, 50 Gramm Fett haben doppelt soviel Kalorien wie etwa 50 Gramm Stärke, Zucker und Protein, Butter, Margarine, Pflanzenöl, die nahezu ganz aus Fett bestehen, und Schlagsahne sowie Salatöle, die sehr viel Fett enthalten, haben auch einen hohen Gehalt an Kalorien.

Zucker und Sirup haben ebenfalls viele Kalorien, weil sie fast pure Kohlehydrate sind und kein Wasser oder unverdauliche Fasern enthalten. Körner (die man als Brot, Kekse, Makkaroni, Pudding und so weiter ißt) und stärkehaltige Gemüse (Kartoffeln, Bohnen, Reis) haben viele Kalorien, weil sie einen hohen Prozentsatz an Stärke enthalten.

Fleisch, Geflügel, Fisch, Eier, Käse haben einen hohen Kaloriengehalt wegen ihrer Verbindung von Protein und Fett. Im allgemeinen nimmt man mit diesen Nahrungsmitteln weniger Kalorien zu sich als mit Brot, Nährmitteln und stärkehaltigen Gemüsen, weil man sie in kleineren Mengen ißt. Milch ist eine gute Quelle für viele Kalorien, da sie Zucker, Fett und Protein enthält.

Auch frische und gekochte Früchte haben ein gutes Teil Kalorien, da sie natürlichen Zucker enthalten. Bananen und getrocknete Früchte sind noch kalorienreicher.

Gemüse enthält, meist in Form von Stärke oder Zucker, viel oder wenig Kalorien. Hochkalorisch sind Gemüse wie Süßkartoffeln, Mais, Sojabohnen, Saubohnen und Buschbohnen. Mäßig kalorienreich sind Erbsen, rote Rüben, Möhren, Zwiebeln, Pastinak, Kürbis. Wenig Kalorien enthalten Stangenbohnen, Kohl, Broccoli, Sellerie, Spinat, Blumenkohl, Tomaten, grüner Salat und Spargel.

435. Mineralien sehr verschiedener Art spielen eine lebenswichtige Rolle beim Aufbau und auch bei der Arbeit eines jeden Körperteils. Die Festigkeit der Knochen und Zähne hängt vom Kalzium und vom Phosphor ab. Die Substanz in den roten Blutkörperchen, die den Sauerstoff in alle Teile des Körpers trägt, besteht zum Teil aus Eisen und Kupfer. Jod ist wichtig für die Funktion der Schilddrüse.

Alle natürlichen und unveredelten Nahrungsmittel (Obst, Gemüse, Vollkornbrot, Eier, Milch) enthalten wertvolle Mineralsalze. Sobald aber die Körner feingemahlen werden und das Gemüse in viel Wasser sehr lange gekocht wird, entweichen die Mineralsalze zum großen Teil. Die Mineralien, die der Ernährung am ersten fehlen, sind Kalzium, Eisen und in bestimmten Gebieten Jod. Kalzium ist in kleineren Mengen im Gemüse und in manchen Früchten enthalten. Aber sehr reichlich in Milch und in Käse. Eisenhaltig sind grüne Gemüse und vor allem Blattgemüse, Fleisch, Obst, ungemahlene Körner. Sehr viel Eisen enthalten Eigelb und Leber. Etwa ab dem sechsten Lebensmonat benötigen Babys mehr Eisen für ihre roten Blutzellen, da das wenige Eisen, das bei der Geburt in ihrem Körper war, nicht mehr ausreicht. Milch enthält praktisch kein Eisen und auch in anderen Lebensmitteln befindet sich nur wenig Eisen. Allerdings ist in den Cerealien, die das Baby bekommt, viel Eisen enthalten. (Vor kurzem erst wurde nachgewiesen, daß das Eisen in der Muttermilch, obwohl auch nur in geringen Mengen vorhanden, außerordentlich gut verdaut und aufgenommen wird.) Jod fehlt in manchen Binnenlandgegenden, hier sind das Trinkwasser und auch Früchte und Gemüse kaum jodhaltig, und Seefische sind oft nur schwer erhältlich. In diesen Gegenden sollte vorwiegend jodhaltiges Speisesalz verwendet werden, um dem Auftreten von Kröpfen vorzubeugen.

Fluorid ist in Abschnitt 414 besprochen worden.

436. Vitamine sind besondere Substanzen, die der Körper in kleinen Mengen ständig braucht, damit er gut und regelmäßig arbeiten kann.

Die meisten Kinder werden bei einer ausgewogenen Ernährung nach dem ersten Lebensjahr keine zusätzliche Vitamingabe benötigen. Fragen Sie Ihren Arzt.

437. Vitamin A ist notwendig, um die Auskleidungen des Bronchialsystems, des Magen-Darm-Kanals und der Harnwege gesund zu erhalten. Auch verschiedene Teile der Augen brauchen Vitamin A, unter anderem derjenige, der es uns möglich macht, im Dunkeln zu sehen. Der Körper erhält genügend Vitamin A aus dem Milchfett, aus dem Eigelb, aus grünen und gelben Gemüsen und aus Vitamintropfen. Menschen, die auf eine sehr strenge Diät gesetzt sind oder ein schweres Darmleiden haben, bekommen wahrscheinlich zu wenig Vitamin A.

Zuviel Vitamin A kann für Kinder gefährlich sein. Lesen Sie sorgfältig die Banderolen auf den Gläsern für Babynahrung, die Möhren oder Süßkartoffeln enthalten. Manchmal beträgt der Gehalt an Vitamin A das Achtfache des täglichen Mindestbedarfs.

438. Der Vitamin-B-Komplex. Lange Zeit glaubte man, daß es nur *ein* Vitamin B gäbe, das verschiedene Funktionen im Körper habe. Aber als man daranging, dieses *eine* Vitamin B gründlich zu untersuchen, stellte man fest, daß es zwölf verschiedene Arten gibt. Sie sind jedoch meistens in denselben Nahrungsmitteln enthalten. Da die B-Vitamine bis jetzt noch gar nicht alle erforscht sind und man sie auch noch nicht alle analysieren kann, ist es wichtiger, daß man genügend Nahrungsmittel ißt, die Vitamin B enthalten, als daß man sie in Pillenform zu sich nimmt.

Die für den Menschen wichtigsten vier B-Vitamine heißen Thiamin, Riboflavin, Niacinamid und Pyridoxin; sie werden von allen Geweben des menschlichen Körpers benötigt.

Thiamin – oder *Vitamin* B_1 – kommt reichlich in Vollkorngetreiden, Milch, Eiern, Leber, Fleisch, bestimmten Gemüsesorten und Früchten vor. Durch langes Kochen wird es zerstört. Nimmt man viel verfeinerte Brot- und Mehlsorten zu sich, reicht die Zufuhr von Vitamin B_1 nicht aus, und es kommt zu Mangelerscheinungen. Diese bestehen in Appetitmangel, langsamem Wachstum, Müdigkeit, Beschwerden von seiten des Magen-Darm-Kanals und Nervenentzündungen (ganz abgesehen davon, daß es natürlich auch noch andere Ursachen für derartige Beschwerden gibt).

Riboflavin, auch als Vitamin B_2 bezeichnet, ist in reichem Maße in Leber, Fleisch, Eiern, Milch, grünen Gemüsen, Vollkorngetreide und Hefe enthalten. Zu Mangelerscheinungen kommt es nur, wenn sich jemand fast ausschließlich von verfeinerten Getreideerzeugnissen ernährt, es treten eingerissene Mundwinkel und andere unangenehme Erscheinungen an Lippen, Haut und Mund auf, außerdem kann es zu gewissen Augenstörungen kommen.

Niacinamid oder Nikotinsäureamid ist reichlich in den gleichen Nahrungsmitteln wie Riboflavin enthalten. Mangel an Nikotinsäureamid verursacht Störungen an der Mundschleimhaut, im Magen-Darm-Kanal und an der Haut; sie gehören zu den Symptomen einer bekannten Erkrankung mit Namen Pellagra (Vitaminmangelkrankheit).

Pyridoxin oder Vitamin B_6 kommt in sehr vielen Nahrungsmitteln vor, zu Mangelerscheinungen kommt es praktisch nur, wenn ein Mensch in seltenen Fällen aus bestimmten Gründen eine besonders große Menge davon benötigt. Vitamin B_{12} ist in tierischen Nahrungsmitteln einschließlich Milch reich vorhanden, fehlt aber in den pflanzlichen. Ungenügende Zufuhr kann zu einer besonders schweren Form von Blutarmut, der perniziösen Anämie, führen.

(Wer streng vegetarisch ohne Milchprodukte lebt, muß sein *Vitamin* B_{12} in Tablettenform oder in mit Vitamin B_{12} angereicherter Nährhefe oder Sojamilch zu sich nehmen.)

439. Vitamin C ist in reichlichen Mengen in Orangen, Zitronen und Grapefruits, Tomaten und rohem Kohl enthalten. In kleineren Mengen tritt es in verschiedenen anderen Obst- und Gemüsesorten und in Kartoffeln auf. Außerdem ist es in vielen Vitaminpräparaten enthalten. Vitamin C wird durch das Kochen leicht zerstört. Es ist notwendig für die gesunde Entwicklung der Knochen, Zähne, Blutgefäße und anderer Teile des Körpers und spielt eine große Rolle bei der Funktion fast aller Zellen. Mangel an Vitamin C tritt am häufigsten bei Babys auf, die mit Kuhmilch ernährt werden, aber ohne Orangen- oder Tomatensaft oder Vitamin-C-Tropfen. Der Mangel an Vitamin C löst im letzten Stadium Skorbut aus. Es gibt keinen Beweis dafür, daß hohe Dosen von Vitamin C vor Erkältungen und anderen Erkrankungen schützen oder gegen diese wirksam sind.

440. Vitamin D wird vor allem für das Wachstum von Knochen und Zähnen in großen Mengen gebraucht. Es fördert die Aufnahme von Calcium und Phosphor aus dem Darm und deren Einbau in die wachsenden Bestandteile des Knochens. Daher sollte Vitamin D besonders in der schnellen Wachstumsphase beim Säugling der Ernährung zugesetzt werden. Denn unsere Nahrungsmittel enthalten nur sehr wenig davon. Sonneneinwirkung fördert den Aufbau von Vitamin D im Unterhautfettgewebe; je mehr man Zeit im Freien und wenig bekleidet zubringt, um so mehr Vitamin D wird natürlich gebildet. In unseren Breiten aber müssen wir oft uns warm anziehen und innerhalb des Hauses leben. Unsere Sonnenstrahlen sind auch seltener und werden durch die Luftverschmutzung und das Glas der Fensterscheiben zusätzlich geschwächt. Die beste Quelle für Vitamin D ist Lebertran und künstlich hergestelltes Vitamin D. (Fische speichern Vitamin D in der Leber, das sie aus Oberflächenplankton aufnehmen. In diesen Pflanzen wird Vitamin D durch Sonneneinwirkung gebildet.) Vitamin-D-Mangel führt zu weichen, gebogenen Knochen, schlechten Zähnen sowie schwachen Muskeln und Bändern. Man nennt dies auch Rachitis. Erwachsene erhalten wahrscheinlich genügend Vitamin D aus Eiern, Butter, Fisch und - von der Sonne. Kinder, die zuwenig Sonnenschein abbekommen, sollten bis in ihre Jugend Vitamin-D-haltige Milch trinken oder sommers und winters Vitamin-D-Tabletten einnehmen. Während Schwangerschaft und Stillzeit braucht eine Frau zusätzlich Vitamin D.

441. Vitaminvergiftungen. Vitamingaben, die viele hundert Male größer sind, als die empfohlenen Dosen, können Kindern schaden. Die fettlöslichen Vitamine A und D verursachen eher eine schwere Vergiftung, aber selbst die wasserlöslichen Vitamine wie Pyridoxin (B_6) und Niacinamid können zu schweren Nebenwirkungen führen. *Geben Sie Ihrem Kind nur die von Ihrem Arzt empfohlenen Mengen!*

442. Wasser enthält keine Kalorien oder Vitamine, aber es ist lebenswichtig beim Aufbau und der Arbeit des Körpers. (Der Körper eines Babys besteht zu sechzig Prozent aus Wasser.) Es kann nicht schaden, wenn ein Kind hin und wieder zwischen den Mahlzeiten ein paar Schluck Wasser trinkt, besonders bei sehr heißem Wetter. Viele Nahrungsmittel enthalten größere Mengen an Wasser, und dadurch nehmen die meisten Menschen das notwendige Quantum auf.

Eine vernünftige Ernährung

443. Die Ernährung muß ausgewogen sein. Nahrungsmittel darf man nicht allein nach Kalorien, Vitaminen oder Mineralien beurteilen. Langfristig braucht jeder von uns ein Gleichgewicht aus Nahrungsmitteln mit hohem und niedrigem Kaloriengehalt. Probleme entstehen, wenn ein Gesichtspunkt der Ernährung zu ernst genommen wird und andere Aspekte nicht berücksichtigt werden. Ein Mädchen möchte beispielsweise unbedingt abnehmen und verzichtet auf alle Nahrungsmittel, die mehr als ein paar Kalorien enthalten. Ihre Ernährung auf der Basis von Gemüse, Säften, Obst und Kaffee kann sie krank machen. Überängstliche Eltern, die Vitamine für das Wichtigste halten und stärkehaltige Nahrungsmittel verabscheuen, reichen dann ihrem Kind zum Abendessen Möhrensalat und Grapefruitsaft. Von so wenig Kalorien könnte aber nicht einmal ein Hase satt werden. Eine füllige Mutter aus einer zum Übergewicht neigenden Familie gibt ihrem Sohn eine kalorienreiche Kost, »damit er nicht so dürr bleibt«. Sein Appetit kann dadurch eher abnehmen. Leicht entwickelt sich bei ihm dann ein Mangel an Vitaminen und Mineralstoffen.

444. Eine vegetarische Ernährung für Kinder sollte Milchprodukte enthalten. Jugendliche können sich streng vegetarisch ernähren, da Vollkornspeisen mit mehligem Gemüse, oder Nüsse mit mehligem Gemüse kombiniert werden können und so die lebenswichtigen Aminosäuren des »vollständigen Eiweiß« geliefert werden. Da aber hierbei immmer noch das Vitamin B_{12} und auch Calcium fehlen, sind diese zusätzlich zuzuführen. Eine Möglichkeit besteht darin, mit Vitamin B_{12} und Calcium angereicherte Soja-Milch zu trinken. Diese Ernährung ist für Kinder aber nicht geeignet. Sie brauchen zusätzlich die an essentiellen Aminosäuren reichen Milchprodukte.

Wenn Sie Ihr Kind vegetarisch ernähren möchten, sprechen Sie mit Ihrem Arzt, wie Sie dabei am besten vorgehen, ohne das Wachstum des Kindes zu stören. Es gibt auch eine Vielzahl guter Bücher zu diesem Thema - einige enthalten auch Rezepte.

445. Milch. Milch enthält fast alle Elemente, die der menschliche Körper braucht (Eiweiß, Fett, Zucker, Mineralsalze und die meisten Vitamine). Kinder, die eine gut zusammengestellte und ausbalancierte Ernährung haben, aber kaum Milch trinken, werden zwar die meisten dieser Stoffe auch den anderen Nahrungsmitteln entnehmen können, doch Milch ist das einzige Nahrungsmittel, das auch Calcium in größeren Mengen enthält. Darum sollte man darauf sehen, daß ein ein- oder zweijähriges Kind täglich etwa 400–600 ml und ein älteres Kind etwa 0,5–1 Liter Milch in der einen oder anderen Form zu sich nimmt.

Dabei muß man bedenken, daß viele Kinder zeitweilig eine gewisse Aversion gegen Milch haben und tagelang nur wenig trinken mögen. Wenn man verhüten will, daß diese im allgemeinen vorübergehende Aversion sich für immer festsetzt, darf man die Kinder nicht zwingen, Milch zu trinken, wenn sie nicht mögen. Weigert sich das Kind nach 14 Tagen immer noch, muß man sie ihm in anderer Form zuführen.

446. Viele Milchprodukte können reine Milch ersetzen. Vorgekochte und trockene Cerealien (Produkte aus Getreideflocken) benötigen viel Milch bei der Zubereitung. Außerdem gibt es viele Puddinge auf Dickmilchbasis, Reisbrei und Joghurt. Auch einige Suppen lassen sich mit Milch anstatt mit Wasser zubereiten. Auch bei gebackenen Makkaroni, Kartoffelschnitz und Kartoffelbrei können Sie Milch verwenden.

Soll man Geschmacksstoffe zusetzen? Es ist besser, auf Geschmacksstoffe zu verzichten, wenn das Kind andere Milchprodukte zu sich nimmt. Wenn nötig, kann man Kakao oder heiße Schokolade kochen oder kalte Milch mit *etwas* Schokoladesirup verändern. Da Kleinkinder Schokolade manchmal nicht vertragen, sollte man damit aber bis zum zweiten Lebensjahr warten und stufenweise damit anfangen. Milch läßt sich geschmacklich durch Vanille oder auch Malzprodukte (z. B. Ovomaltine) verbessern. Die Milch darf aber nicht zu süß schmecken, da sonst bald der Appetit nachläßt. Um Milch schmackhaft zu machen, kann man dem Kind zum Trinken einen Strohhalm anbieten.

Milch mit einem bestimmten Geschmack oder Aroma verliert, wenn sie immer angeboten wird, mit der Zeit ihre Attraktivität. Dies ist besonders dann der Fall, wenn die Eltern das Kind gleich drängen, nachdem es einmal weniger getrunken hat. Man kann es nicht oft genug sagen: die Aufforderung, etwas mehr Schokoladenmilch (oder irgend etwas anderes) zu trinken, nimmt dem Kind seinen Appetit.

Käse ist ein nützliches Milchprodukt. 125 g Käse enthalten soviel Calcium wie 1 Liter Milch. Es gibt aber 2 wichtige Ausnahmen: in Doppelrahmfrischkäse ist nur die Hälfte Calcium wie in der vergleichbaren Menge Milch, und auch Hüttenkäse enthält weniger Calcium als Milch.

Andererseits wird der fettarme Hüttenkäse gut verdaut und kann so in großen Mengen, vermischt mit kleingehacktem rohem Gemüse, Obst oder Apfelbrei gegessen werden. Fettreichere Käsesorten sollten nur langsam in die Ernährung eingebaut werden; man kann sie dem Kind in kleinen Stücken oder gerieben servieren.

Wenn Kinder keine Milch mögen oder dagegen allergisch sind, sollten sie vom Arzt ein calcium-haltiges Präparat verschrieben bekommen.

Butter oder Margarine sollte man im Alter von etwa einem Jahr zu Gemüse und Brot reichen. Da das Verdauungssystem sich daran erst gewöhnen muß, sollte man die Menge an Fett nur langsam steigern.

Kinder im Wachstumsalter (ab 3. Lebensjahr) sollten Milch mit 1,5 % Fettanteil trinken, um die Cholesterinzufuhr zu vermindern. Butter, Sahne und Speiseeis sollten Kinder nur in sehr kleinen Mengen zu sich nehmen, da sie vor allem in entsprechend belasteten Familien Arteriosklerose und Herzkranzgefäßerkrankungen begünstigen (siehe Abschnitt 461).

447. Fleisch und Geflügel. Die meisten Kinder von etwa einem Jahr essen passiertes oder feingehacktes Rindfleisch, Geflügel, Truthahn, Lamm, Leber, Speck, Schinken, Kalbs- und Schweinefleisch zusammen mit der Familie oder auch als extra Kindernahrung aus Gläsern oder Büchsen. Speck ist für die Ernährung des kleinen Kindes weniger günstig, er hat einen hohen Fettgehalt und enthält kaum Eiweiß. Schweinefleisch ist eine gute Vitaminquelle, es muß aber sehr mager sein und gut durchgekocht werden. Schinken oder Würstchen sollte ein Kind unter zwei Jahren möglichst noch nicht bekommen.

Viele kleine Kinder, die den Geschmack von Fleisch sehr gern mögen, schätzen es auf einmal nicht, wenn es nicht mehr ganz so feingehackt wird. Sollen sie Fleischstückchen kauen, hört die Begeisterung auf. Es empfiehlt sich daher, ruhig das Fleisch bis zum fünften oder sechsten Lebensjahr sehr fein zu schneiden.

448. Magerer, weißfleischiger Fisch, und zwar Seefisch wie Kabeljau, Schellfisch, Heilbutt, Flunder, kann schon vor einem Jahr gegeben werden. Man sollte ihn sehr sorgsam mit den Fingern zurechtmachen, damit auch ja keine Gräte dazwischenbleibt. Ist das Kind zwei Jahre alt, kann man ihm ganz allmählich auch etwas fetteren Fisch geben. Manche Kinder lieben Fisch, und das ist eine große Erleichterung für die Mutter, weil Fisch sehr gesund ist. Aber viele andere

Kinder lehnen Fisch sehr energisch ab. Es hat keinen Zweck, die Kinder dann zu zwingen, ihn zu essen.

449. Eier. Eier sind ein gesundes Nahrungsmittel, ob sie hartgekocht, als Rühr- oder Spiegelei oder Bestandteil von anderen Gerichten vorliegen. Wegen des wertvollen Eiweißes sollten Kinder ab dem Alter von 9 bis 12 Monaten pro Woche drei bis vier Eier erhalten, sofern sie sie mögen.

Wenn Kinder Fleisch und Fisch nicht mögen, so wird ihr Bedarf an Eiweiß durch ½ bis 1 Liter Milch pro Tag und drei bis vier Eier pro Woche gedeckt, da die Cerealien und das Gemüse ebenfalls Eiweiß enthalten.

Wenn Kinder Eier nicht mögen oder darauf allergisch sind, sollten sie regelmäßig Fleisch essen.

Siehe Abschnitt 461 über den Zusammenhang zwischen Eiern und Herzerkrankungen.

450. Gemüse. Im ersten Lebensjahr lernt ein Kind meist die folgenden gekochten Gemüse kennen: Spinat, Erbsen, Zwiebeln, Möhren, Kürbis, Spargel, Tomaten, Rüben, Sellerie und Kartoffeln.

Um diese Zeit sollte auch die Umstellung von püriertem auf kleingehacktes Gemüse erfolgt sein. (Selbstverständlich darf man auch weiterhin püriertes oder durchgeschlagenes Gemüse reichen.) Erbsen sollte man immer etwas zerdrücken, damit sie nicht ganz geschluckt werden. Gedünstete Gemüse wie zum Beispiel Möhren, Kartoffeln und grüne Bohnen kann man, in Stückchen geschnitten, dem Baby gut zum allein essen anbieten.

Süßkartoffeln (Bataten) kann man gelegentlich statt der normalen Kartoffeln verwenden. Wenn man im ersten Lebensjahr vorwiegend auf leichtverdauliche Gemüse zurückgegriffen hat, darf man jetzt auch die weniger gut verdaulichen verwenden: Broccoli, Kohl, Blumenkohl, Pastinak, zerdrückte Bohnen und Rüben. Der starke Geschmack läßt sich mildern, wenn man das Kochwasser zweimal wechselt, wodurch aber einige Vitamine verlorengehen. Die genannten Gemüse sind bei einigen Kindern beliebt und werden auch gut verdaut, während andere sie nicht anrühren. Warten Sie bis zum zweiten Lebensjahr mit Mais; kleine Kinder kauen ihn nicht, und er bleibt unverdaut. Nehmen Sie weichen Mais und schneiden Sie die

Körner nicht zu dicht am Kolben ab. Wenn Sie im Alter von drei bis vier Jahren dem Kind einen ganzen Maiskolben reichen, schneiden Sie am besten mit einem Messer mitten durch jede Reihe von Körnern durch.

Leichtverdauliches rohes Gemüse beginnt man im allgemeinen im Alter zwischen ein und zwei Jahren, sofern das Kind über eine gute Verdauung verfügt. Am besten nimmt man dazu geschälte Tomaten, grünen Salat, geschnittene Stangenbohnen, geraspelte Möhren oder kleingehackten Sellerie. Das Gemüse sollte gut gewaschen sein. Lassen Sie es langsam angehen und beobachten Sie, wie das Kind die neue Nahrung verdaut. Als Salat- oder Gemüsesoße kann man Orangensaft oder gesüßten Zitronensaft nehmen.

Zur gleichen Zeit kann man mit Gemüsesäften beginnen. Für das Kind, das gegartes Gemüse gut verdaut, sind rohe Gemüse und Gemüsesäfte nicht nur ebensogut, sondern sie sind sogar besser, da die Vitamine durch die Hitze noch nicht zerstört und Mineralstoffe und Vitamine durch das Kochwasser nicht herausgelöst wurden.

Ist das Kind gegenüber Gemüse einmal abgeneigt, so sollte man zu Gemüsesuppen übergehen: Erbsen-, Tomaten-, Sellerie-, Zwiebel-, Spinat-, rote Rübe-, Mais- und gemischte Suppen.

Da einige am Markt befindliche Gemüsesuppen sehr viel Kochsalz enthalten, sollten Sie die Banderole gründlich lesen. Fast alle im Handel befindlichen Suppen müssen mit gleichen Mengen Milch oder Wasser verdünnt werden. Gibt man sie den Kindern unverdünnt, so kann dies wegen des hohen Salzgehaltes gefährlich sein.

451. (Zeitweise) Ersatz für Gemüse. Nehmen wir einmal an, Ihr Kind habe Gemüse in jeglicher Form schon einige Wochen lang abgelehnt. Kann die Ernährung darunter leiden? Gemüse sind wegen der darin enthaltenen Mineralstoffe und Vitamine, aber auch wegen ihrer Faserstoffe, sehr wertvoll. Aber auch verschiedene Obstsorten können Mineralstoffe und Vitamine und auch Faserstoffe bereitstellen. Ein Kind, das zusätzlich Vitamintabletten, Milch, Fleisch und Eier zu sich nimmt, erhält so die anderen Salze und Vitamine, die in Früchten weniger reichlich vorhanden sind. In anderen Worten: wenn Ihr Kind alle Gemüse verabscheut, aber gerne Obst ißt, machen Sie sich bitte keine Sorgen. Reichen Sie dem Kind zwei- bis dreimal täglich Obst und denken Sie ein paar Wochen oder Monate gar nicht an Gemüse. Wenn Sie aus Gemüse keine Staatsaffäre machen, wird das Kind nach einiger Zeit wahrscheinlich wieder Appetit auf Gemüse bekommen.

452. Obst. Während des ersten Jahres hat das Kind wahrscheinlich geriebenen Apfel und Apfelmus, Birnen, Bananen und etwas Beerenobst bekommen, und zwar alles sehr fein zerquetscht oder durch ein Sieb gedrückt. Nach dem ersten Geburtstag braucht man das Obst nun nicht mehr ganz so fein zu zerkleinern, auch hier wie beim Gemüse soll das Kind allmählich anfangen zu kauen. Büchsenfrüchte, etwa Pfirsiche, Ananas und Birnen, sind für die kleinen Kinder weniger geeignet, weil sie meist sehr süß sind. Zumindest sollte man den Saft abtropfen lassen.

Alles rohe Obst, das man dem Kind gibt, muß gut reif sein, ungeschälte Früchte sind sorgsam zu waschen, da unter Umständen noch eine Spritzlösung daran haften kann. Kirschen und anderes Steinobst werden für gewöhnlich erst empfohlen, wenn das Kind etwa 2 Jahre alt ist. Es gibt Kinder, die gegenüber Erdbeeren allergisch sind und darauf mit einem Nesselausschlag reagieren. Kirschkerne sollte man herauslösen, bis man sicher ist, daß das Kind sie auch wirklich selbst ausspuckt. Wann immer man mit den diversen Obstsorten anfängt - man gehe vorsichtig vor und achte darauf, wie das Kind reagiert. Getrocknete Früchte kann man von zwei Jahren an geben, z. B. Pflaumen, Aprikosen, Datteln, Feigen; man kann sie (Pflaumen und Aprikosen) dünsten oder dem Kind auch so zum Kauen geben (nur Vorsicht mit dem Pflaumenkern!), auf alle Fälle aber vorher gut abwaschen, wenn auf der Packung nicht vermerkt ist, daß die Früchte zum Rohessen sind. Allzuoft sollte man das Kind getrocknete Früchte allerdings nicht kauen lassen, weil sie an den Zähnen kleben.

453. Cerealien und Brot. Ein Kind im Alter von einem Jahr wird im allgemeinen Cerealien in Form von Breichen zu sich nehmen, Grieß, Reismehl, Haferflocken, Mondamin oder Maizena vor allem in Form der präparierten Kindernährmehle, die bereits alle wichtigen Ingredienzien enthalten. Man achte darauf, daß das Breichen niemals zu dick und zäh ist, kleine Kinder mögen keine zu festen Breichen, lieber gieße man noch ein paar Tropfen Milch daran. Abwechslung ist auch hier der beste Appetitanreger; wenn das Kind an einer Art das Interesse verliert, wenn es also nicht tagaus, tagein Grießbrei mag, muß man - was man ohnehin tun sollte - ein anderes Nährmittel nehmen. Nährmittel aus Vollkornweizen oder Hafer sind besonders wertvoll, da sie reich an Vitaminen und Mineralien sind; Mais oder Reis sind in dieser Hinsicht nicht so günstig.

Ich würde nur Vollkorn-Cerealien kaufen. Enthalten Cerealien Zucker oder sind sie karamelisiert, so sind sie außerordentlich ungesund, und ihre Hersteller handeln sehr unverantwortlich. Erklären Sie Ihren Kindern sehr deutlich, daß solche Cerealien von Ihnen nicht gekauft werden.

Brot gehört auch zu den Cerealien. Gebackene Cerealien sind genauso gut wie gekochte. Der Nährwert oder die Verdaulichkeit hat mit der Zubereitung nichts zu tun. Wenn ein Kind das übliche Frühstücksmüsli satt hat, so können Sie ihm ebenso Brot, Toast, Brötchen oder Stangen aus Vollkorn-, Weizen-, Roggen- oder Hafermehl geben. Bestreichen Sie das Brot mit Butter oder Margarine, beginnen Sie mit sehr kleinen Mengen bei Einjährigen. Ebenso darf man Fruchtpüree oder Joghurt aufstreichen, wenn das Brot so leichter angenommen wird.

Nahrungsmittel, die weniger wertvoll oder abzulehnen sind

454. Deutschlands unzureichende Ernährung. Es ist traurig aber wahr: in einem führenden Industrieland der Welt ernähren sich Millionen Menschen so, daß ein Mangel an Vitaminen und Nährstoffen entsteht. Nur bei wenigen ist die unausgewogene Ernährung eine Geldfrage. Die Mehrzahl hat genügend Geld, ernährt aber dennoch sich und die Seinen mit gesundheitsgefährdendem Plunder; sie sind von der Werbung beeinflußt, sie lieben Süßigkeiten und überhören die Warnungen. Die Gefahr läßt sich auf den hohen Zuckeranteil zurückführen, es folgen Stärke, tierische Fette und Salz. Popcorn, süße Limonade, Schokoladenriegel, Kaugummi, karamelisierte Cerealien, fetthaltige Gebäcke und Kräcker nehmen unseren Appetit auf hochwertige Kost weg, verderben die Zähne, begünstigen das Übergewicht und fördern vorzeitigen Tod durch Diabetes und Arteriosklerose in damit belasteten Familien.

Zu Hause und insbesondere in den Fast-Food-Restaurants wird zu stark gesalzen, enthalten die Mahlzeiten zu viel gesättigte Fettsäuren und Cholesterin. Die meisten Kartoffelchips, Maischips und ähnliches sind voller Salz.

Wir sollten den Abstieg unserer Ernährung ernster nehmen. Wir sollten unseren Kindern gesunde Mahlzeiten reichen, die vorwiegend aus Gemüse, Obst, Körnern und magerem Fleisch bestehen. Allen anderen Plunder sollten wir von unserem Haus und Hof fernhalten und unseren Kindern helfen, diese schlechte Ernährung auch außerhalb des Elternhauses zu vermeiden. Siehe auch Abschnitt 433 bezüglich Mangel an Faserstoffen.

455. Gebäck, Kuchen, fetthaltige Kräcker und Tortenstücke. Alle machen schnell satt, aber enthalten praktisch keine Mineralstoffe, Vitamine, Faserstoffe oder Eiweiß. Manchmal nennt man sie auch nährstofflose Nahrungsmittel. Dem Kind wird vorgegaukelt, es sei satt, obwohl es noch halb hungrig ist, und zusätzlich wird ihm der Appetit für bessere Nahrungsmittel genommen.

Man muß nicht soweit gehen, daß man den Kindern die Geburtstagstorte vermiest. Aber der ständige Verzehr solcher Nahrungsmittel führt zu einem gefährlichen Mangel an Nährstoffen. Und deshalb sollte man zu Hause damit gar nicht erst anfangen.

Eine weitere Gefahr droht von Cremetorte, die mit Vanille- oder Schokoladencreme gefüllt ist, Meringen oder Eiweißbaisers. Gefährliche Bakterien wachsen auf diesen Füllungen, wenn man sie nicht gut gekühlt hält. Sie sind eine häufige Ursache für Nahrungsmittelvergiftungen.

456. Auch stark gesüßte Nahrungsmittel gehören nicht in eine gesunde Ernährung. Sie stillen rasch den Hunger, nehmen ihn aber von gesunden Nahrungsmitteln weg, und begünstigen Fettleibigkeit und Karies. Geben Sie also Ihren Kindern keinen Zucker zu Obst oder Müsli. Gelees, Marmeladen und die meisten Fruchtkonserven enthalten große Mengen Zucker, und daher sollte man sie gar nicht erst servieren. Wenn man gelegentlich den Kindern Obst aus der Dose geben will, da der Rest der Familie es auch ißt, sollte man auf jeden

Fall den Sirup abgießen oder Früchte im eigenen Saft ohne Zuckerzusatz kaufen. Putzen Sie auf jeden Fall nach jeder Mahlzeit die Zähne!

457. Schokoriegel, süße Limonaden und Eisbecher führen zu weiteren Problemen, da man sie meist zwischen den Mahlzeiten zu sich nimmt, wo sie eine ganz schlimme Wirkung auf Appetit und Zähne haben. Hinzu kommt, daß so viele *andere* Kinder sie essen. Es ist ganz in Ordnung, wenn Sie dem Kind bei den Mahlzeiten mit der Familie oder Freunden etwas gute Eiscreme reichen. Zwischen den Mahlzeiten sind Süßigkeiten auf jeden Fall zu vermeiden, und ein Schokoriegel gehört auch nicht ans Ende einer Mahlzeit. Diese Süßigkeiten fördern besonders die Karies, da nach deren Genuß besonders lange Zucker im Mund bleibt.

Es ist einfach, kleine Kinder von solchen Süßigkeiten fern zu halten, indem man sie einfach nicht zu Hause hat; das gleiche gilt für Limonaden und Eisbecher, wenn man sie erst gar nicht kauft. Schwieriger ist es mit Kindern im Schulalter, die diese Süßigkeiten alle kennen. Eltern sollten ihrem Kind so früh es geht die gefährliche Wirkung von Süßigkeiten auf die Zähne klarmachen und davon auch nicht abgehen.

458. Oft wird das Verlangen nach Süßigkeiten von den Eltern selbst verursacht. Kinder mögen Süßes im allgemeinen, weil ihr im Wachstum begriffener Körper zusätzliche Kalorien verlangt. Doch Kinder, die nicht verwöhnt und für die Süßigkeiten nicht erreichbar sind, haben gar nicht das Bedürfnis nach großen Mengen. Es gibt sogar Kinder, die sehr süßes Essen gar nicht mögen. Frau Dr. Davis hat bei ihrem Ernährungsexperiment, bei dem kleine Kinder ihre Nahrungsmittel selbst wählen durften, festgestellt, daß sie, auf die Dauer gesehen, nur ein sehr vernünftiges Quantum an süßen Dingen begehrt haben.

Wahrscheinlich wird in den meisten Fällen das besondere Verlangen nach Süßigkeiten von den Eltern selbst unwissentlich verursacht. Eine Mutter sagt vielleicht bei dem Versuch, das Kind zu überreden, sein Gemüse aufzuessen: »Wenn du das Gemüse fein ißt, gibt es ein Bonbon zur Belohnung!« Oder: »Du kannst kein Schokolädchen haben, wenn du nicht das Gemüse aufißt.« Doch das, was einem vorenthalten wird, möchte man erst recht haben. Die Mutter erzielt die entgegengesetzte Wirkung von dem, was sie zu erreichen hoffte. Das Kind wird das Gemüse und den Fisch verabscheuen und die Schokolade und das Bonbon nur noch heißer begehren. Man sollte niemals versuchen, ein Kind mit *einem* Nahrungsmittel zu locken, damit es das *andere* ißt. Es darf gar nicht erst auf den Gedanken kommen, daß etwa der süße Nachtisch etwas Besseres sei als Gemüse, Kartoffeln oder Fisch. Wenn es eines Tages seinen Nachtisch zuerst entdeckt und gleich davon etwas essen will, sollte man es ruhig probieren lassen – in dem Sinne: das eine sei so gut wie das andere.

Wenn die Eltern viel Brause trinken oder jeden Abend Eis und Schokoriegel essen oder ständig in die Chipstüte greifen, werden ihre Kinder das auch alles haben wollen. (Die Süßigkeiten, die die Oma gelegentlich beim Besuch mitbringt, kann man als etwas Besonderes ansehen.)

459. Mais, Reis und gebleichter Weizen sind weniger nahrhaft als Vollkornweizen und Hafer. Mais und Reis haben relativ wenig Vitamine und wertvolles Eiweiß, wenn man sie mit Hafer, Roggen oder Vollkornweizen vergleicht. Wird das Korn gereinigt, so gehen viele Vitamine, Mineral- und Faserstoffe verloren. Daher sollte man Kindern keine Cerealien aus gebleichtem Weizenmehl, Weißbrot, Makkaroni, Spaghetti, Nudeln, Kräcker (außer Kräcker aus Vollkornweizen), Reis, Maismehl oder Maisflocken servieren. Auch Desserts aus diesen Körnern sind zu vermeiden: Maisstärke, Reis- oder Sago-Puddinge. Verwendet man Reis für Cerealien, Puddinge oder als Kartoffelersatz, so sollte man den unpolierten, braunen Reis nehmen. Bei angereichertem Weißbrot sind einige der ursprünglich darin enthaltenen Vitamine des B-Komplexes zugesetzt, aber selbstverständlich ist dieses Brot mit dem aus Vollkorn nicht zu vergleichen.

460. Kaffee, Tee, Cola und Schokoladengetränke sind für Kinder nicht gut, da sie die Milch ersetzen und die anregende Substanz Coffein enthalten. (Coca-Cola, andere Limonaden und Schokoladengetränke enthalten auch zuviel Zucker.) Die meisten Kinder werden tagsüber genügend angeregt; daher sollte man mit diesen Getränken gar nicht erst anfangen. Kräutertee eignet sich gut als Abwechslung.

461. Jetzt schon gegen Herzkranzgefäßerkrankungen vorbeugen! Die Arteriosklerose sehen wir heute bei immer jüngeren Menschen, gelegentlich sogar bei Kindern, und vor allem in den hochentwickelten Industrieländern.

Möglicherweise liegt dem eine chemische oder mit dem Stoffwechsel gekoppelte arteriosklerose-fördernde Tendenz zugrunde, die im Erbgut festgeschrieben ist. Familien, bei denen im frühen Lebensalter Herzinfarkte und Schlaganfälle vorkommen, sollten ihre Kinder bereits auf Störungen des Fettstoffwechsels untersuchen lassen. Liegt eine solche Störung vor, so sollte bereits in der Kindheit mit einer entsprechend angepaßten Ernährung begonnen werden.

Obwohl abschließende wissenschaftliche Ergebnisse über die Ursache der Arteriosklerose noch nicht vorliegen, sollten alle Eltern die Ernährung ihrer Kinder vernünftig gestalten. Auf alle Fälle sollten sie vermeiden, daß das Kind bereits in der Säuglingszeit (Abschnitt 144) und später (Abschnitt 482 und 483) übergewichtig wird. Als meine Kinder zu Jugendlichen heranwuchsen, reduzierte ich die Zahl der Eier auf eines pro Woche, vermied fettreiches Fleisch (Steaks, Hamburger, Fankfurter Würstchen, Wurst, Frühstücksfleisch und z. B. Salami). Bei Rind-, Lamm-, Schweinefleisch und Schinken sollte man das sichtbare Fett abschneiden. Mit Ausnahme kleiner Kinder sollte nur entrahmte Milch getrunken und statt Butter Margarine aus Maiskeimöl verwendet werden; Kuchen, Torten und Gebäck sind auf alle Fälle zu vermeiden. In anderen Worten: das Eiweiß sollte aus magerem Fleisch, Geflügel und Fisch bezogen werden; als Nachtisch nehme man Obst. Um das Risiko, übergewichtig zu werden, so gering wie möglich zu halten, gab es bei mir im Haus keine süßen Limonaden, zuckerhaltige Müslis, süße Kräcker oder Bonbons.

Mahlzeiten

462. Eine einfache Regel. Die Ernährung sieht sehr kompliziert aus, aber das muß nicht so sein. Glücklicherweise müssen Eltern die perfekte Ernährung für ihr Kind nicht austüfteln. Die Versuche von Dr. Davis und anderen zeigten, daß Kinder sich langfristig natürlich ernähren (Abschnitt 503), vorausgesetzt man zwang sie nicht, sie haben keine Vorurteile gegen bestimmte Nahrungsmittel und man bietet ihnen eine vielfältige Ernährung aus gesunden, natürlichen und unverfälschten Bestandteilen an. Die Eltern müssen wissen, was die Bestandteile einer guten Ernährung sind, und wie sie im Bedarfsfall den einen Bestandteil gegen den anderen austauschen können. Nahrungsmittel können wir in vier Gruppen einteilen: Milch, Fleisch, Gemüse/Obst und Brot/Getreideflocken (Cerealien). Benötigt werden pro Tag:

1. Milch, etwa 600 bis 800 ml
2. Fleisch, Geflügel oder Fisch
3. bis viermal pro Woche ein Ei
4. grünes oder gelbes Gemüse, teils roh, ein- oder zweimal
5. Obst, davon die Hälfte roh, zwei- oder dreimal (zusätzliches Obst kann Gemüse ersetzen und umgekehrt)
6. stärkehaltiges Gemüse, ein- oder zweimal
7. Vollkornbrot, Zwieback, Cerealien, ein- bis dreimal
8. Vitamin D (in der Milch).

463. Ein Vorschlag für eine vernünftige Ernährung. Sie können die Vorschläge natürlich je nach Geschmack Ihres Kindes oder Abläufen in der Familie variieren. Frucht- und Tomatensaft kann bei Bedarf zwischen den Mahlzeiten angeboten werden, Vollkornbrot zu den Mahlzeiten. Wenn Sie sich für eine Ernährung für Ihr Kind entschieden haben, prüfen Sie am besten im Kindergarten oder in der Vorschule, ob dort ähnliche Mahlzeiten verfügbar sind.

Frühstück

1. Obst oder Obstsaft
2. Müsli
3. Ei (3- bis 4mal pro Woche)
4. Milch

Mittagessen

1. ein sättigender Gang etwa:
   Müsli (aus Vollkornweizen oder Hafer)
   oder Brot oder Sandwich (Vollkorn)
   oder Kartoffeln

oder Suppe mit Kräckern, Toast oder Malz
oder ein Milchpudding
2. Gemüse oder Obst, roh oder gegart
3. Milch

Abend
1. Fleisch, Fisch oder Geflügel
2. grünes oder gelbes Gemüse, gegart oder roh
3. Kartoffeln
4. frisches Obst
5. Milch

464. Abwechslung beim Mittagessen. Viele Eltern wissen nicht, wie sie Abwechslung ins Mittagessen bringen können. Dafür gibt es eine einfache Regel:
1. ein sattmachender Gang mit vielen Kalorien, *und*
2. entweder Obst oder Gemüse.

Brot oder belegte Brote verschiedener Art können bei größeren Kindern als Hauptmahlzeit gesehen werden. Bei Kleinkindern, etwa im Alter von einem Jahr, macht das Brotessen Schwierigkeiten, und bei einem Sandwich gehen sie oft zunächst an die Füllung. Später, im Alter von etwa 2 Jahren, kommt ein Kind leicht mit einem Sandwich zurecht. Sie können mit Roggen-, Vollkornweizen-, Hafer- oder Bananenbrot beginnen; im Alter von 2 Jahren darf man Pumpernickel oder Nußbrot hinzufügen. Bestreichen Sie das Brot mit etwas Butter, Margarine, Hütten- oder Dopelrahmfrischkäse.

Ein Sandwich läßt sich mit verschiedenen Nahrungsmitteln einzeln oder in Kombination herstellen: rohes Gemüse (grüner Salat, Tomaten, geriebene Möhren oder Kohl), gegartes Obst, kleingehackte Trockenfrüchte, Erdnußbutter, Ei, Fischkonserve, Geflügelgeschnetzeltes und Fleisch. Man kann auch geriebenen Käse nehmen, später auch dünne Käsescheiben verwenden. Doppelrahmfrischkäse oder etwas Joghurt kann man mit vielen der obengenannten Nahrungsmittel kombinieren.

Eine recht vollwertige Mahlzeit ist eine Brühe oder Suppe, die viel Graupen oder Naturreis enthält, oder eine Gemüsesuppe mit und ohne Sahne, in die das Kind handliche Stücke aus Vollkornweizentoast tunken darf.

Ein pochiertes Ei oder ein Rührei kann man auf Toast legen oder mit Toaststückchen vermengen. Ein Ei kann man auch mit Brot servieren.

Sie dürfen dem Kind auch ungesalzene Vollkorn-Kräcker geben, die ohne oder mit Belag oder mit heißer oder kalter Milch gereicht werden. (Graham-Kräcker haben wenige Kalorien.) Auch Brot oder geschnittener Toast können mit heißer oder kalter Milch serviert werden.

Kartoffeln sind ein wertvoller Bestandteil von Mahlzeiten, wenn das Kind sie mag.

Gekochte, vorgekochte oder trockene Cerealien als Abendessen können durch frisches Obst in Stücken, gegartes Obst, kleingeschnittenes Trockenobst oder etwas braunem Zucker, Honig oder Ahornsirup geschmacklich verbessert werden.

Statt eines reichhaltigen ersten Ganges, der von gegarten oder rohen Früchten gefolgt wird, dürfen Sie auch gekochtes grünes oder gelbes Gemüse oder einen Gemüse- oder Fruchtsalat servieren. Anschließend darf ein Milchpudding-Dessert kommen: gebackener oder gekochter Vanille- oder Brotpudding. Auch eine Banane kann ein ausgezeichnetes Dessert sein.

Es gibt einige Kinder, die nie viel stärkehaltige Nahrungsmittel mögen. Sie erhalten ihre Kalorien aus Milch, Fleisch, Obst und Gemüse und nehmen normal an Gewicht zu. Auch die Vitamine des B-Komplexes erhalten sie aus diesen Nahrungsmitteln. In anderen Worten: über Körner und andere stärkehaltigen Nahrungsmittel brauchen Sie sich am wenigsten Sorgen zu machen; das Kind kann ruhig wochenlang ohne sie auskommen, wenn es ihm ansonsten gut geht.

Das Füttern zwischen den Mahlzeiten

465. Zwischen den Mahlzeiten sollte man seinen gesunden Menschenverstand walten lassen. Viele kleine Kinder und auch noch einige ältere brauchen einen kleinen Imbiß zwischen den Hauptmahlzeiten. Wenn es das richtige Nahrungsmittel ist und zu einer vernünftigen Zeit gegeben wird, kann es den Appetit für die Hauptmahlzeiten nicht beeinträchtigen oder zu Essensschwierigkeiten führen.

Frisches Obst oder in Dosen, Gemüse und auch Fruchtsäfte werden schnell und leicht verdaut und schaden auch den Zähnen am wenigsten. Milch bleibt viel länger im Magen und ist daher mehr geeignet, den Appetit für die nächste Mahlzeit zu beeinträchtigen. Wenn ein Kind, das bei seinen Hauptmahlzeiten nicht viel essen mag, sehr schnell wieder hungrig wird, braucht es auch zwischendurch etwas Nahrhaftes, und wenn es einen Becher Milch bekommt, wird es zufrieden sein. Bei der nächsten Mahlzeit ist es dann nicht überhungert, sondern wird wahrscheinlich einen gesunden Appetit haben.

Kuchen, Biskuits und Torten haben drei Nachteile: sie enthalten zu viele Kalorien, sind arm an anderen Nährwerten und schaden den Zähnen. Selbst Brot und Zwieback bleiben lange zwischen den Zähnen sitzen und sind deshalb gar nicht so sehr geeignet für die Zwischenmahlzeit.

Am sinnvollsten ist es, wenn man den Kindern eine kleine Magenstütze ungefähr auf der halben Strecke zwischen zwei Mahlzeiten gibt, aber nicht später als anderthalb Stunden vor der nächsten Mahlzeit. Aber auch da gibt es Ausnahmen. Kinder, die nach der Hälfte des Vormittags ein Glas puren Fruchtsaft bekommen, sind unter Umständen vor dem Mittagessen schon wieder so hungrig und müde, daß sie widerspenstig werden und nicht essen mögen. In solchen Fällen empfiehlt es sich, den Kindern, wenn sie vom Spaziergang oder vom Kindergarten nach Hause kommen - und sei es auch nur 20 Minuten vor dem Essen -, noch ein Glas Orangen- oder Tomatensaft zu geben. Sie werden sich dann viel besser fühlen und auch besseren Appetit haben.

Was man also den Kindern zwischen den Mahlzeiten gibt und *wann*, das muß eine Mutter selbst ausprobieren, denn es richtet sich sehr nach der Konstitution des einzelnen Kindes. Viele Kinder brauchen überhaupt keine Zwischenmahlzeiten, und das ist für die Zähne das beste.

Es kann vorkommen, daß eine Mutter seufzt, ihr Kind esse so schlecht bei den Hauptmahlzeiten, aber verlange ständig zwischendurch etwas zu essen. Dieses Problem wird durchaus nicht dadurch ausgelöst, daß die Mutter zu nachgiebig in bezug auf die Zwischenmahlzeiten ist. Ganz im Gegenteil: Meist haben die Mütter versucht, das Kind bei den Hauptmahlzeiten zum Essen zu zwingen und ihnen zwischen den Mahlzeiten nichts gegeben. Man hat herausgefunden, daß es der Zwang ist, der den Kindern den Appetit nimmt; nach ein paar Monaten kann es schon allein der Anblick des Eßzimmers sein, der bei solchen Kindern den Magen revoltieren läßt. Doch wenn die Zeit des Essens vorüber ist (obgleich das Kind nur sehr wenig zu sich genommen hat), beruhigt sich sein Magen wieder. Bald benimmt er sich so, wie ein ganz gesunder, aber leerer Magen reagiert: er verlangt nach etwas Eßbarem. Man behandelt einen solchen Fall nicht damit, daß man nun das Kind bis zur nächsten Mahlzeit hungern läßt, sondern mit einer positiven Therapie: Man bereitet die Mahlzeiten so lecker zu, daß dem Kind das Wasser im Munde zusammenläuft. Wenn ein Kind die Hauptmahlzeiten weniger begehrenswert findet als die kleinen Zwischenmahlzeiten, dann liegt es mehr oder weniger an der Küche und an Mamas Kochkunst.

Ernährungsprobleme

466. Womit fangen die Probleme beim Essen des Kindes gemeinhin an? Warum essen Kinder oft so schlecht? In den meisten Fällen deshalb, weil ihre Mütter sie ständig ermahnen und nötigen, »tüchtig« zu essen. Andere kleine Lebewesen, etwa kleine Hunde oder auch Kinder in primitiven Stämmen, wo die Mütter sich um die Ernährung ihrer Sprößlinge keine Gedanken machen, kennen keine derartigen Schwierigkeiten. Man könnte fast sagen, der zivilisierte Mensch bemüht sich Wochen und Monate hindurch, die Probleme des Essens künstlich zu erzeugen.

Es gibt Kinder, die mit einem Bärenappetit geboren werden, der ihnen auch erhalten bleibt, wenn sie unglücklich oder krank sind. Andere wieder haben einen durchschnittlichen Appetit, der leicht von seelischen Störungen beeinflußt wird. Der erste Typ wird wahrscheinlich durch Vererbung immer kräftig, rundlich sein, der zweite dagegen wird schlank und sensibel bleiben. Doch *jedes* Baby wird mit einem genügend großen Appetit geboren, die Natur richtet es so ein, daß es soviel an Nahrung verlangt und sich nimmt, wie sein Körper braucht, um gesund und leistungsfähig zu bleiben.

Das Problem liegt nur darin, daß ein Baby auch einen gewissen

Widerspruchsgeist mit auf die Welt bekommt, der sich regt, sobald man versucht, ihm einen fremden Willen aufzuzwingen. Dieser Widerspruchsgeist wird in Aktion treten, sobald das Kind gezwungen wird, mehr zu essen, als es mag. Wenn das Baby, und später das Kind, schlechte Erfahrungen beim Füttern gemacht hat, wird es mißtrauisch sein, und der erste Schritt in Richtung auf das Problem »Essen« ist getan. Noch ein zweiter Punkt ist in diesem Zusammenhang wichtig: Der Appetit eines Menschen - auch eines kleinen Kindes - ist nicht immer auf die gleichen Dinge gerichtet. Auch ein Kind kann sich bestimmte Speisen »überessen«. Es mag vielleicht viele Wochen lang sehr gern Spinat, doch dann eines Tages verzieht es das Gesicht und schiebt den Löffel von sich. »Keinen Spinat« bedeutet das, und eine kluge Mutter wird auf solche Zeichen achten und ihr Kind nicht zu etwas zwingen, was es offensichtlich nicht mag (es sei denn, sie ist in einzelnen Fällen davon überzeugt, daß es nur spielt oder Dummheiten macht).

Der Zeitpunkt, zu dem man den Appetit eines Kindes verderben kann, liegt schon beim wenige Wochen alten Säugling. Wenn die Mutter das Baby bei jeder Mahlzeit drängt, ein paar Schlucke mehr aus der Flasche zu nehmen, als es freiwillig mag, dann wird das Baby einen Widerwillen gegen die Flasche entwickeln, und es wird schwer sein, ihm die gesunde und normale Freude am Trinken wiederzugeben. Auch bei der Umstellung auf festere Nahrung werden oft Fehler gemacht. Wenn man dem Kind nicht Zeit genug läßt, sich an die neue Ernährungsweise zu gewöhnen, oder es zwingt, auch etwas hinunterzuwürgen, was es nun einmal nicht essen mag, wird man auch aus einem gesunden Kind einen »schlechten Esser« machen.

Doch nicht immer rühren Schwierigkeiten beim Essen am Anfang daher, daß man die Kinder zu sehr nötigt. Manchmal sind auch andere Gründe dafür verantwortlich. Ein kleines Kind kann z. B. seinen Appetit verlieren, weil es eifersüchtig auf ein neu geborenes Baby ist. Doch was immer der Grund sein mag - wenn die Mutter dann anfängt, das Kind zu nötigen und möglichst viel in das kleine Wesen hineinzustopfen, wird sein Appetit nur noch mehr gelähmt werden.

467. Wenn ein Kind aus irgendwelchen Gründen seinen Appetit verloren hat und nun ein schlechter Esser ist, braucht man sehr viel Zeit und Geduld, um das zu kurieren. Die Mutter macht sich Sorgen, sie kann ihren Seelenfrieden nicht wiederfinden, solange das Kind nicht auf seine Kosten kommt, weil es nicht genug ißt. Und doch sind es gerade ihre Besorgnis und das ständige Nötigen, die verhindern, daß das Kind seinen normalen Appetit zurückgewinnt. Auch wenn die Mutter sich die Gründe der Appetitlosigkeit klarmacht und ihr Verhalten ändert, wird es sehr lange dauern, bis das Kind zu seinen alten und normalen Gewohnheiten zurückgekehrt ist. Man muß ihm die Möglichkeit geben, die unfreundlichen Erfahrungen, die mit jeder Mahlzeit verbunden waren, zu vergessen und wieder eine regelrechte Freude am Essen zu entwickeln.

Sein Appetit ist, um es an einem Beispiel klarzumachen, eine Maus, und das ständige und besorgte Nötigen der Mutter ist die Katze, die das Mäuschen in sein Loch zurückgetrieben hat. Man kann die Maus nicht überreden, tapfer zu sein, weil die Katze in eine andere Richtung guckt. Die Katze muß verschwinden, damit das Mäuschen wieder aus seinem Loch schlüpft.

468. Auch die Mutter leidet darunter. Doch nicht nur das Kind, dem das Essen eine Qual ist, hat mit unangenehmen Gefühlen zu kämpfen, auch eine Mutter hat es nicht leicht, wenn ihr Kind nicht essen will und zusehends magerer wird. Zunächst einmal macht sie sich Sorgen, daß die Appetitlosigkeit chronisch werden und das Kind nicht mehr imstande sein könnte, genügend Abwehrkräfte gegen Infektionen zu entwickeln. Der Arzt versucht ihr beizubringen, daß Kinder, die schlecht essen, durchaus nicht anfälliger für ansteckende Krankheiten zu sein brauchen, als gut essende Kinder, aber für die Mutter ist es schwer, das zu glauben.

Dann wird sich ein Gefühl der Schuld einstellen, und sie glaubt, daß ihre Verwandten, die Angehörigen ihres Mannes, Nachbarn und der Arzt der Ansicht sein müßten, sie sei eine nachlässige Mutter. Diese Befürchtungen sind natürlich in den meisten Fällen unbegründet, es ist viel öfter so, daß die anderen eine geplagte Mutter, deren Kind nicht essen will, gut verstehen und bemitleiden, weil sie selbst solch ein Kind in der Familie haben oder Fälle kennen, in denen die gleichen Schwierigkeiten bestehen.

Neben Sorge und Schuld fühlt die Mutter eines schlecht essenden Kindes aber allmählich auch Ärger und Verbitterung in sich aufsteigen. Wenn all ihre Mühe, dem Kind mit Liebe, Güte und Strenge sein tägliches Quantum an Nahrung zu verabfolgen, nichts fruchtet, wird es schwer sein, gleichbleibende Geduld zu bewahren. Auch wenn sie weiß, daß es sinnlos ist, das Kind zu nötigen und ihm das Essen einzutrichtern, und daß es noch sinnloser wäre, die Geduld zu verlieren, wird eine derart geplagte Mutter es manchmal nicht verhindern können, daß ihr Vorrat an Langmut erschöpft ist. Diese Augenblicke sind für die Mutter sehr unerfreulich, weil sie sich hinterher sagt, wie unnötig Temperamentsausbrüche sind, und sich ihrer schämt.

Es ist eine interessante Tatsache, daß viele Eltern, deren Kinder zeitweilig Sorgen bereiten, weil sie nicht essen, sich daran erinnern, daß sie selbst auch schlechte Esser waren und ihren eigenen Eltern damit das Leben schwergemacht haben. Sie erinnern sich gut genug daran, wie schrecklich es ihnen selbst war, genötigt zu werden, und doch bringen sie es nicht fertig, sich gemäß diesen Erfahrungen ihren eigenen Kindern gegenüber zu verhalten. Zu der Sorge und der leichten Ungeduld, die ihnen jetzt ihr eigenes Kind bereitet, kommen noch die Reste der zum Teil ins Unterbewußtsein verdrängten unerfreulichen Erinnerungen aus ihrer eigenen Kindheit.

469. Gefahr besteht für Kinder, die zeitweilig schlecht essen, kaum. Es ist wichtig, daß Eltern es sich einmal klarmachen: Die Natur ist höchst sinnvoll eingerichtet, und Kinder werden mit einem inneren Mechanismus geboren, der dafür sorgt, daß sie so viel Nahrung zu sich nehmen, wie sie brauchen. Das Quantum hängt von der Größe und der Konstitution des Kindes ab und auch von der Veranlagung und dem Typ des einzelnen Menschen. Es kommt nur sehr selten vor, daß schwere Unterernährung oder eine infektiöse Krankheit dadurch hervorgerufen wird, daß ein Kind schlecht ißt. Es ist jedoch gut, wenn man ein Kind, das längere Zeit hindurch keinen Appetit hat, hin und wieder vom Arzt untersuchen läßt.

470. Das Ziel der - nennen wir es einmal - **»Ernährungstechnik«** ist es, den Appetit des Kindes wieder gesunden zu lassen, so daß es von selbst und mit Freuden seine Mahlzeiten einnimmt. Man muß deshalb versuchen, die Mahlzeiten so zu arrangieren, daß das Kind sich nicht davor fürchtet, sondern sie als etwas Selbstverständliches hinnimmt – besser noch: sich darauf freut.

Man sollte auf jeden Fall versuchen, während der Mahlzeiten nicht vom Essen zu reden, weder mit Drohungen noch mit Ermunterungen. Die Mutter sollte weder ihre Enttäuschung zeigen, wenn das Kind sich nur eine kleine Portion auf den Teller nimmt, noch sollte sie es loben, wenn es sich einen ganzen Berg auf den Teller häuft. Mit einiger Übung sollte man es dahin bringen, daß weder das Kind noch man selbst an das Essen auch nur denkt: das wäre ein großer Fortschritt. Wenn das Kind spürt, daß die Erwachsenen keinen Druck mehr ausüben, kann es anfangen, so etwas wie einen eigenen Appetit zu entwickeln.

Manchmal hört die Mutter folgenden Ratschlag: »Stell dem Kind einfach das Essen ohne Kommentar hin, und nimm es nach einer halben Stunde weg, ob es nun gegessen hat oder nicht . . .« Das ist an sich nicht schlecht, nur gehört dazu, daß es auch in der richtigen Weise durchgeführt wird, d. h. die Mutter muß es fertigbringen, das Kind in dieser halben Stunde auch wirklich in Ruhe zu lassen, darf sich nicht über die Esserei ärgern und muß außerdem noch nett und freundlich bleiben. Aber eine gereizte Mutter ist dazu meist nicht mehr in der Lage, sie stellt dem Kind vielleicht seinen Teller mit gereizten oder drohenden Worten hin, stellt sich möglicherweise noch daneben, wartet und beobachtet es argwöhnisch. Nun ist auch das letzte bißchen Appetit verschwunden, und das Kind wappnet sich! Ein widerspenstiges Kind, das noch dazu förmlich zu einem Kampf um die Esserei aufgefordert wird, bleibt meist Sieger in diesem Kampf!

Eine Mutter hat es ja nicht darauf abgesehen, daß ihr Kind ißt, weil sie ihren Willen durchsetzen will. Es muß ihr bloß daran liegen, daß ihr Kind seine Mahlzeit einnimmt, weil es wirklichen Appetit hat, denn nur dann wird das Essen anschlagen.

Beginnen Sie mit den Nahrungsmitteln, die es am ehesten mag. Ihm soll bei den Mahlzeiten das Wasser im Mund zusammenlaufen, es soll sich freuen und nicht abwarten können, bis es anfangen darf. Als ersten Schritt gebe man 2 bis 3 Monate alle gesunden Nahrungsmittel, die das Kind sehr mag (wobei die Ernährung aber ausgeglichen sein sollte) und lasse alles weg, was das Kind ablehnt.

Wenn Ihr Kind nur eine oder mehrere Gruppen von Nahrungsmitteln nicht mag, ansonsten aber sehr gut ißt, sollten Sie die Abschnitte 446, 448–451, 453 und 464 lesen. Dort wird der gegenseitige Austausch von Nahrungsmitteln erklärt, den man solange fortsetzen soll, bis das Kind bei den Mahlzeiten weniger mißtrauisch und lockerer geworden ist.

471. **Es gibt Kinder – die wir als mäklig bezeichnen –**, die freiwillig nur einige wenige Dinge essen. Da kommt z. B. eine Mutter und sagt: »Ich weiß gar nicht, was ich machen soll, mein Kind mag nur Würstchen, Bananen, Orangen und Saft. Hin und wieder kann ich es zu einem halben Semmelchen oder zu ein paar Löffelchen Kartoffelbrei überreden, aber damit ist es auch aus, etwas anderes will es einfach nicht.«

In einem solchen Fall hat es eine Mutter sehr schwer, denn es ist ein Problem, die Ernährung eines derart wählerischen Kindes in der richtigen Balance zu halten.

Es wäre ratsam, diesem Kind zunächst nichts anderes aufzuzwingen, sondern die von ihm selbst gewählten Mahlzeiten, bestehend aus Bananen, etwas Weißbrot, Würstchen und Orangensaft, ein paar Tage lang zu variieren. Das Kind wird dann sein Mißtrauen verlieren, und wenn es sieht, daß man seine Wünsche respektiert, wird sein Appetit wachsen. Ganz allmählich kann man das eine oder andere Nahrungsmittel hinzufügen, doch darf man das Kind nicht nötigen, es zu nehmen, sondern muß es freiwillig davon essen lassen. Wenn das Kind es nicht mag, erwähne man das mit keinem Wort.

Wie schnell Sie neue Nahrungsmittel in den Speisezettel aufnehmen können, hängt von der Steigerung des Appetits des Kindes und seiner Bereitschaft ab, etwas Neues anzunehmen.

472. **Man sollte keine Unterschiede zwischen den verschiedenen Gerichten machen.** Früher war es üblich, daß ein Kind, ebenso wie die Erwachsenen, die Reihenfolge der Speisen – Suppe, Hauptgang,Dessert oder wie immer das Menü aussah – einhalten mußte: Sätze wie »Wer seine Suppe nicht ißt, bekommt auch keinen Braten« oder »Wer das Gemüse nicht ißt, bekommt auch keinen Nachtisch« gehörten zu den Erziehungsmaximen. Man ist heute von dieser Praxis abgekommen. Man sagt sich, daß bei einer wohldurchdachten und ausbalancierten Ernährung jedes Nahrungsmittel gleich wert-

voll sein sollte, und es wäre pädagogisch falsch, dem Kind das eine Nahrungsmittel auf Kosten eines anderen einquälen zu wollen. Mit anderen Worten: Man kann es ruhig zwei Teller Gemüsesuppe essen lassen und auf den Auflauf verzichten, den es hinterher gibt, wenn es die Gemüsesuppe sehr gern ißt. Man kann aber auch umgekehrt ruhig einmal erlauben, daß es keine Gemüsesuppe ißt und dafür eine doppelte Portion Auflauf. Wenn man nämlich sagte: »Es gibt keinen Nachtisch, bevor nicht das Gemüse aufgegessen ist«, wird man den Widerwillen gegen das Gemüse nur noch verstärken, und bei der nächsten Mahlzeit wird das Gemüse schon von vornherein wie ein unüberwindlicher Berg auf dem Teller liegen. Das aber dürfte das Gegenteil dessen sein, was man erreichen wollte.

Damit soll nun nicht gesagt sein, daß man dem Kind jede Freiheit lassen und ihm bei allen Mahlzeiten seine eigene Speisenfolge erlauben darf. Doch in Fällen, in denen das Essen ein Problem für die Kinder bedeutet, muß man ihnen solche Hilfen angedeihen lassen. Wenn man zu einem normalen und gesunden Appetit zurückkehren will, ist es notwendig, gewisse Zugeständnisse zu machen, die Eltern andernfalls als Verstoß gegen ihre Erziehungsprinzipien ansehen würden. Bei Kindern, die einen gesunden, normalen Appetit haben, braucht man absolut nicht so heikel zu sein, sie werden die übliche Reihenfolge der Gerichte bei Tisch als gegeben hinnehmen und als etwas Selbstverständliches einhalten.

473. Weniger ist besser als zuviel. Es ist besser, man gibt dem Kind etwas weniger auf den Teller, als es wahrscheinlich essen wird, als daß man zuviel vorlegt. Jedem Kind, das schlecht ißt, sollte man aus psychologischen Gründen kleine Portionen servieren. Füllt man ihm zuviel auf, so vergeht ihm schon beim Anblick eines solchen Berges, von dem es glaubt, daß es ihn nie schaffen werde, der Appetit. Legt man ihm indessen weniger vor, ermutigt man das Kind, zunächst einmal die erste Portion aufzuessen und dann vielleicht noch eine zweite Portion. Wenn ein Kind wirklich sehr schlecht ißt und nur einen minimalen Appetit hat, ist es besser, man gibt ihm auch nur minimale Portionen, und wenn es diese Portionen aufgegessen hat, sollte man auch nicht gleich fragen: »Möchtest du noch mehr haben?«, sondern warten, bis das Kind von selbst darum bittet.

474. Soll die Mutter ein Kind, das schlecht ißt, füttern? Ein normales Kind, das genügend ermutigt wird (Abschnitte 511 und 512), fängt zwischen 15 und 20 Monaten an, allein zu essen. Wenn eine Mutter indessen sehr besorgt ist und ihr Kind bis zum Alter von zwei, drei oder gar vier Jahren füttert (wobei sie es unter Umständen sehr zum Essen nötigen muß), ist es nicht einfach damit getan, daß man ihr sagt, sie solle nun damit aufhören. Das Kind, das nicht rechtzeitig gelernt hat, selbst zu essen, hat jetzt gar nicht mehr den Wunsch nach Selbständigkeit, es sieht es als sein gutes Recht an, daß die Mutter es füttert, und es erscheint ihm als ein wichtiges Zeichen ihrer Liebe und Zuneigung. Wenn sie plötzlich aufhört, ihm diesen Liebesdienst zu erweisen, und es nicht mehr füttert, wird das Kind sich verletzt fühlen, es wird gekränkt sein und nicht wissen, womit es diese »Strafe« verdient hat. Es könnte sein, daß es zwei oder drei Tage überhaupt nicht ißt, und das ist mehr, als irgendeine Mutter ertragen könnte. Wenn sie dann wieder nachhilft und das Kind füttert, hat es neuen Grund, unzufrieden zu sein. Bei solchen Manövern lernt das Kind seine eigene Stärke und die Schwäche der Mutter kennen.

Ein Kind von zwei Jahren sollte so schnell wie möglich lernen, selbst zu essen. Das bringt es allerdings nicht von heute auf morgen fertig, es dauert mehrere Wochen, währenddessen die Mutter Geduld braucht. Man darf nicht das Gefühl erwecken, man entziehe ein Privileg. Die Mutter muß es so einrichten, daß das Kind glaubt, es sei eine Bevorzugung, ganz für sich allein essen zu dürfen.

Während dieser Zeit muß man sich genau überlegen, was man dem Kind vorsetzt, und zwar nur Gerichte, die es wirklich gern mag, so daß es Freude an den Mahlzeiten hat. Wenn man ihm den Teller mit dem Essen auf seinen Platz gestellt hat, gehe man für ein kleines Weilchen hinaus, so, als habe man etwas in der Küche vergessen. Jeden Tag kann man ein kleines Weilchen länger draußen bleiben, und wenn man dann zurückkommt, füttere man das Kind wie selbstverständlich und ohne Kommentar, ob es nun schon selbst etwas gegessen hat oder nicht. Wenn das Kind ungeduldig wird, während man nebenan oder in der Küche ist, und wenn es dann ruft, sollte man gleich mit einer freundlichen Entschuldigung zurückkommen. Nach ein oder zwei Wochen ist das Kind vielleicht schon soweit, daß es sein Tellerchen ganz allein und ohne Hilfe leeren kann. Nötigen darf man das Kind während dieser Zeit, da es lernen soll, allein zu essen, auf keinen Fall. Wenn man sieht, daß es Spaß daran hat, den Löffel allein in den Mund zu stecken, und eifrig daran arbeitet, seinen Teller zu leeren, dann lobe man es und mache ihm ein Kompliment. Doch sei man nicht allzu enthusiastisch dabei, damit das Kind nicht sofort Verdacht schöpft.

Nehmen wir einmal an, Sie hätten das Kind eine Woche lang bei den Mahlzeiten mit seinen Lieblingsgerichten 10 bis 15 Minuten allein gelassen und es habe nichts angerührt. Dann sollten Sie dafür sorgen, daß es mehr Hunger hat. Reduzieren Sie über mehrere Tage die Größe der gewohnten Mahlzeiten um die Hälfte; es sollte sich schnell so viel Hunger einstellen, daß das Kind, wenn Sie das freundlich und taktvoll angehen, von selbst zu essen beginnt.

Wenn das Kind schon die halbe Mahlzeit ohne fremde Hilfe zu sich nimmt, dann sollte es lieber die Tafel verlassen dürfen als den Rest der Mahlzeit gefüttert zu werden. Machen Sie sich keine Gedanken, wenn es einige Nahrungsmittel stehenläßt. Der Hunger kommt wieder und läßt ihr Kind auch mehr essen; wenn Sie ihm aber immer den Rest der Mahlzeit füttern, wird es nie diese Aufgabe voll und ganz übernehmen wollen. Sagen Sie ihm einfach: »Du scheinst jetzt wohl satt zu sein.« Wenn es um mehr bittet, geben Sie ihm noch ein oder zwei Mundvoll und deuten Sie ihm dann an, daß es jetzt wohl wirklich genug hat.

Wenn nach ein paar Wochen das Kind ganz allein ißt, sei man konsequent und beginne nicht, es wieder zu füttern. Ist es einmal sehr müde und sagt es: »Füttere mich«, so gebe man ihm gleichsam geistesabwesend ein paar Löffel voll und sage dann irgend etwas dergleichen, daß es ja wohl nicht mehr sehr hungrig sei. Dieser Punkt wird besonders deshalb erwähnt, weil es sehr oft vorkommt, daß Mütter, die ihr Kind schon viel zu lange gefüttert haben, zudem noch leicht rückfällig werden und es wieder füttern, sobald sie merken, daß sein Appetit einmal nachläßt. Auf diese Weise wird die Schwierigkeit mit dem Essen über Gebühr lang hingezogen.

475. Soll die Mutter im Zimmer bleiben, während das Kind ißt? Das hängt davon ab, woran das Kind gewöhnt ist und inwieweit es die Mutter fertigbringt, ihre Besorgnis nicht merken zu lassen. Wenn das Kind daran gewöhnt ist, immer in der Nähe der Mutter zu sein, wird sie den Raum nicht verlassen können, ohne daß es sich aufregt.

Bringt sie es fertig, entspannt und freundlich zu sein und sich nicht einzig und allein auf die Sorge zu konzentrieren, ob das Kind auch genügend ißt, kann sie ruhig im Zimmer bleiben. Doch ist es ihr unmöglich, das Kind zu beobachten, ohne es ständig zu nötigen und ihm gut zuzureden, dann ist es vielleicht besser, sie zieht sich während der Mahlzeiten zurück, nicht abrupt, so daß das Kind die Absicht merkt, sondern unter irgendeinem glaubwürdigen Vorwand und so, als sei es ganz selbstverständlich und habe nicht etwa irgend etwas mit dem Kind selbst zu tun.

476. Keine Kunststücke, Bestechungen oder Belohnungen. An sich versteht es sich von selbst, daß man das Kind nicht mit allerhand Kunststücken und Bestechungen zum Essen bringen sollte. Das Versprechen, daß Papa einen Kopfstand vormacht, wenn der Spinat aufgegessen ist, gehört nicht unbedingt zur Kindererziehung. Im Augenblick scheint es so, als esse das Kind auf derlei Versprechen hin etwas mehr, doch auf die Dauer wird es seinen Appetit mehr und mehr lähmen. Die Eltern müssen sich immer neue Bestechungsmanöver ausdenken, um das Kind überhaupt zum Essen zu bringen. Am Ende ist eine Mahlzeit für alle Beteiligten eine anstrengende Unternehmung, vor der die ganze Familie sich fürchtet.

Es ist völlig falsch, dem Kind zu sagen, es müsse sich seinen Nachtisch verdienen, indem es das Hauptgericht aufißt. Auch ein Stück Schokolade oder eine andere Belohnung sollte man nicht in Aussicht stellen. Man sage auch nicht, es müsse einen Haps für den Onkel Paul und einen Haps für die Großmama nehmen oder es müsse essen, damit es groß und stark werde oder damit Papa sich freut. Den Kindern sollte weder körperliche Bestrafung noch die Streichung von Vergünstigungen angedroht werden, damit sie besser essen. Kurz und gut: Man sollte das Kind nicht zwingen zu essen.

Es schadet nichts, wenn die Eltern während der Mahlzeit eine Geschichte erzählen oder wenn das Radio läuft, solange das Kind diese Art der Unterhaltung nicht mit dem Essen in Zusammenhang bringt – d. h. es darf nicht das Gefühl haben, das Essen rutsche besser, wenn es unterhalten wird.

477. Es ist nicht nötig, daß man sich von seinem Kind tyrannisieren läßt. Wir haben bereits so viel darüber gesagt, daß man die Kinder freiwillig und nach ihrem Belieben essen lassen solle, daß unter Umständen ein falscher Eindruck entstehen kann. Das Beispiel einer Mutter sei hier erwähnt, die die Ratschläge, wie sie oben gegeben worden sind, falsch verstanden hatte: Jahrelang hatte diese Mutter mit ihrer kleinen Tochter erbitterte Kämpfe ausgefochten, weil das Kind nicht essen wollte. Sie hatte es ermahnt, genötigt und gezwungen zu essen, und der Erfolg war entsprechend kläglich. Als das Kind etwa sieben Jahre alt war, brachte jemand der Mutter bei, wie falsch sie es anfange und daß es viel richtiger sei, wenn man dem Kind erst einmal die Gelegenheit gäbe, seinen Appetit zu entwikkeln, es habe wenig Zweck, diese Kämpfe fortzusetzen. Die Mutter sah das ein, doch nun verfiel sie in das andere Extrem. Sie versuchte ihre bisherigen Fehler durch übertriebene Nachgiebigkeit gutzumachen. Das Kind, das das veränderte Verhalten der Mutter wohl wahrnahm, fing an, sich - unbewußt mehr oder weniger - für die Jahre des Zwanges zu rächen, indem es seiner Mutter nun auf der Nase herumtanzte. Wenn seine Mutter es fragte, was es denn essen wolle, wünschte es Würstchen, und wenn die Mutter sie vom Fleischer holte, sagte das Kind, es wolle Klopse essen, und die Mutter ging wieder los und besorgte das Gewünschte.

Auch das ist natürlich falsch - die goldene Mittelstraße ist der richtige Weg. Ein Kind muß lernen, daß es pünktlich zu den Mahlzeiten erscheint, daß es den anderen Personen gegenüber bei Tisch freundlich ist, daß es keine abfälligen Bemerkungen über das Essen macht und erklärt, es möge dies oder jenes nicht, und daß es seinem Alter entsprechend gute Tischmanieren hat. Wenn eine Mutter es irgend einrichten kann, wird sie die Wünsche ihrer Kinder bei der Zusammenstellung der Mahlzeiten ohnehin berücksichtigen, und sie wird auch gelegentlich das eine oder andere Kind fragen, was es denn gerne essen möge, und ihm als Überraschung oder Belohnung auch einmal sein Leibgericht kochen.

Aber ein Kind sollte nicht auf den Gedanken kommen, daß ihm derlei Privilegien zustehen. Es ist vernünftig und richtig, wenn die Mutter Süßigkeiten und Kuchen begrenzt und wenn sie dabei auch konsequent bleibt. Sofern die Mutter davon überzeugt ist, daß ihre Maßnahmen richtig sind, sollte sie sich auf keine Debatten mit ihren Kindern einlassen.

478. Würgen. Wenn ein Kind, das älter als ein Jahr ist, nur pürierte Mahlzeiten zu sich nehmen kann, dann ist es früher wohl meist zum Essen gezwungen oder mindestens gedrängt worden. Es geht nicht darum, daß das Kind keine Brocken schlucken könnte; es würgt, weil sie ihm hineingeschoben werden. Meist erklären die Eltern dann: »Das ist schon merkwürdig; es schluckt Brocken, wenn es das Essen sehr mag, es beißt sogar große Stücke Fleisch vom Knochen ab und bekommt sie anstandslos hinunter.« Es gibt drei Schritte zur Behandlung. Zunächst muß man das Kind sich selbst beim Essen zu versorgen lernen (Abschnitte 511 und 512). Dann muß es sein Mißtrauen gegenüber der Nahrung im allgemeinen verlieren (Abschnitt 466). Drittens soll man ganz langsam vorgehen und die Bröckchen und Brocken in der Nahrung schrittweise größer machen. Lassen Sie dem Kind über Wochen und notfalls Monate seine pürierte Nahrung, bis es alle Ängste vor dem Essen verloren und Freude daran gewonnen hat. Geben Sie dem Kind beispielsweise während dieser Zeit auch kein Fleisch, wenn es das selbst in kleingehacktem Zustand nicht mag.

In anderen Worten: Die Geschwindigkeit bestimmt das Kind mit seiner Fähigkeit, das Neue anzunehmen.

Bei manchen Kleinkindern können selbst pürierte Mahlzeiten einen Würgereflex auslösen. Gelegentlich ist die pastöse Beschaffenheit der Nahrung daran schuld. Verdünnen Sie diese also mit etwas Milch oder Wasser. Oder zerkleinern Sie Obst und Gemüse soweit, bis sie gerade nicht zerdrückt und zum Brei werden.

Dünne Kinder

479. Wenn Kinder sehr mager sind, so kann das verschiedene Ursachen haben. Es kann erblich sein, und wenn ein oder beide Elternteile aus schlank gewachsenen Familien stammen, braucht man sich weiter keine Sorgen zu machen. Die Kinder sind weder krank noch nervös, sie haben genug gegessen, aber sie setzen kein Fett an, weil sie keine Veranlagung dazu besitzen.

Manche Kinder aber bleiben dünn, weil die Eltern ihnen mit allzu vielem Nötigen den Appetit verdorben haben (siehe Abschnitt 466). Kinder, die man zum Essen zwingt, werden gewiß nicht zunehmen.

Andere Kinder wieder leiden unter nervösen Störungen und können deshalb nicht essen. Ein Kind, das sich vor Monstern fürchtet oder davor, daß seine Mutter es verlassen könnte, verliert unter Umständen auch seinen Appetit. Eifersüchtige Kinder, die von dem Ehrgeiz besessen sind, es in allem ihren älteren Geschwistern gleichzutun, verbrauchen ihre Energien für den täglichen Konkurrenzkampf und sind oft schlechte Esser. Das nervöse Kind, das unter inneren Spannungen leidet, wird sogar aus zwei Gründen dünn und zart bleiben: Erstens hat es keinen Appetit und zweitens werden seine Kräfte von dem ständigen Druck, unter dem es steht, verzehrt.

Viele Kinder in der Welt sind unterernährt, weil die Eltern die richtige Nahrung nicht bekommen oder erschwingen können. Es gibt einige physische Leiden, die Unterernährung verursachen. Doch Kinder, die infolge einer akuten Krankheit abnehmen, gewinnen, sobald sie gesund sind, ihr Gewicht schnell zurück, da ihr normaler Hunger sich dann wieder einstellt.

480. Plötzlicher Gewichtsverlust ist gefährlich. Wenn ein Kind innerhalb kurzer Zeit Gewicht verliert, muß es gründlich untersucht werden – und zwar schnell. Meist sind Diabetes (der mit starkem Hunger- und Durstgefühl sowie häufigem Wasserlassen einhergeht), seelische Belastungen in der Familie, Tumore oder fixe Ideen heranwachsender Mädchen, die unbedingt abnehmen möchten, die Ursache (siehe auch Abschnitt 820 über Anorexia nervosa).

481. Was kann man für zu dünne Kinder tun? Ein unterernährtes Kind sollte natürlich regelmäßig untersucht werden. Das ist besonders wichtig, wenn das Kind sehr leicht ermüdet, wenn es plötzlich und rapide abmagert oder überhaupt nicht zunimmt.

Magerkeit, keine Gewichtszunahme und Ermüdung sind viel eher auf seelischen Druck zurückzuführen als auf physische Leiden. Wenn das Kind bedrückt und nervös zu sein scheint und man nicht weiß, was der Grund sein könnte, sollte man zur Beratungsstelle oder zum Arzt gehen und sich zu einem Kinderpsychiater überweisen lassen. Es könnte sein, daß die Ursache der Störung mit einem einfachen psychologischen Test herausgefunden werden kann und auf diese Weise schnell zu helfen ist. Auch mit dem Klassenlehrer sollte man sprechen, denn es könnte ja sein, daß das Kind in der Schule irgendwelche Schwierigkeiten hat - unter anderem auch mit Mitschülern -, von denen die Eltern nichts wissen können. Gestörter Appetit des Kindes *muß* behoben werden, da das an die Grundlage der gesamten Entwicklung eines Menschen rührt (Abschnitt 467).

Das Essen zwischen den Mahlzeiten - im allgemeinen nicht zu empfehlen - erweist sich bei Kindern, deren Magen nur kleine Mengen zu vertragen scheint, aber gern mehr essen würden, als Hilfe. Deshalb darf man aber nicht nur noch »zwischendurch« essen lassen. Kinder, die das tun dürfen, entwickeln schlechte Eßgewohnheiten. Ich wäre für einen nahrhaften Imbiß zwischen zwei Mahlzeiten und einen vor dem Schlafengehen. Widerstehen Sie der Versuchung, dem Kind stark kalorienhaltige aber nährwertarme »Nahrungsmittel« - entweder als Bestechung oder als Trost, daß es überhaupt etwas ißt, anzubieten.

Gesunde Kinder bleiben manchmal auch bei kräftigem Appetit und genügend Nahrung dünn, das ist dann wahrscheinlich ihre Veranlagung. Kinder dieser Art ziehen meist schon von sich aus kalorienarme Kost vor, sie essen gern Fleisch, Gemüse und Obst und machen sich nichts aus Pudding oder Kuchen.

Schließlich und endlich: Wenn ein Kind von Geburt an mager ist, im übrigen aber gesund und munter, wenn es genügend große Portionen ißt und regelmäßig zunimmt, dann lasse man es in Ruhe. Es entspricht seiner Natur, ein Zwirnsfaden zu sein und zu bleiben.

Dicke Kinder

482. Die Behandlung hängt von der Ursache ab. Viele glauben, daß der Grund für übermäßige Dicke bei kleinen Kindern in Hormonstörungen zu suchen sei. Aber genau betrachtet, ist das selten der Fall. Es gibt verschiedene Faktoren, die zu einem Übergewicht führen können, einschließlich der Vererbung, des Temperaments und der Unzufriedenheit eines Kindes. Wenn ein Kind aus einer Familie stammt, in der beide Linien gedrungen gewachsen sind und zu Wohlbeleibtheit neigen, so ist es wahrscheinlich, daß bereits das

Baby Übergewicht besitzt. Das ruhige, phlegmatische Baby, das sich wenig Bewegung macht, hat im allgemeinen auch eine größere Menge von Kalorien übrig, die sich in Fett umsetzen. Der entscheidende Faktor aber ist der Appetit eines Kindes.

Hat es einen großen Appetit und ißt es gern Kuchen, Biskuits, Cremes und süße Sachen, so wird es natürlich schwerer werden als ein anderes, das lieber Gemüse, Früchte und Fleisch ißt. Dabei aber erhebt sich die Frage, *warum* ein Kind so besonderen Appetit auf kalorienreiche Kost entwickelt. Die Gründe dafür sind noch nicht ganz klar. Man muß sich wohl damit zufriedengeben, daß so etwas angeboren ist und einfach zur Konstitution des Kindes gehört. Kinder, die mit solch einem Appetit geboren werden, bleiben meistens von der Babyzeit an und ihre ganze Kindheit hindurch rund und dick (siehe Abschnitt 144).

483. Kummer macht dick. So widersinnig das klingen mag – aber manchmal rührt ein überdurchschnittlicher Appetit auch daher, daß ein Kind unglücklich ist. Oft geschieht das etwa im Alter von sieben Jahren, in der Zeit, in der sich die engen Bande zu den Eltern schon ein wenig lockern und die Kinder sich bisweilen einsam und unglücklich fühlen. Wenn ein Kind dann nicht gleich Freunde und Spielkameraden findet, die die Lücke ausfüllen, fängt es an, seelisch zu frieren. Indem es Süßigkeiten, Kuchen und sehr nahrhafte Dinge ißt, schafft es sich einen gewissen Ausgleich für den Verlust der Nestwärme. Auch Schwierigkeiten und Kummer in der Schule führen manchmal dazu, daß es von einem nervösen Appetit befallen wird. Übergewicht hängt in manchen Fällen auch mit den Entwicklungsjahren zusammen. Es ist ganz normal, daß der Appetit sich in dieser Zeit vergrößert. Doch auch seelische Störungen und das Gefühl, mit all den neuen Fragen nicht fertig zu werden, bringen die heranwachsenden Kinder zuweilen dazu, daß sie sich mit dem Essen trösten.

Wirkliche Fettleibigkeit aber macht auch einem Kind das Leben schwer, ganz gleich, wodurch sie hervorgerufen worden ist. Je dicker es ist, desto schwerer wird ein Kind es haben, beim Spiel und beim Turnen mitzuhalten. Je weniger Bewegung das Kind aber hat, desto dicker wird es werden. Und auch in anderer Hinsicht befindet sich das dicke Kind in einem Circulus vitiosus. Da es sich an den Spielen der anderen Kinder nicht recht beteiligen kann, wird es mehr und mehr zum Außenseiter werden, den man neckt und mit kindlich rücksichtslosen Späßen in die Einsamkeit treibt. Man sollte die Fettsucht also möglichst schon bei ihrem Auftreten bekämpfen. Wenn das Baby bereits im ersten Lebensjahr ungewöhnlich dick wird, muß der Ernährungsplan umgestellt werden. Meist reicht es schon, wenn Fett und Kohlehydrate - also Stärkeerzeugnisse und Zucker - eingeschränkt werden und das Kind dafür mehr Eiweiß, Gemüse und Obst bekommt.

484. Zwischen sieben und zwölf Jahren sind alle (oder fast alle) etwas pummelig. Nicht jedes Kind mit Übergewicht ist gleich unglücklich. Zwischen sieben und zwölf Jahren setzen selbst glückliche und erfolgreiche Kinder etwas Speck an, werden aber nur selten richtig fett. Meist sind sie in den zwei Übergangsjahren zur Pubertät etwas pummelig, verlieren aber im weiteren Verlauf dieses Gewicht wieder. Ohne große Mühe werden Mädchen mit 15 Jahren auch wieder schlanker aussehen. Eltern sollten wissen, daß diese geringe Fettleibigkeit häufig ist und später spontan wieder verschwindet; sie sollten daher die Angelegenheit nicht hochspielen.

Manchmal macht sich ein Junge mit dickeren Oberschenkeln Sorgen, daß sein Penis kleiner scheint, als er wirklich ist. Dies wird in Abschnitt 821 behandelt.

485. Was kann man tun, damit fettleibige Kinder etwas von ihrer Fülle verlieren? Spontan würde man vielleicht sagen, man sollte sie auf Diät setzen. Das ist leicht gesagt, aber sehr schwer zu verwirklichen. Man brauche nur an Erwachsene zu denken, die unglücklich sind, wenn sie ein Übergewicht haben und es doch nicht fertigbringen, diät zu leben. Ein Kind hat noch nicht die Vernunft und erst recht nicht die Selbstbeherrschung eines Erwachsenen. Wenn eine Mutter einem dicken Kind etwas anderes zu essen gibt als der Familie, wird es sich zurückgesetzt fühlen, und es wird nicht ertragen, wenn die Erwachsenen und Geschwister leckerere Dinge essen als es selbst. Wie kann man von dicken Kindern erwarten, daß sie so viel Vernunft besitzen, einzusehen, was für sie gut und richtig ist? Das Gefühl der Benachteiligung würde unter Umständen ihren Appetit nur noch stärker anregen, und für den Kummer, den man ihnen bereitet hat, entschädigen sie sich dann vielleicht mit Süßigkeiten. Und wenn im Eßzimmer oder überhaupt im Hause Süßigkeiten nicht zu erlangen sind, wird das Taschengeld heimlich in das Schokoladengeschäft getragen.

Dennoch kann eine kluge und taktvolle Mutter ein gut Teil dazu beitragen, die Versuchungen fernzuhalten und ihr dickes Kind vor allzu vielen schädlichen Nahrungsmitteln zu bewahren, ohne daß das Kind darunter leidet. Sie kann besonders schwere und nahrhafte Speisen überhaupt vermeiden oder nur selten servieren. Es schadet auch den anderen Kindern nichts, wenn Kuchen und Biskuits nicht immer erreichbar sind - mit anderen Worten: wenn nur ausnahmsweise einmal Leckereien gekauft werden und statt dessen mehr Obst im Hause ist. Sehr dicke Kinder, die sich mit einer gewissen Diät nicht zufriedengeben, sollte man ruhig einmal zum Arzt schicken. Es hilft bisweilen schon, wenn - besonders bei größeren Kindern - der Arzt allein mit ihnen spricht und ihnen auseinandersetzt, wieviel davon abhängt, daß sie ihre Diät einhalten und das allzu viele Fett loswerden. Auf keinen Fall aber darf man den Kindern irgendwelche Appetitzügler geben, ohne daß sie vom Arzt verordnet sind und ohne daß der Arzt die Kinder überwacht.

Da zu vieles Essen oft ein Symptom für Einsamkeit oder seelischen Kummer ist, sollte man sich zunächst vergewissern, ob das Kind nicht im häuslichen Leben, in der Schule oder in seinem Verhältnis zu anderen Kindern irgendwelcher Hilfe bedarf (Abschnitt 649). Wenn trotz aller Anstrengungen, dem Kind zu helfen, das Übergewicht nur noch zunimmt, sollte man auf alle Fälle zum Arzt gehen oder unter Umständen zur psychologischen Beratungsstelle. Fettleibigkeit ist ein ernstes Problem für jedes Kind.

486. Abmagerungskuren können sehr schädlich sein und müssen daher stets vom Arzt überwacht werden. Junge Mädchen im besonderen sind leicht vom Ehrgeiz besessen, möglichst schlank zu sein, und praktizieren eine selbstverschriebene Diät, von der sie gehört haben, daß sie wirksam sei. In den meisten Fällen halten die »guten Vorsätze« nicht lange an, der Hunger treibt sie sehr bald zu Tisch und Teller zurück. Doch das eine oder andere Mädchen bleibt vielleicht fanatisch bei seiner Diät. Es ist schon vorgekommen, daß Mädchen erschreckend schnell abgenommen und dann auf einmal normale

Kost nicht mehr vertragen haben, auch wenn sie sie gern zu sich genommen hätten (siehe Abschnitt 820 zu Anorexie). Eine gewisse Hysterie bei dem Wunsch, schlank zu sein, hat eine Aversion gegen fast jegliches Essen hervorgerufen, die ihre tiefe Ursache wahrscheinlich in irgendwelchen ungelösten Problemen der Kindheit hat. Wenn die Entwicklungsjahre anfangen und die jungen Mädchen den sogenannten Fohlenspeck ansetzen, erklärt die eine oder andere, sie werde zu dick, selbst dann, wenn sie so dünn ist, daß ihre Rippen hervorstehen. Wahrscheinlich ist das Mädchen seelisch noch nicht auf die Entwicklung ihres Körpers eingestellt und ist erschreckt und beschämt über die Veränderung der Figur und das Wachsen der Brust. Kinder in diesem Alter, die damit anfangen, dünner werden zu wollen, und nicht ordentlich essen, brauchen besonders kluge und vorsichtige psychologische Hilfe.

Wenn also das Kind glaubt oder die Eltern glauben, es sei zu dick und müsse dünner werden, so geht man als erstes zum Arzt, und zwar aus mehreren Gründen: Erstens wird der Arzt entscheiden, ob es richtig und zu verantworten ist, wenn das Kind eine Diätkur macht. Zweitens wird ein heranwachsendes Kind mehr auf den Rat des Arztes hören als auf die Eltern. Wenn es sich herausstellt, daß eine Diätkur zum Dünnerwerden angebracht ist, muß der Arzt sie verschreiben. Schließlich aber, da Gewichtsverlust anstrengend ist und unter Umständen die Gesundheit gefährden kann, muß der Arzt das Kind beaufsichtigen und regelmäßig untersuchen.

Wenn die Überwachung durch einen Arzt nicht möglich ist, müssen die Eltern darauf bestehen, daß die tägliche Ernährung zumindest folgendes enthält: Milch, Fleisch oder Geflügel oder Fisch und Ei, eine ausreichende Portion grünes oder gelbes Gemüse und zwei Portionen Obst. Vernünftige Mengen dieser Nahrungsmittel verursachen keine Gewichtsabnahme, sind aber notwendig, damit Muskeln, Knochen und die inneren Organe sich weiterentwickeln und keinen Schaden erleiden.

Der Nachtisch kann ohne irgendwelches Risiko entfallen, und er sollte es sogar, wenn man zu dick ist und abnehmen will. Die Menge der Nährmittel und der Stärke enthaltenden Nahrungsmittel (Brot, Kartoffeln, Teigwaren) ist bei den meisten Menschen dafür verantwortlich, wieviel sie zu- oder abnehmen. Jedes heranwachsende

Kind braucht einige dieser Nahrungsmittel, selbst dann, wenn es dünner zu werden versucht. Auch ein dicker Mensch darf nicht mehr als ein Pfund in der Woche abnehmen, wenn nicht der Arzt ihn sorgfältig überwacht.

STICHWORTVERZEICHNIS